70歳からの簡単、美味しい健康レシピ

管理栄養士・料理研究家
牧野直子

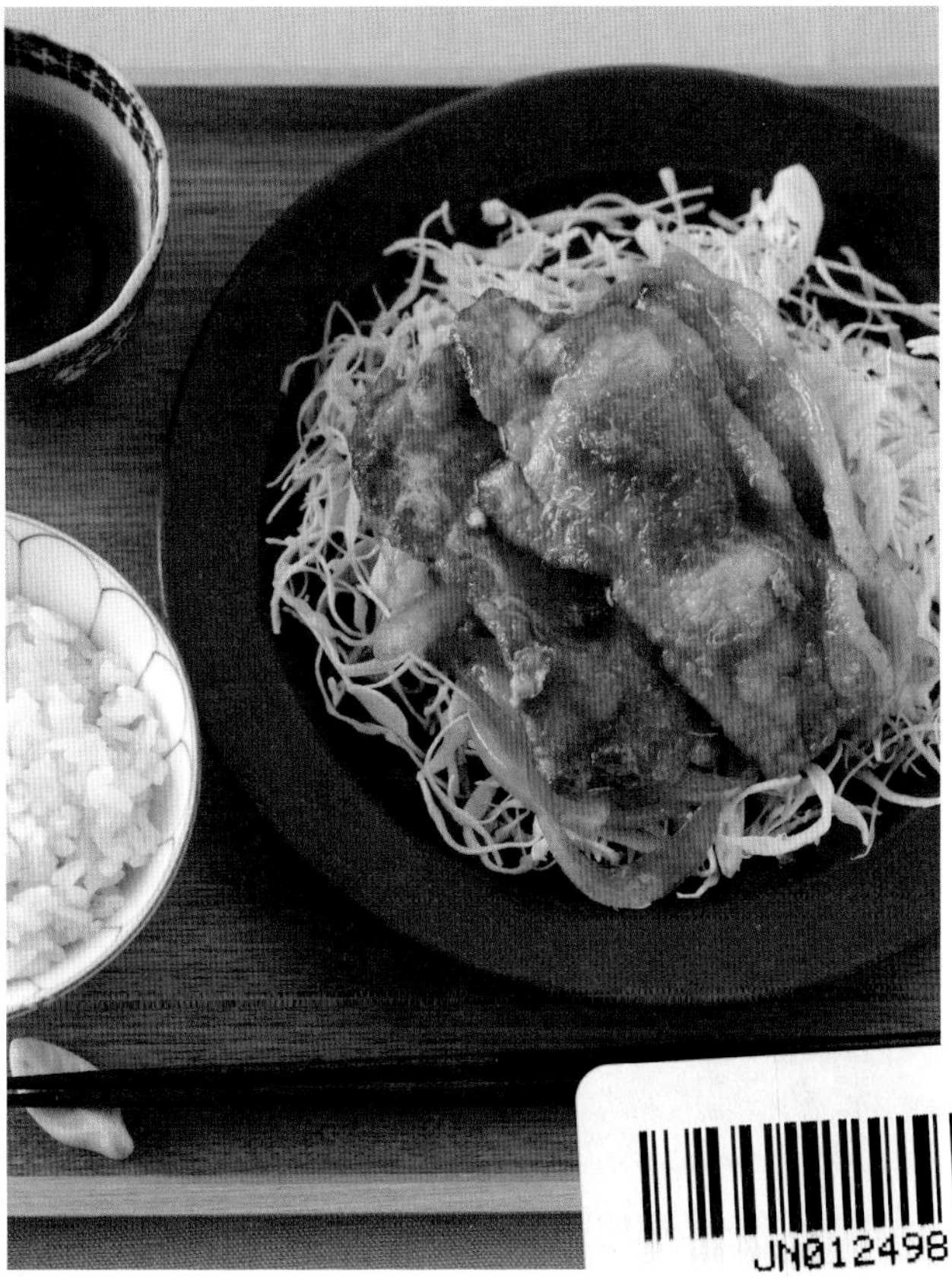

成美堂出版

はじめに

いつまでも元気に過ごすために、日々の食事が大切なことはわかっていても、歳を重ねるにつれ、料理を毎日続けるのが面倒になってしまったり、気が重くなったり、という声をよく聞きます。家族の人数が少なくなり、食べる量も減ってくると、作るはりあいがなくなる、同じものを食べ続けるのも飽きる、などと食事作りのハードルがどんどん高くなるようです。また、電子レンジや冷凍食材、カット野菜などを使うことに少し抵抗があったりすると、調理に時間がかかる、食材を使い切れずに無駄にしてしまうという悩みも持たれるようです。

この本では、使う調理器具も食材や調味料の数も少なく、作り方も簡単で食べきれる量のレシピを紹介します。もちろん、いろいろ悩まなくても、健康に配慮した食事が用意できるような提案を、随所にしています。

これなら簡単、また作ろう、食べると元気になる、料理って楽しかったんだ、と思っていただけたら幸いです。

管理栄養士・料理研究家
牧野直子

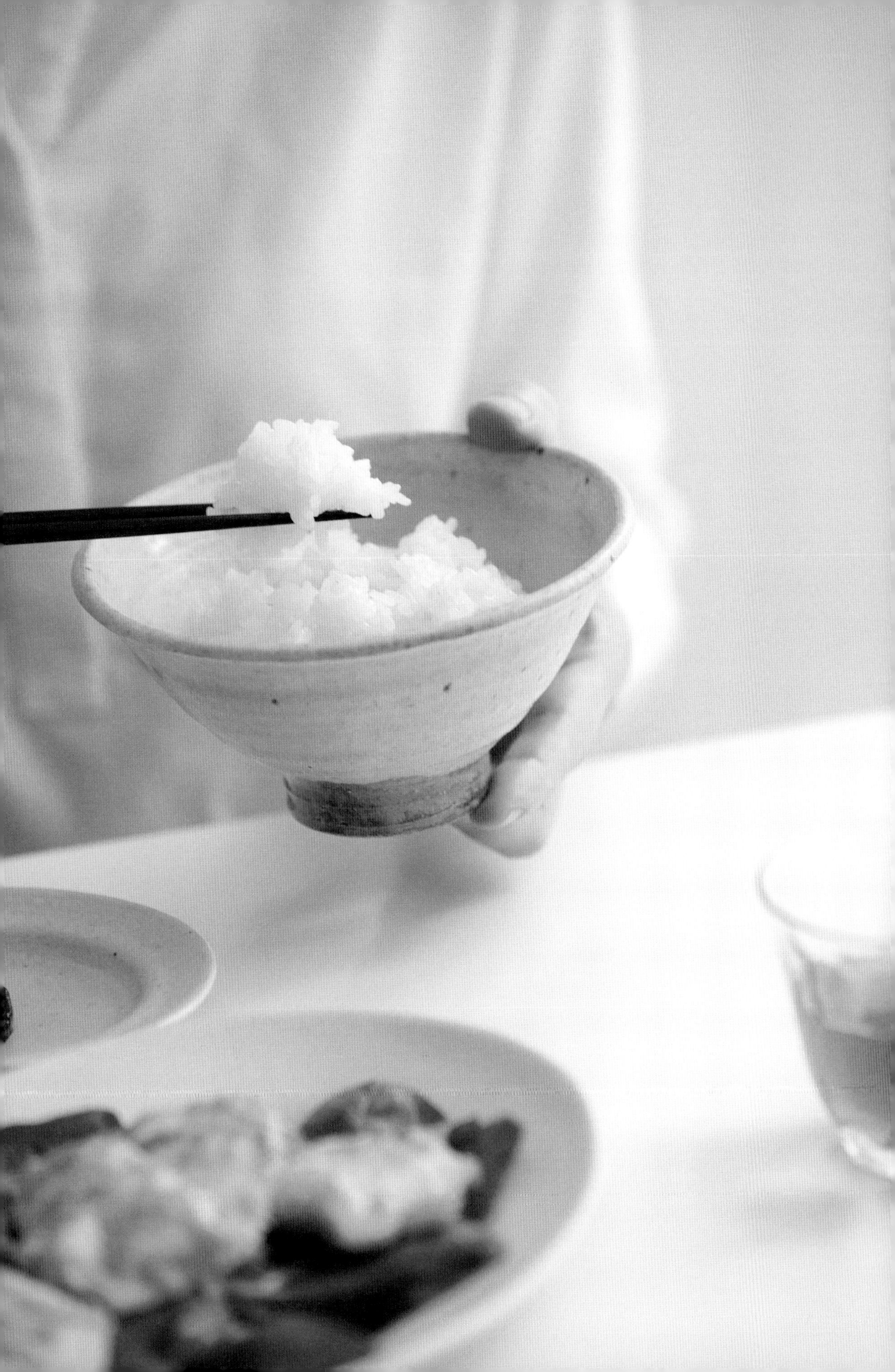

もくじ

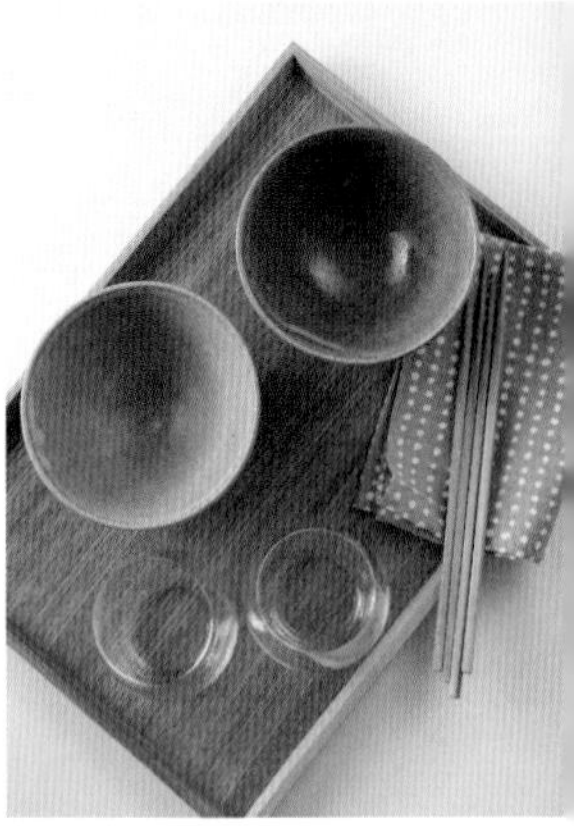

レシピのきまり

・エネルギー、塩分、栄養マークの数値は「日本食品標準成分表2020年版（八訂）」を使用して算出しています。エネルギー、塩分は、ことわりのない場合、1人あたりの数値を表示しています。
・大さじ1は15㎖、小さじ1は5㎖、1カップは200㎖です。
・砂糖は上白糖、塩は精製塩、しょうゆは濃口しょうゆです。みそは好みのみそを使用してください。商品によって塩分量が異なるので、量は加減してください。
・小麦粉は薄力粉です。
・バターは有塩を使用しています。
・「だし」は、昆布と削り節でとった和風だしです。好みのだしを使用してください。このほか、顆粒コンソメ、鶏ガラスープの素、などと表記してあります。市販品の使い方は、商品パッケージの説明に従ってください。
・梅干しは塩分が11～12％のものを使用しています。
・電子レンジの加熱時間は600Wを基準にしています。500Wの場合は、加熱時間を1・2倍してください。

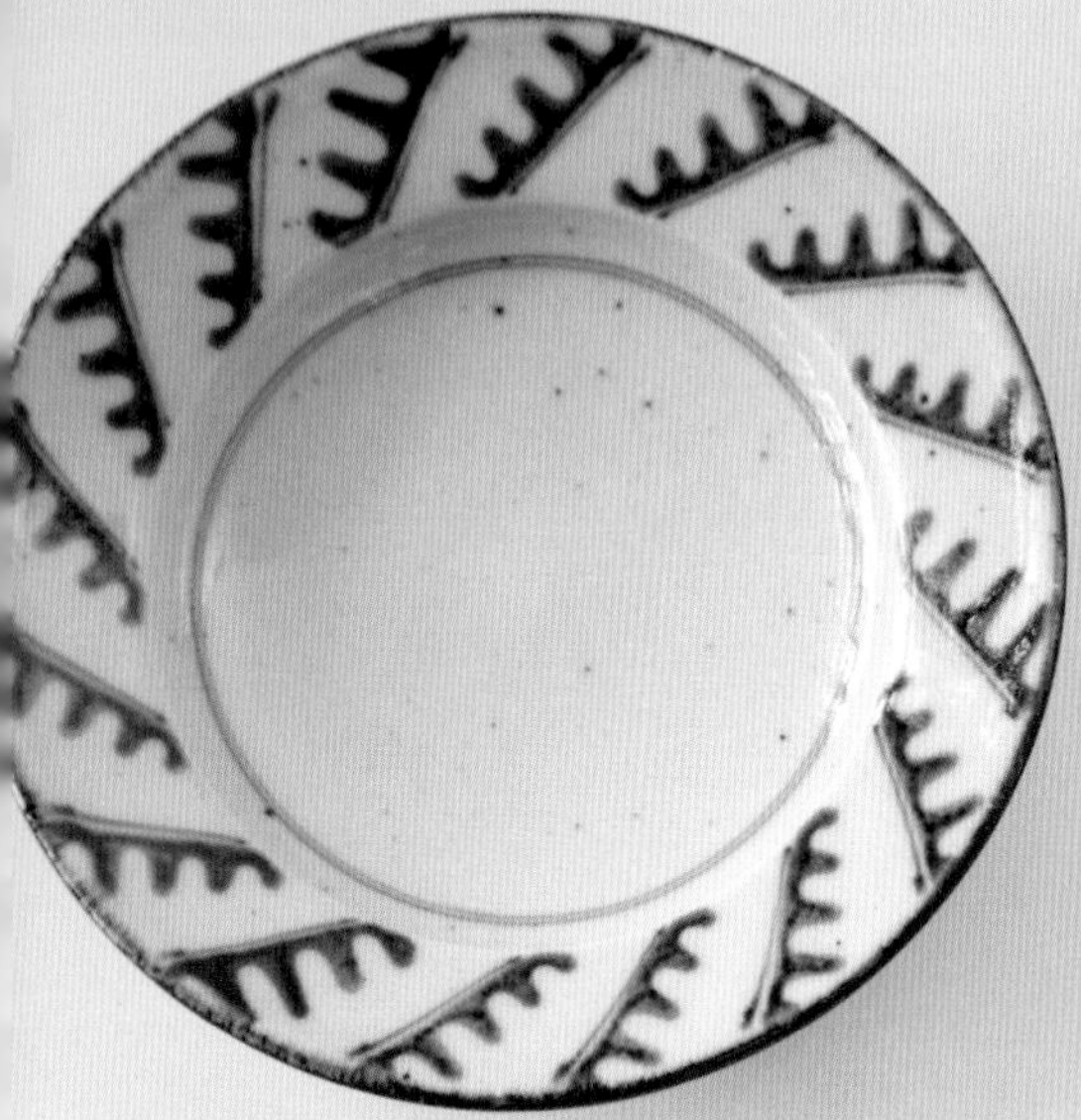

暮らしに合わせて手軽にゆたかに食を楽しむ

ここ最近は、だんだん食が細くなってきた、
調理のいろいろが以前より
面倒に感じるようになってきた——。
毎食がんばって料理をしなくても、
支度の手間をできるだけ省いても大丈夫。
ほんの少しの工夫で、おいしく、健康的に、
ゆたかな食生活を送りましょう。

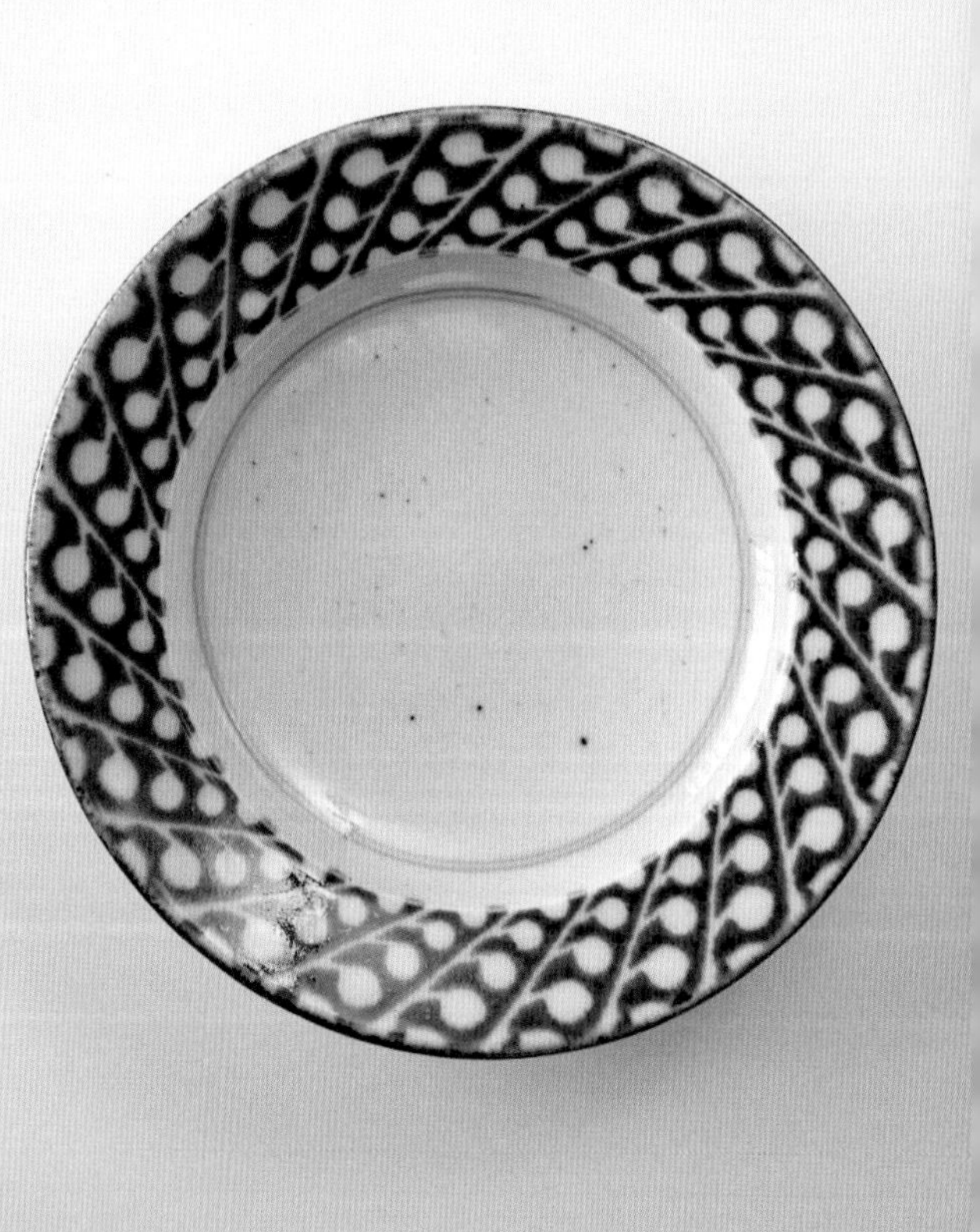

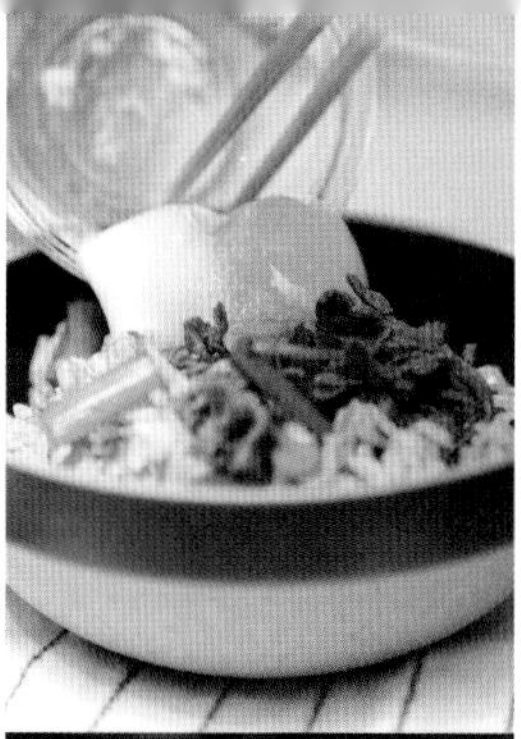

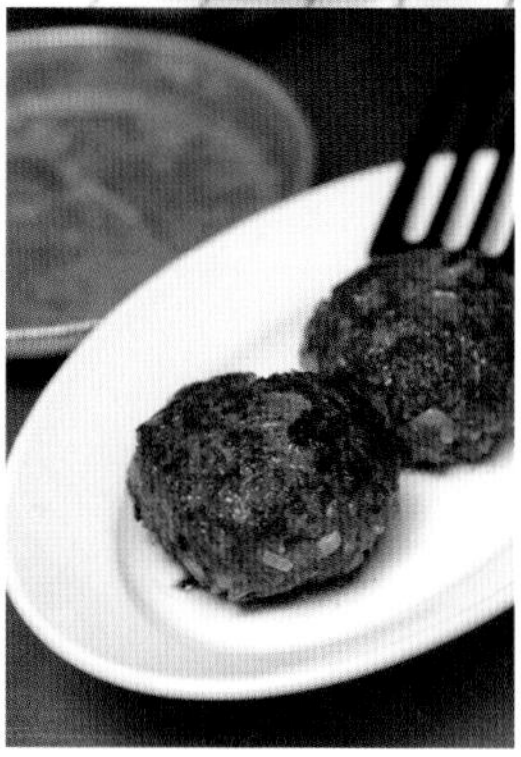

たんぱく質源+野菜を食べられるときに食べる

一日三食、30品目とか、一汁三菜をがんばるよりも、一日一食でもよいので、食べられるときに食べることの方が大切です。

気を配りたいのは、1回の食事には、肉や魚などのたんぱく質源と野菜を組み合わせること。

肉や魚を焼くだけ、煮るだけといったシンプルな調理をベースにして、合わせる調味料使いで味に変化をつければ、飽きることなく、新鮮な発見も楽しめるでしょう。また、市販の惣菜を活用して、足りていない栄養（たんぱく質源か野菜）をつけ足したり、好みの味に少し調整したりなどしても。

作る分量は人数×2食分がおすすめ

2人住まいなら4食分、1人暮らしでも2食分を一回の調理で作ります。食材も保存がきくもの以外は、半端に残すことなく使い切れますし、この程度の量の「作りおき」なら、次の日か翌々日には食べ切れるでしょう。毎食作らなくても冷蔵庫にすぐに食べられる「何か」が、いつでもある状態にしておけるのも利点です。

積極的に手間なし調理を取り入れる

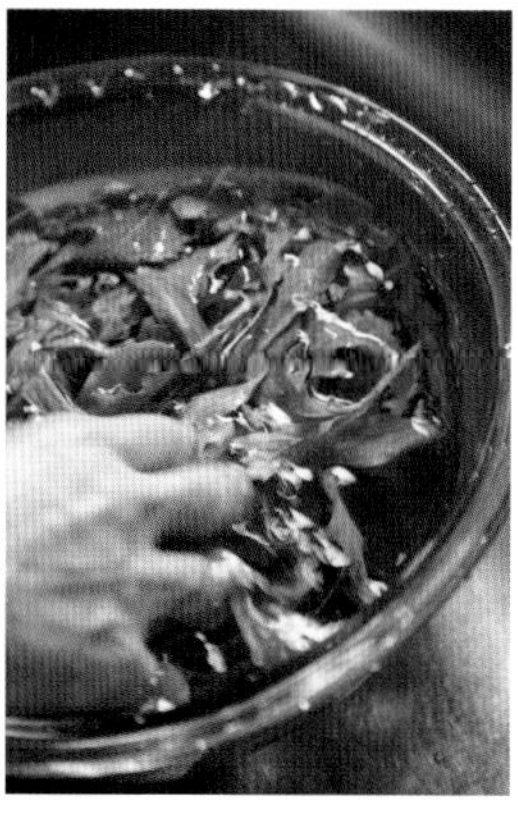

コツは調理道具、調味料、加工品づかいの3つ。小鍋、炊飯器、コンテナ、アルミホイルなど、おなじみの調理道具は、洗い物も減らしつつ、手軽な調理を可能にします。

市販のたれやつゆを調味料として使うと、何種類もの調味料を計る手間が省けて便利です。

冷凍素材など、加工品も時短調理の味方。とくに野菜は冷凍野菜を使うことで、洗う、むく、切るの手間を省くことができ、ゴミも減らせます。

冷蔵庫の中身をメモ

冷蔵庫の中にどんな食材や料理か入っているのか、自分にも家族にもわかるように、メモは見えるところに示すのがコツです。一目で中身がわかり、うっかり忘れの防止にもなります。100円均一ショップなどで手に入るホワイトボードなら、書いて消してがすぐにできて便利。

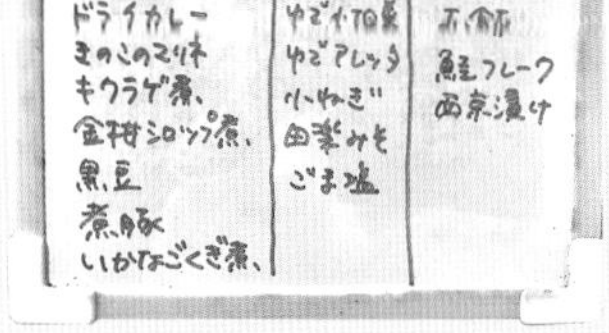

調理を楽にする おすすめ道具

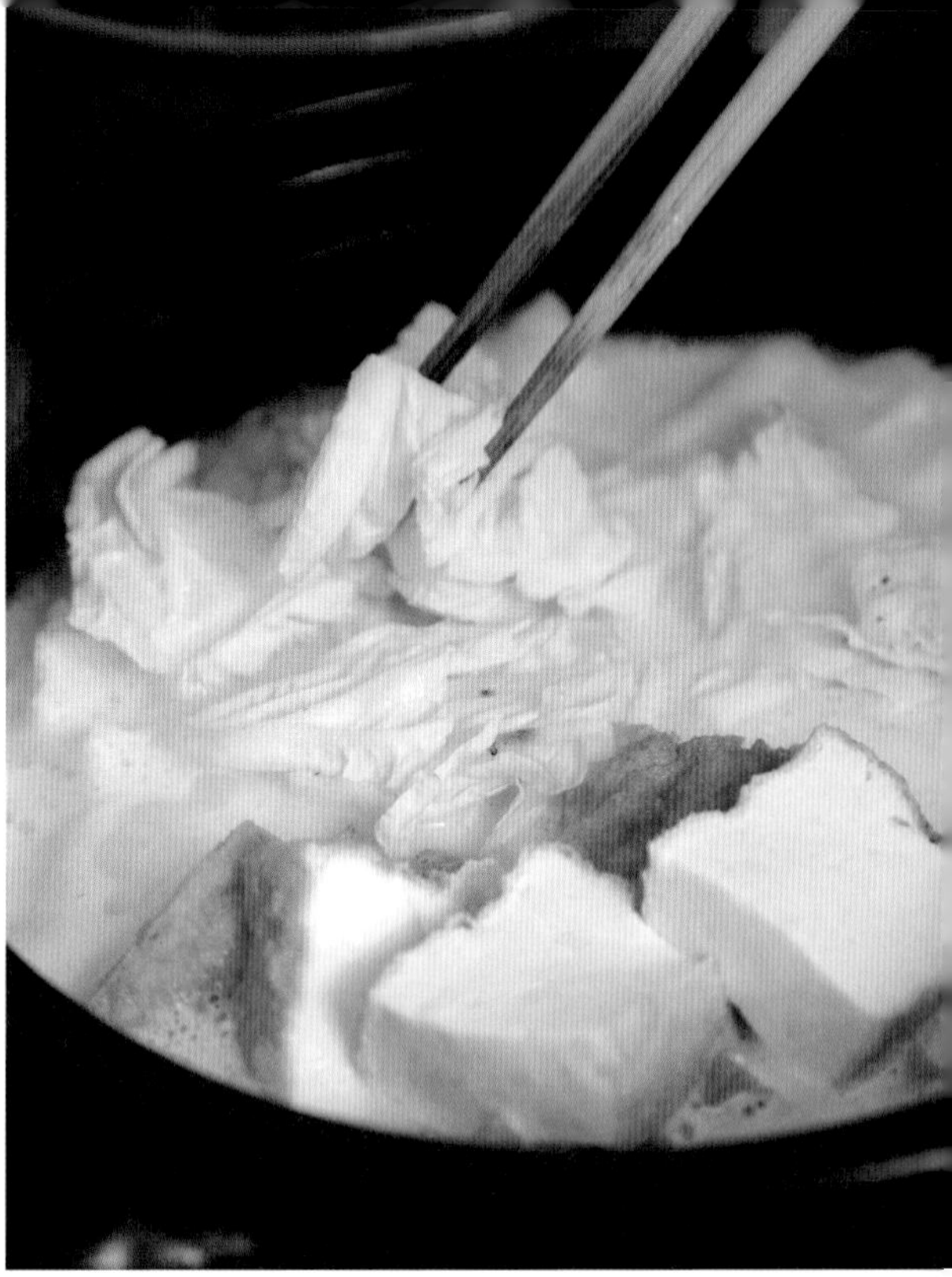

小鍋

具を鍋に入れて煮えばなから、好みのたれにつけていただくお手軽料理。だしと具の組み合わせを変えればバリエーションが広がります。

小鍋は1人分で直径約16㎝、2人分で直径約20㎝サイズがおすすめ。保温性の高い土鍋はもちろんＩＨ対応の鍋も市販されています。

使いやすいフライパン、鍋のサイズ

フライパン直径20cm、24cm、鍋18cm。それぞれに合った蓋があるとよい。これで煮る、蒸す、焼く、揚げる(少ない油で行う揚げ焼き)ができる。

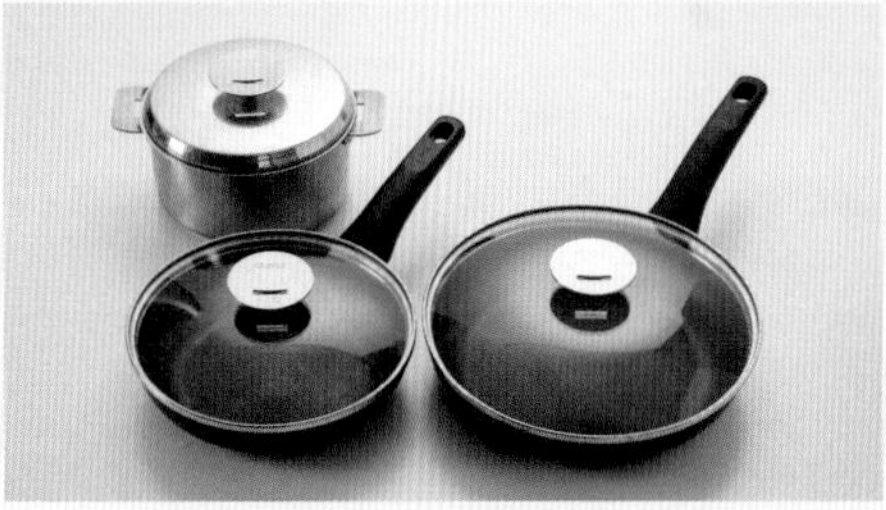

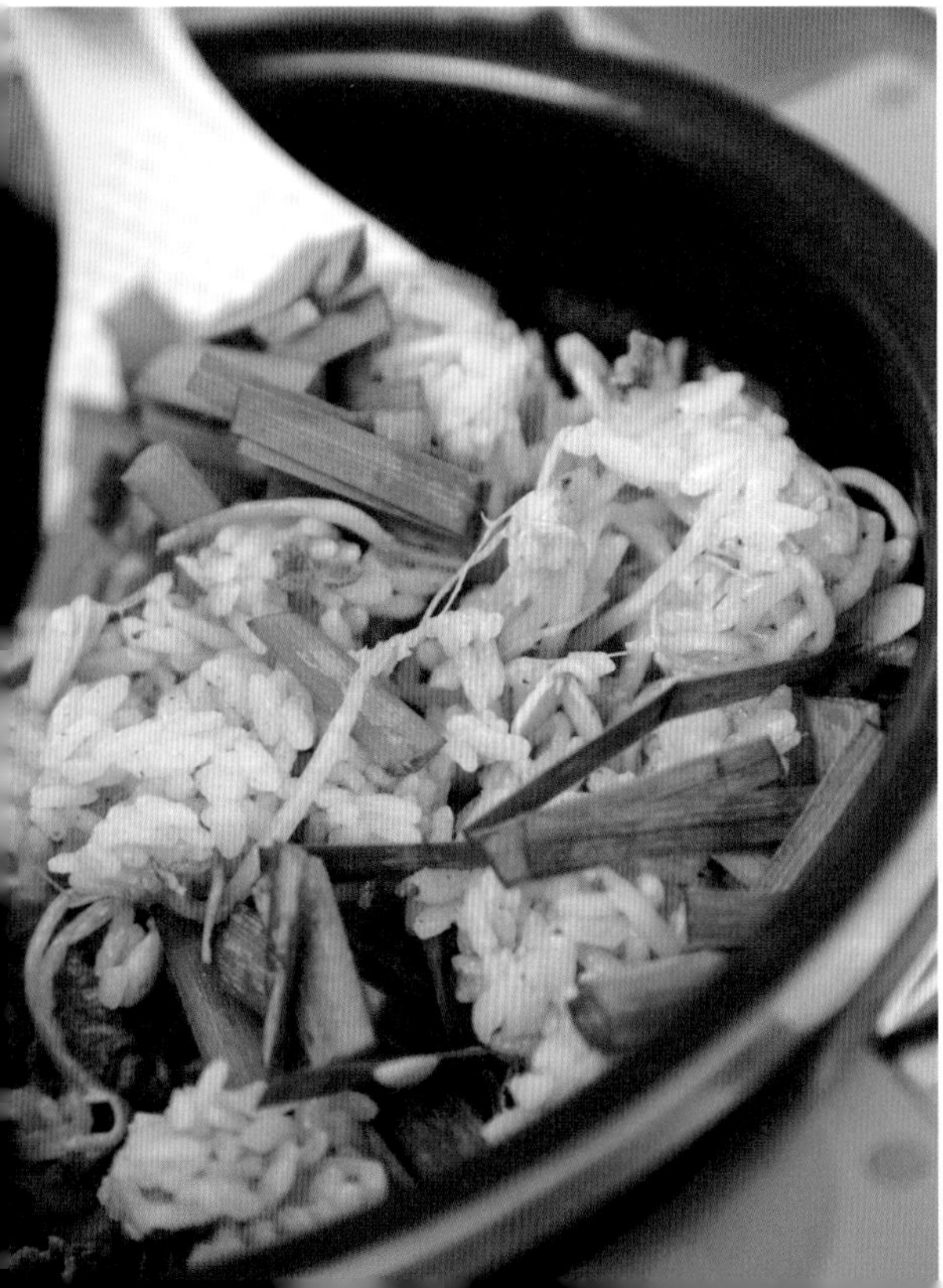

炊飯器

米に具をのせて炊くだけの具だくさん炊き込みごはん。1回の炊飯でたくさん作れるので、冷凍したり、おにぎりにして、いつでも、小腹がすいたときに、ちょこっと食べられるようにしておくのもおすすめ。

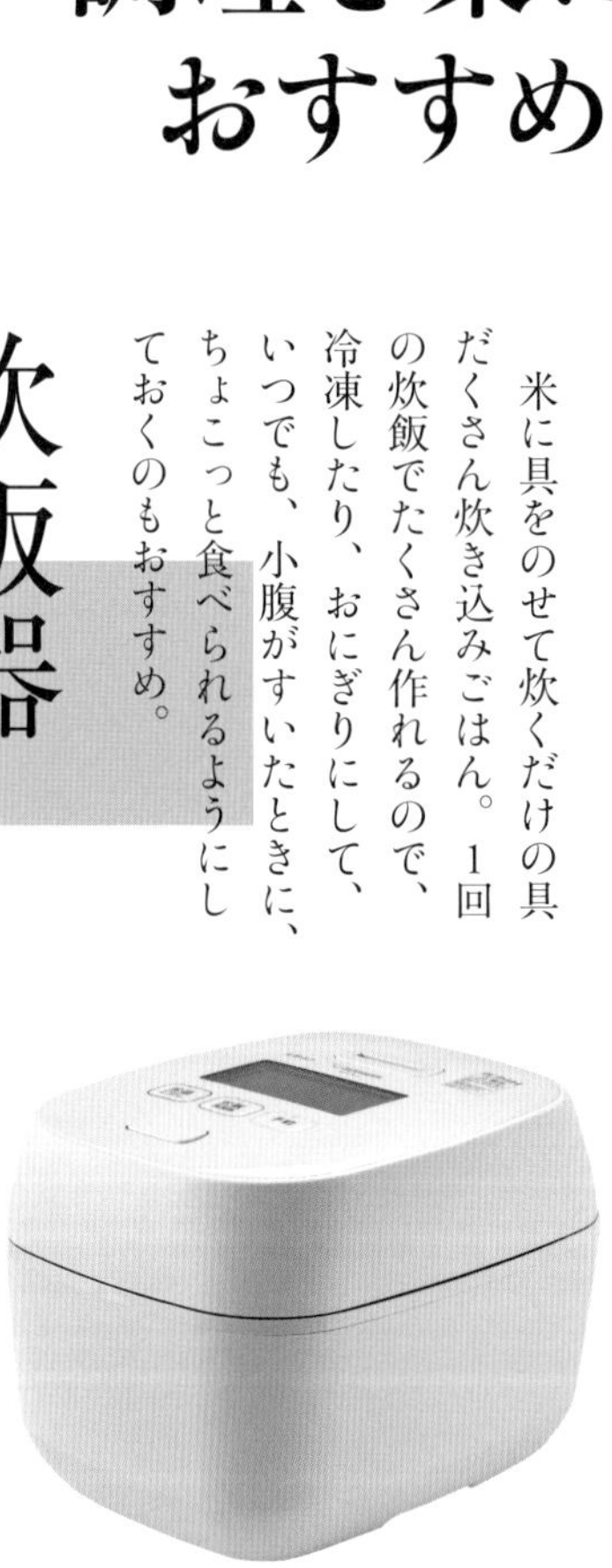

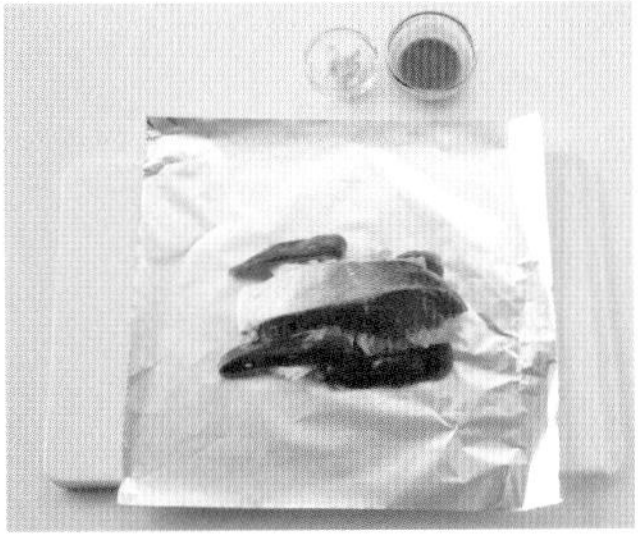

具に調味料をかけて包んでおき、食べる直前に加熱を。

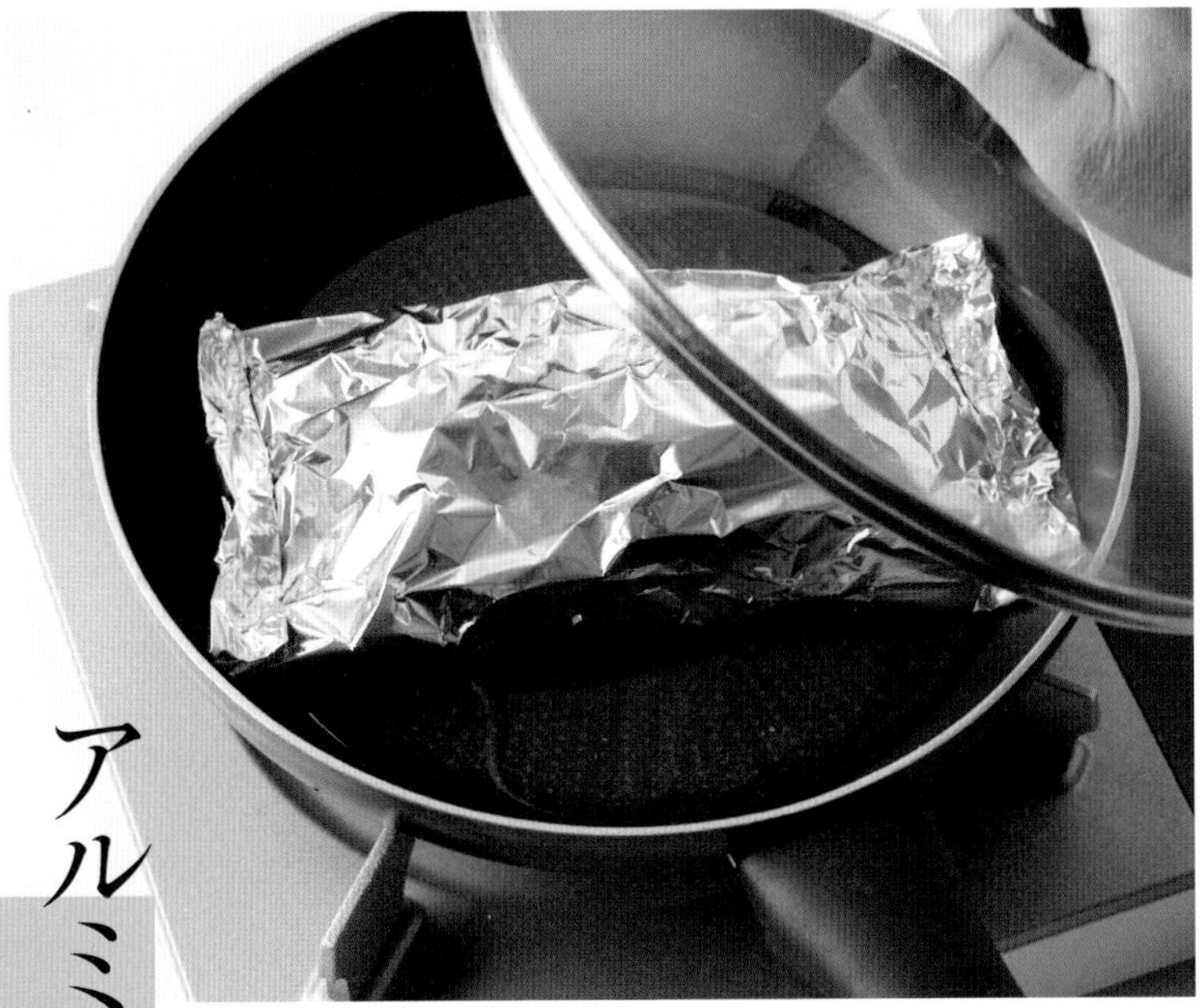

アルミホイル

アルミホイルに材料をセットして加熱。洗い物もぐっと減らせる調理法です。トースターや魚焼きグリルで焼いても、フライパンで蒸し焼きにしても。

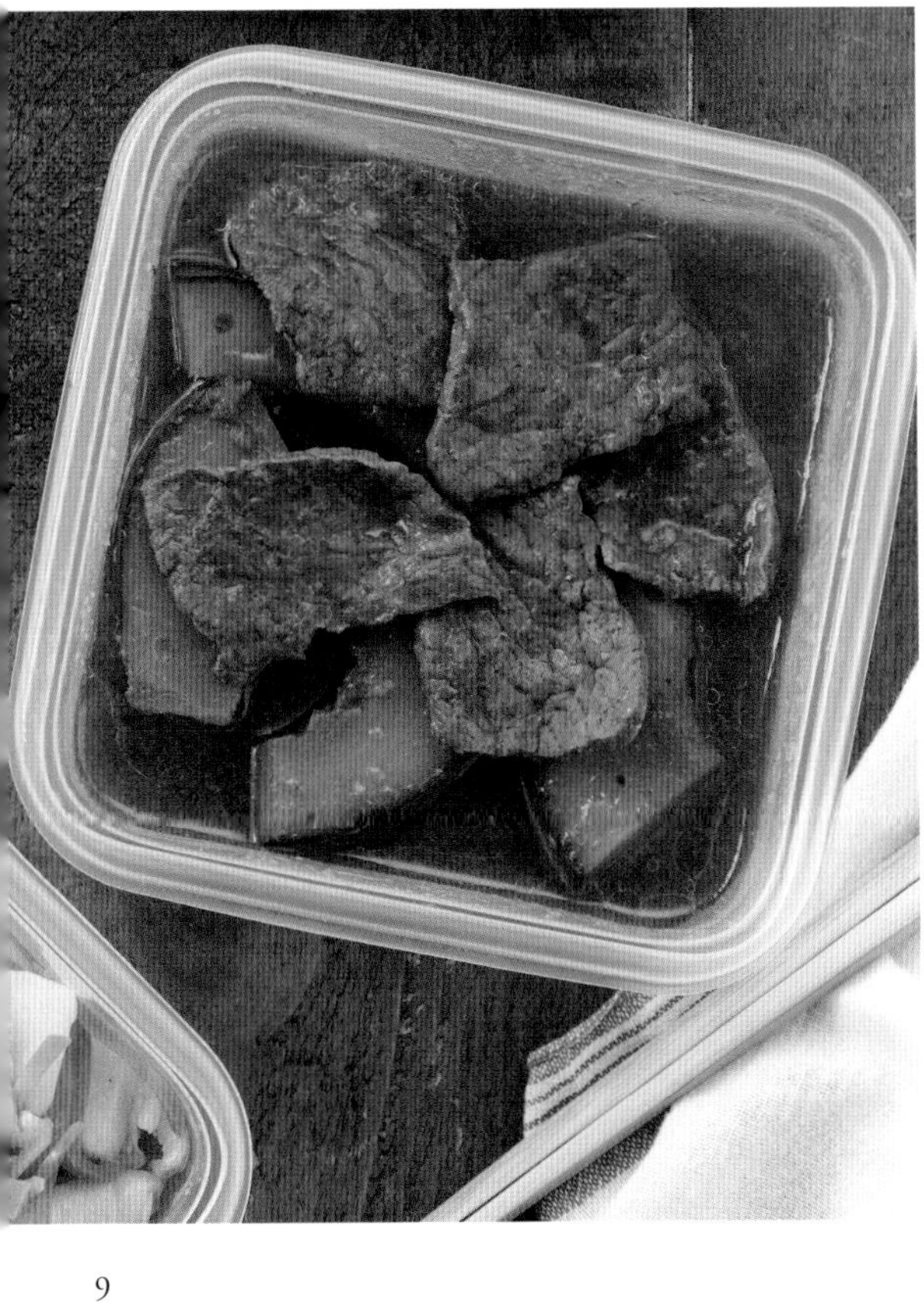

保存容器

耐熱性の保存容器に材料を入れて、電子レンジで調理します。食べる分だけ皿に取り分けて、残りは冷めたら冷蔵庫へ。保存容器は温め直しも保存もできる、便利な調理道具です。

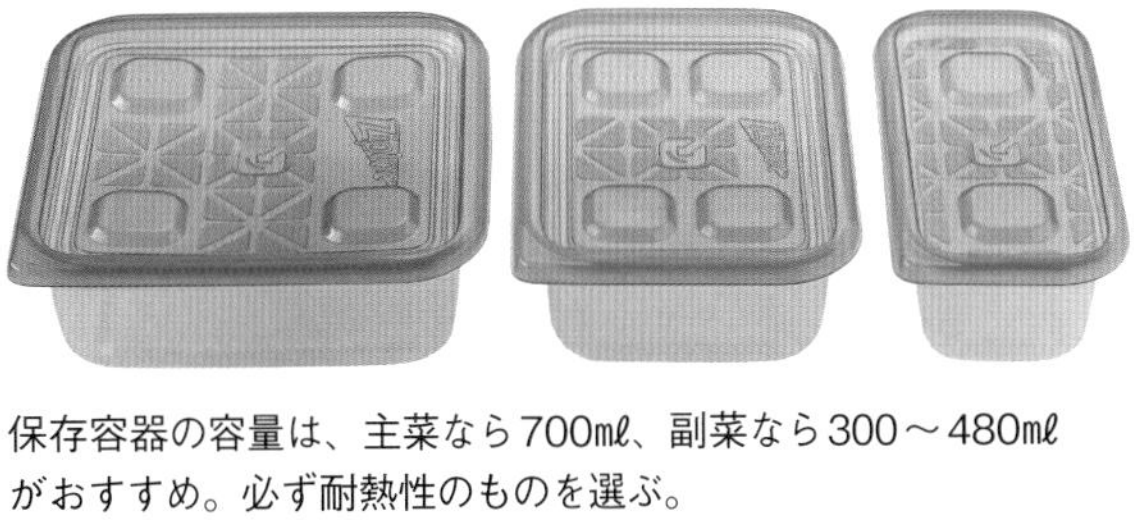

保存容器の容量は、主菜なら700ml、副菜なら300～480mlがおすすめ。必ず耐熱性のものを選ぶ。

たとえば、

めんつゆ＝しょうゆ、みりん、酒、削り節、昆布。

焼き肉のたれ＝しょうゆ、酒、砂糖、にんにく、しょうが、果汁、ごま油。

たくさんの調味料が市販のつゆやたれひとつで代用できます。各種の調味料を計らなくていいうえに、味つけがラクに決まります。

時短のためだけでなく、ふだんあまり使わない調味料を試すことは、新鮮な味わいの発見につながります。飽きないごはんづくりを楽しみましょう。

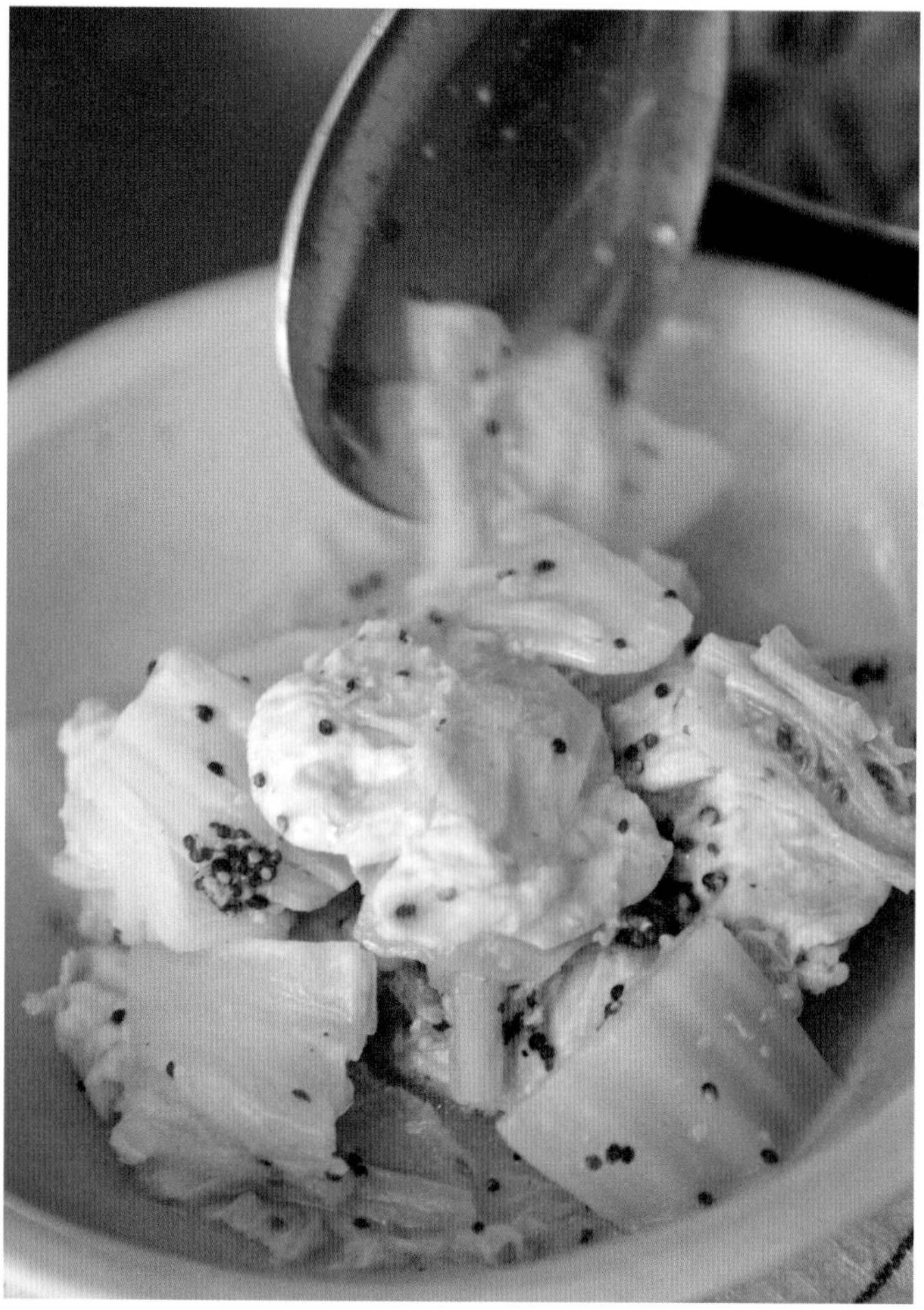

時短＋味バリエを広げる調味料

オイスターソースがあればチャーハン、スープの味つけに。

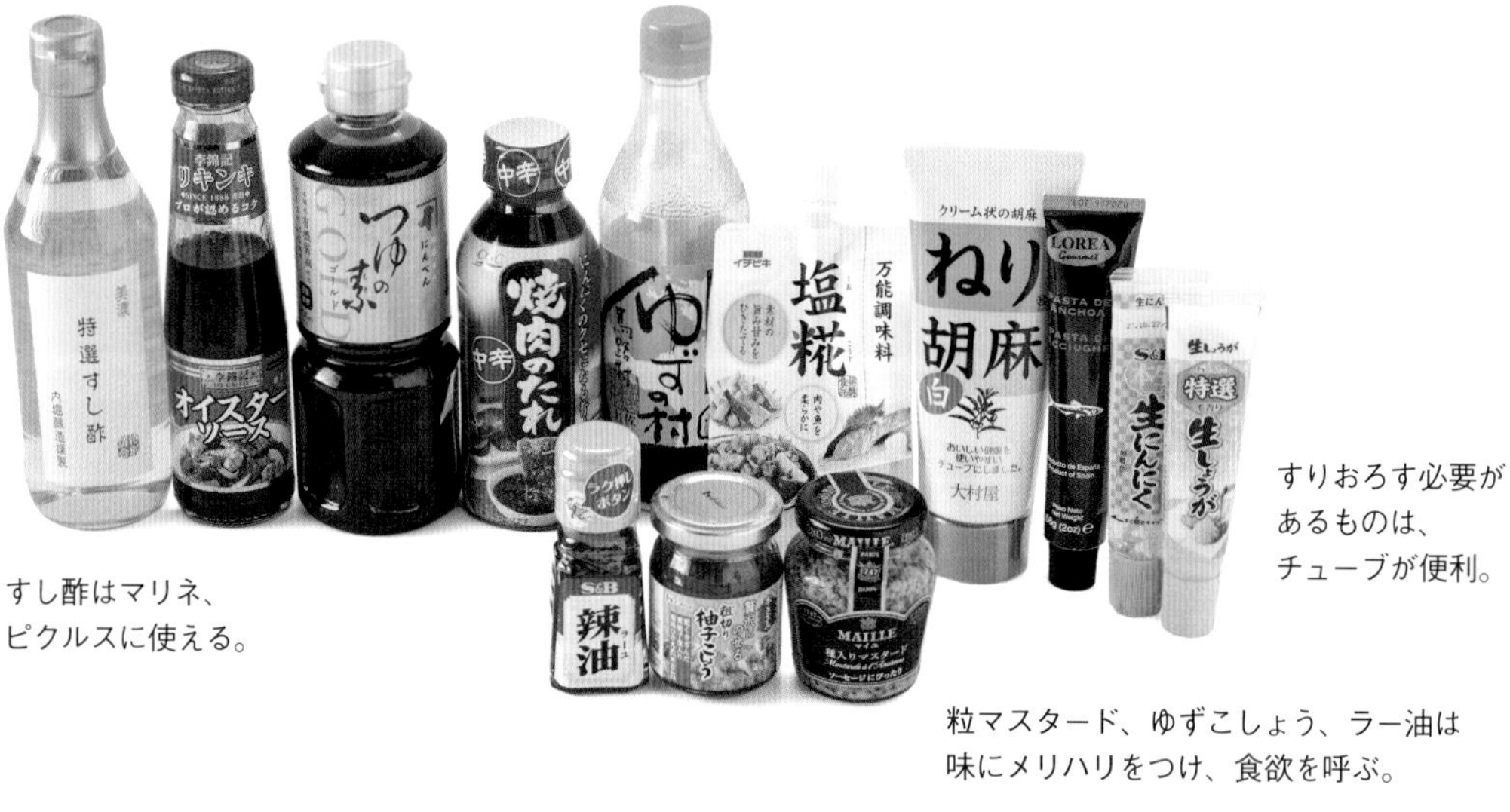

すし酢はマリネ、ピクルスに使える。

すりおろす必要があるものは、チューブが便利。

粒マスタード、ゆずこしょう、ラー油は味にメリハリをつけ、食欲を呼ぶ。

お手製
万能野菜だれ

野菜を切って調味料と混ぜるだけで作れます。肉にも魚にも野菜にも使える使い勝手のいいたれです。冷蔵で1週間保存可。

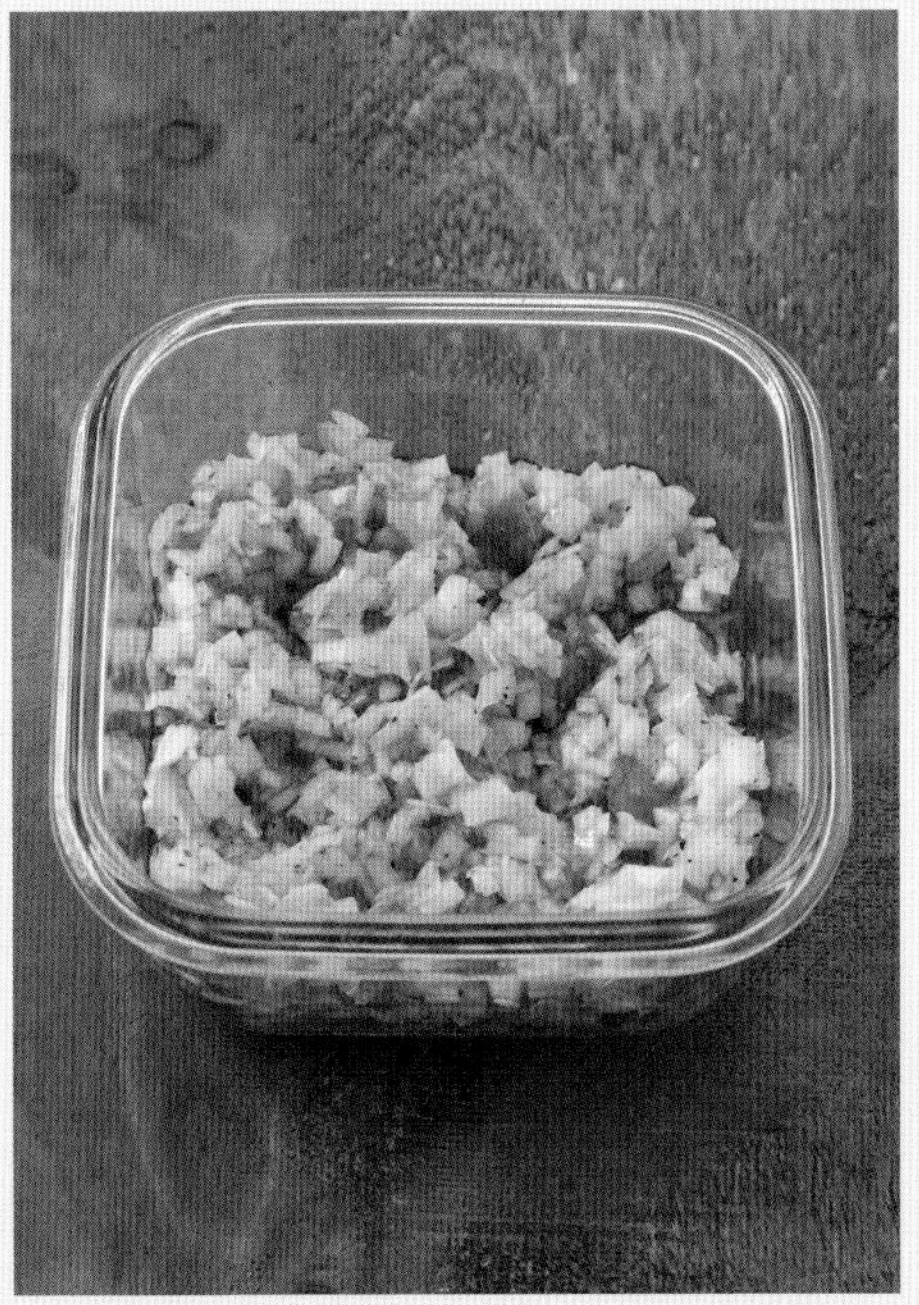

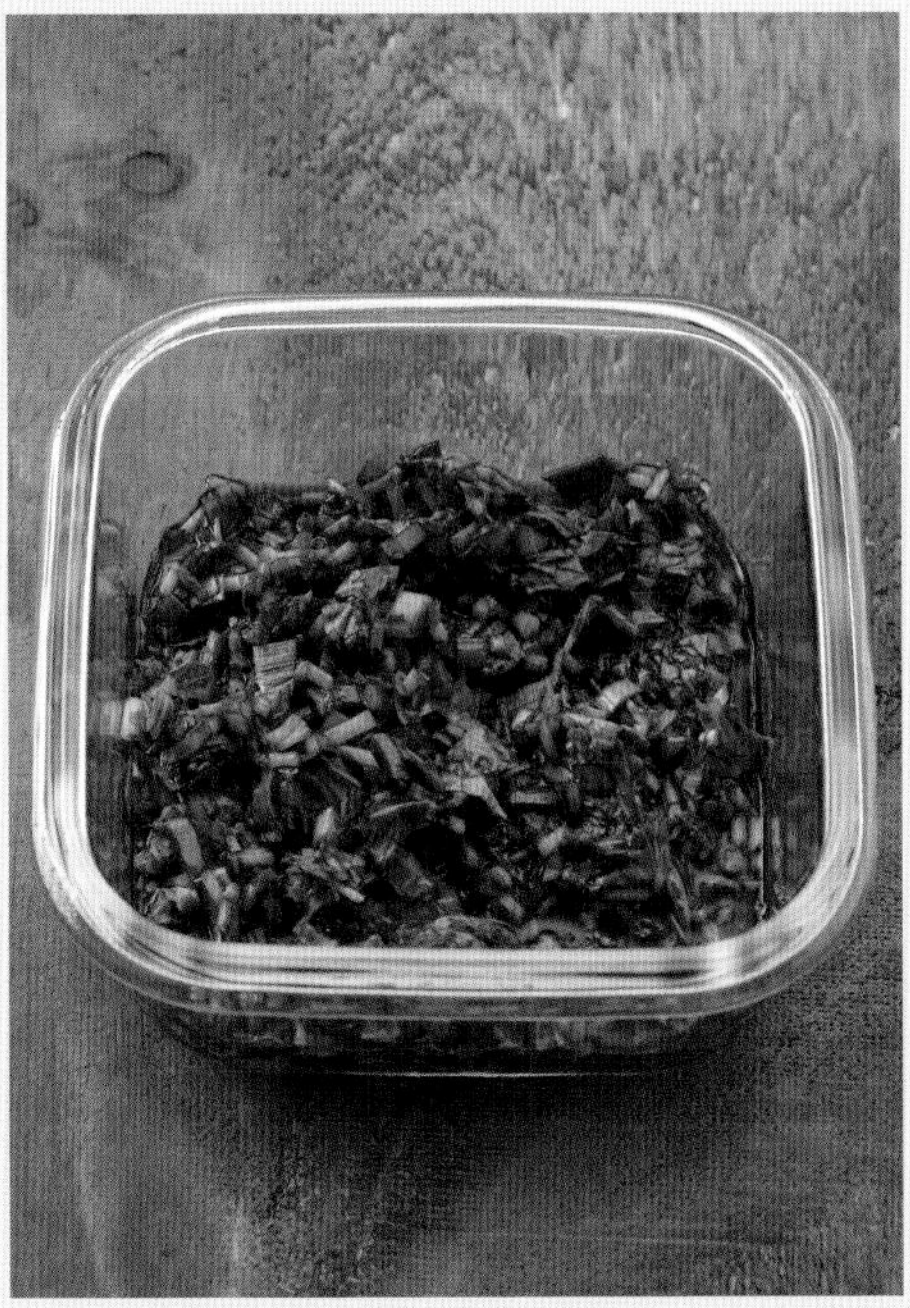

ねぎ塩だれ

作り方

ねぎのみじん切り1本分、塩小さじ½、ごま油大さじ2を合わせる。

使い方

蒸し鶏にかける、焼き肉用の牛肉にからめて焼く、ゆでた青菜と和えてナムルに、冷奴にのせるなどしてもおいしいです。本書での使い方→P121

にらだれ

作り方

にら2本（20g）、三つ葉のみじん切り1束（60g）、しょうゆ大さじ3を合わせる。三つ葉のかわりに小ねぎにしてもOK。

使い方

しゃぶしゃぶや蒸し鶏、蒸し白身魚、冷奴、湯豆腐にかけるのもよく合います。本書での使い方→P122

冷凍食材

野菜が足りないなと思ったときに、みそ汁やスープにちょっと足したいときに、凍ったままさっと使えるのはやはり便利。

シーフードミックスも下ごしらえせずに、数種類の魚介の旨味が味わえます。

冷凍うどんも常備しておくと重宝します。ごはんを炊き忘れたときにも。

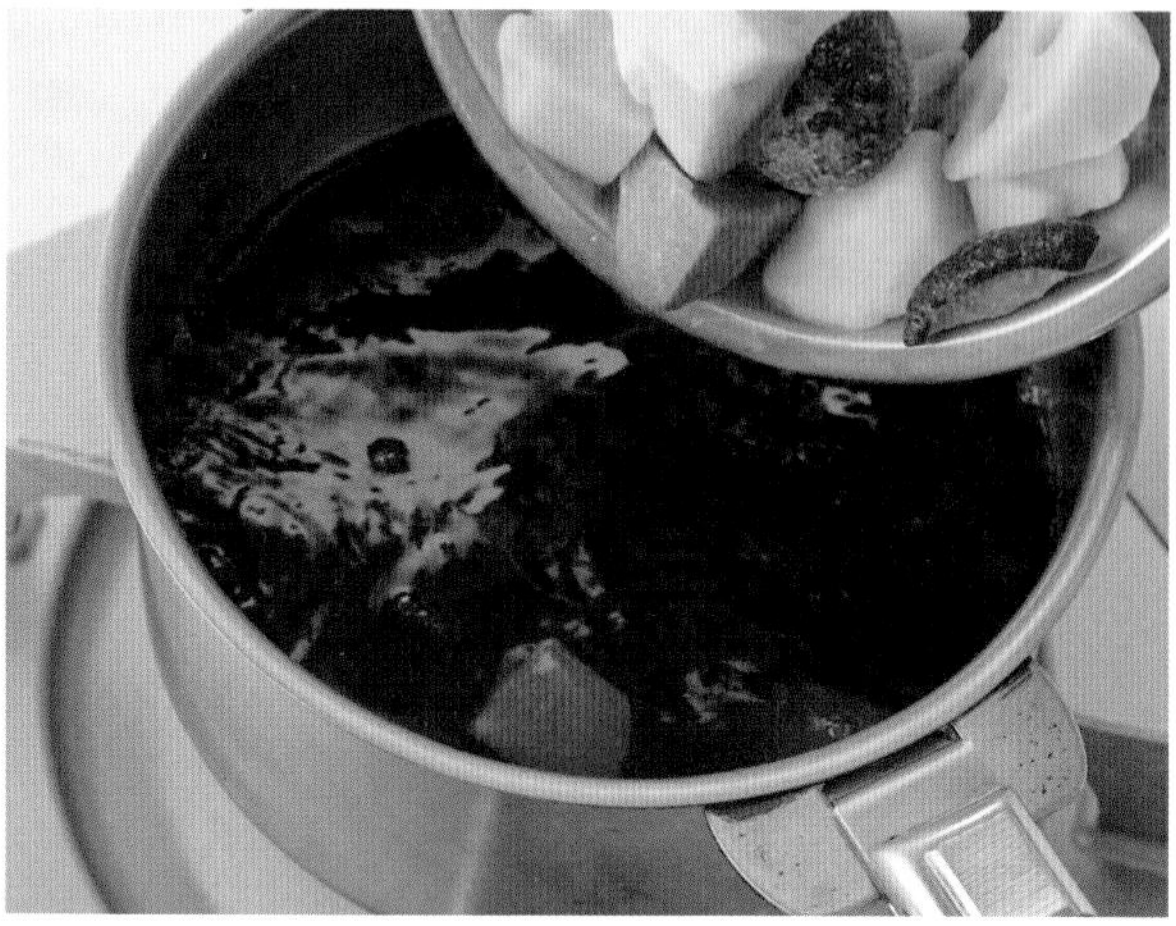

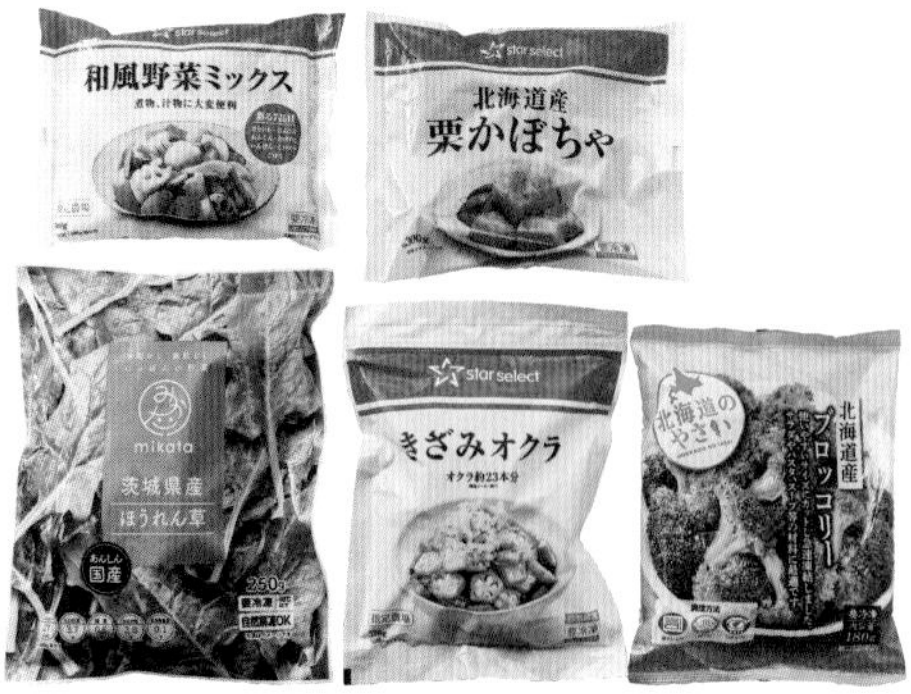

冷凍野菜は種類が豊富。根菜のミックスも便利。

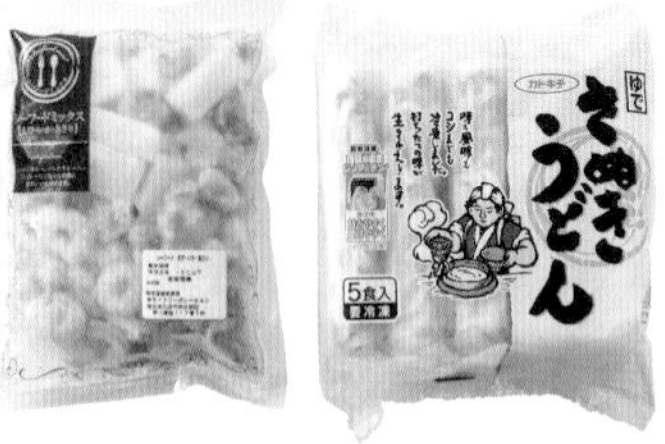

冷凍うどんは電子レンジで加熱ができるので、湯を沸かす手間がかからない。シーフードミックスは、高たんぱく質で低脂質が魅力。

かしこく使う加工食材

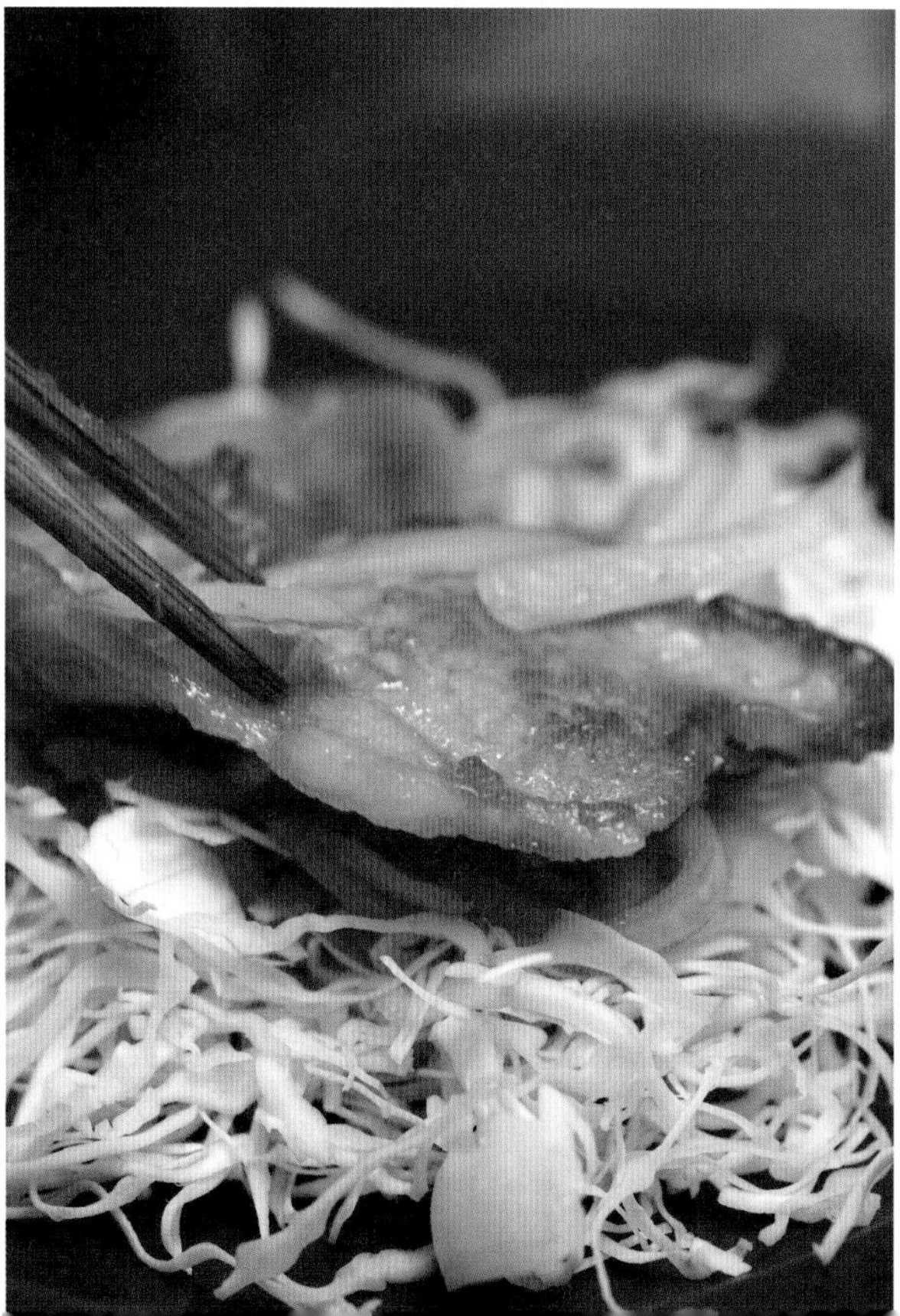

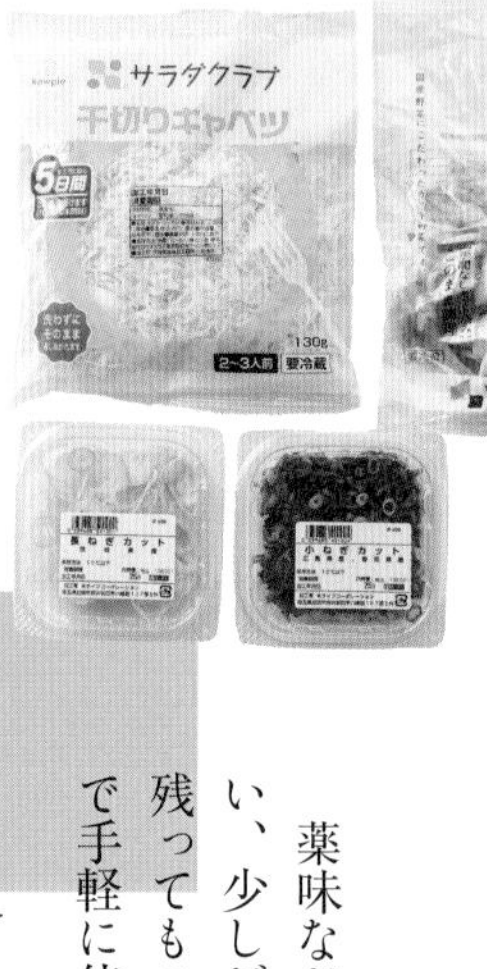

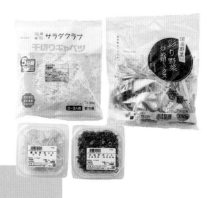

小分け食材

薬味など、たくさんは必要ない、少しだけ欲しいときに便利。残ってもスープの具にするなどで手軽に使い切れます。

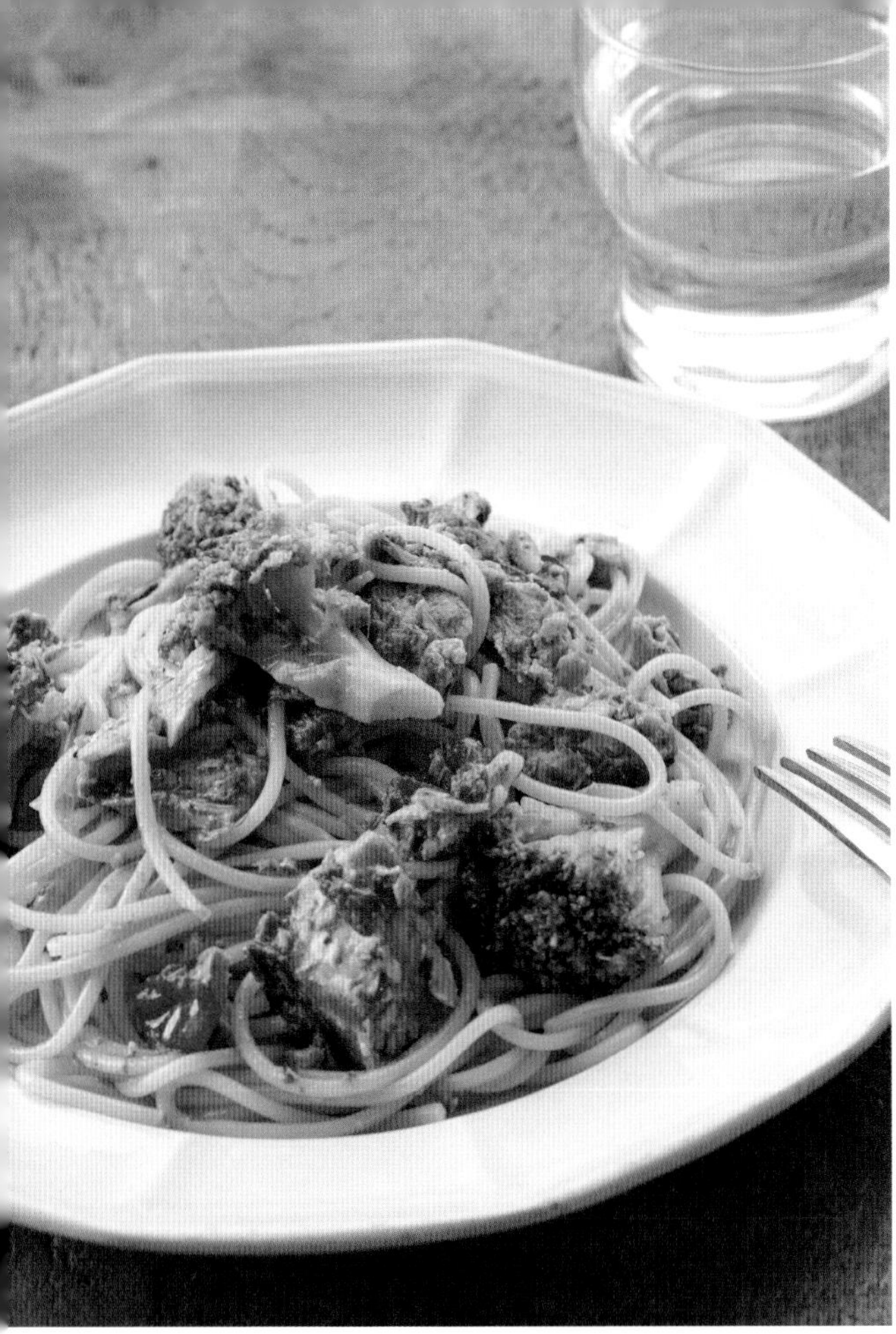

缶詰

魚介や肉の缶詰は、たんぱく質と旨味の宝庫。とくにさば缶や鮭缶は、脳を活性化するDHAという脂質も補えます。

保存食なので、使いながら買い足しながら、つねに一定量備蓄しておくのがおすすめです。

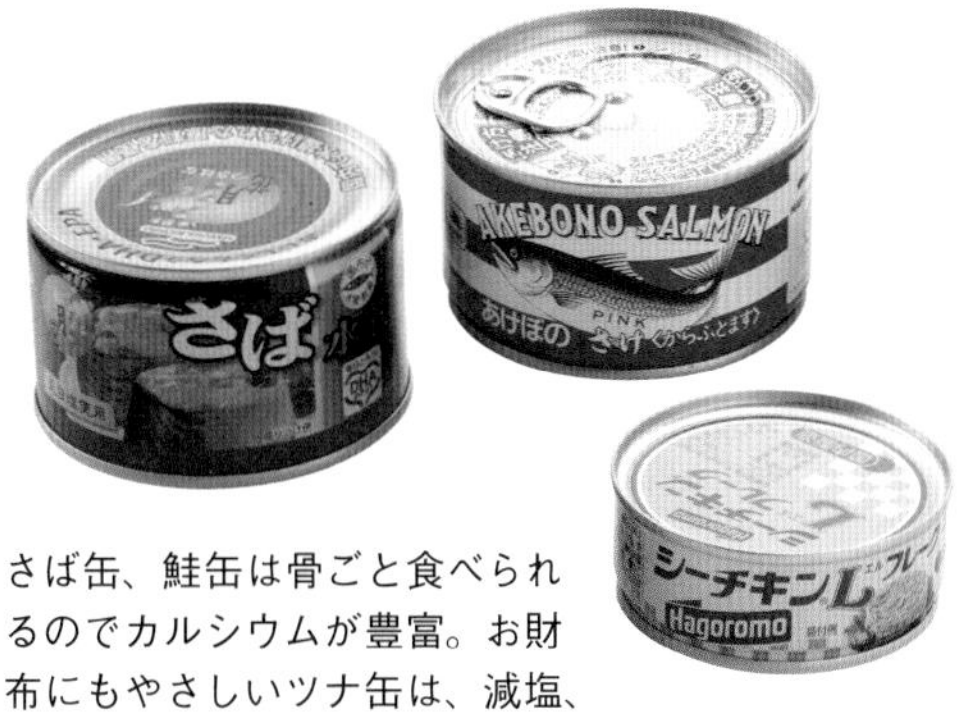

さば缶、鮭缶は骨ごと食べられるのでカルシウムが豊富。お財布にもやさしいツナ缶は、減塩、ノンオイルなど種類も豊富。

市販の惣菜活用術

市販の惣菜は、筑前煮などおふくろの味と呼ばれるようなおかずなら、栄養バランスもよいといえます。

味つけが濃いと感じるなら、ゆで野菜やきのこ類を足すなどで増量するのがおすすめ。買ってきたらすぐに食べられる刺身は、昆布やみそを使って味を変えて楽しむことも、冷蔵で数日、日持ちさせることもできます。

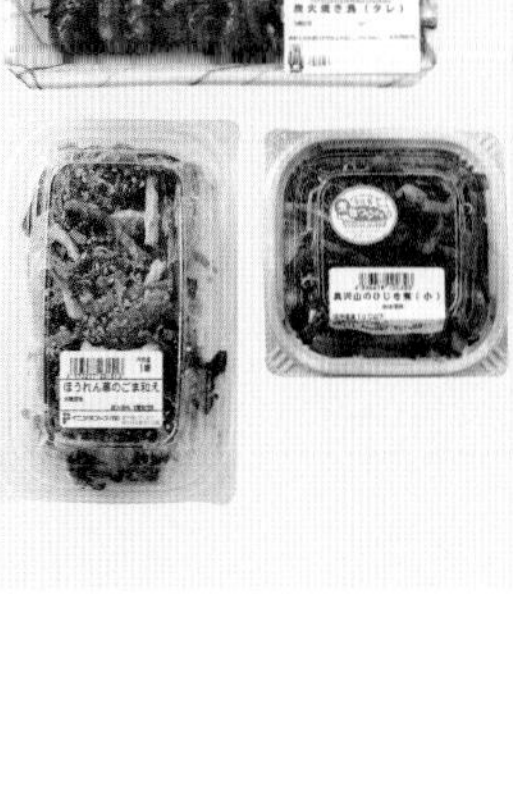

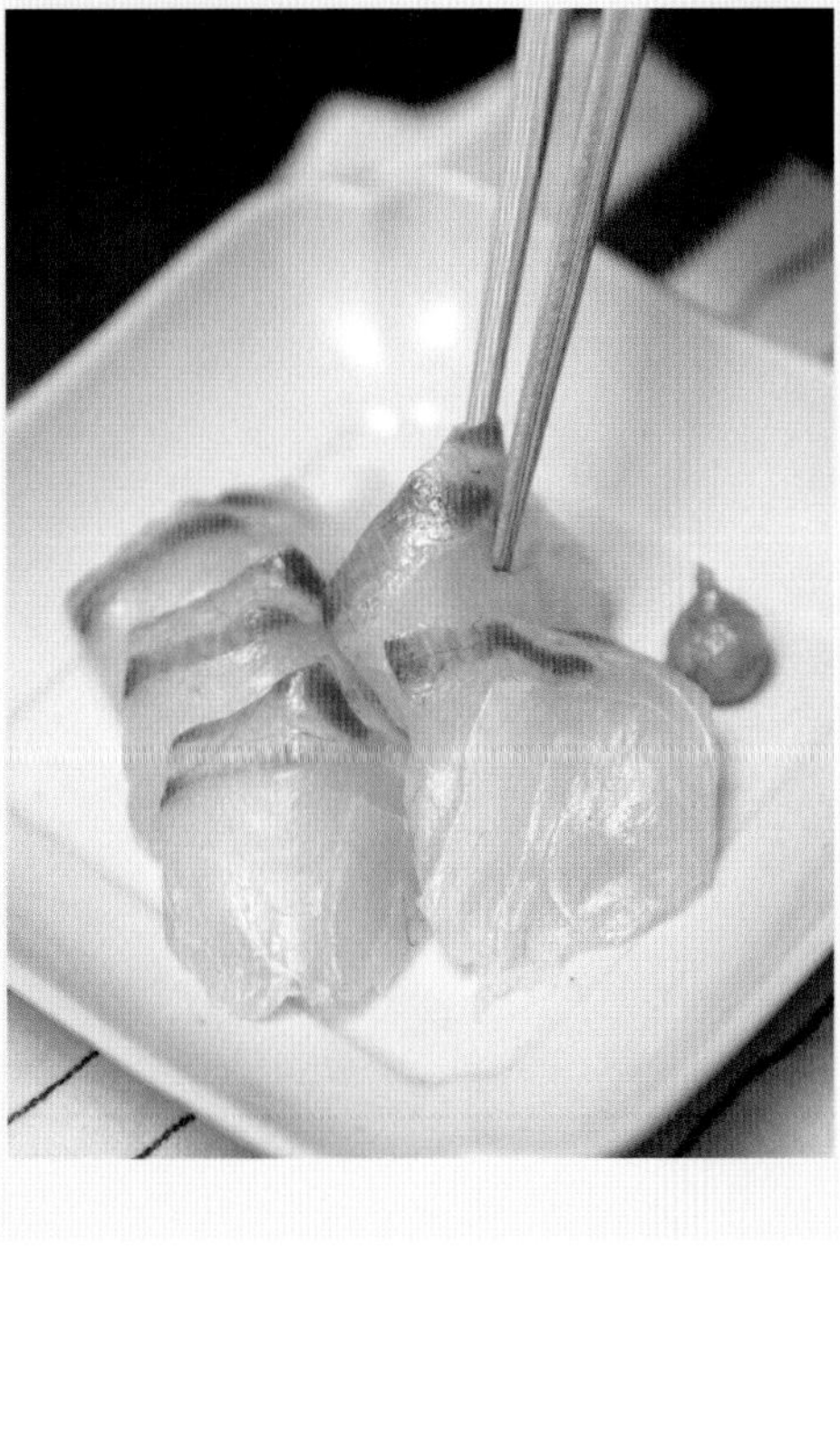

年中楽しめる、すぐできる小鍋

季節を通して手に入る、肉や魚と野菜を組み合わせた小鍋です。栄養バランスがよく、小ぶりの鍋で、沸騰しただしに泳がせるだけですぐにいただけるので、お手軽です。たれは、いつもの調味料を組み合わせることで、案外、目新しい味になり、飽きずに楽しめます。

［常夜鍋］

毎日食べても飽きないから常夜鍋というのだとか。たれにポン酢しょうゆは定番ですが、マヨネーズとにんにくを加えると、より食欲を呼びます。

1人分
259kcal
たんぱく質 14.8g
カルシウム 41mg
塩分 2.2g

材料（2人分）
豚しゃぶしゃぶ用肉 —— 150g
サラダほうれん草 —— 2パック（100g）
昆布だし —— 3カップ
〈マヨにんにくポン酢だれ〉
ポン酢しょうゆ —— 大さじ2
マヨネーズ —— 大さじ1
おろしにんにく —— 少々

作り方
1 サラダほうれん草は、長ければ4～5cmに切る。
2 たれの材料を合わせる。
3 鍋に昆布だしを入れて温め、サラダほうれん草、豚肉を加え、火が通ったら2につけながら食べる。

Point
サラダほうれん草は、アクを抑えて生でも食べられるように品種改良したもので、下ゆでの必要がありません。カットされたものと長いものが出回っています。冷凍のカットほうれん草を使ってもOK。

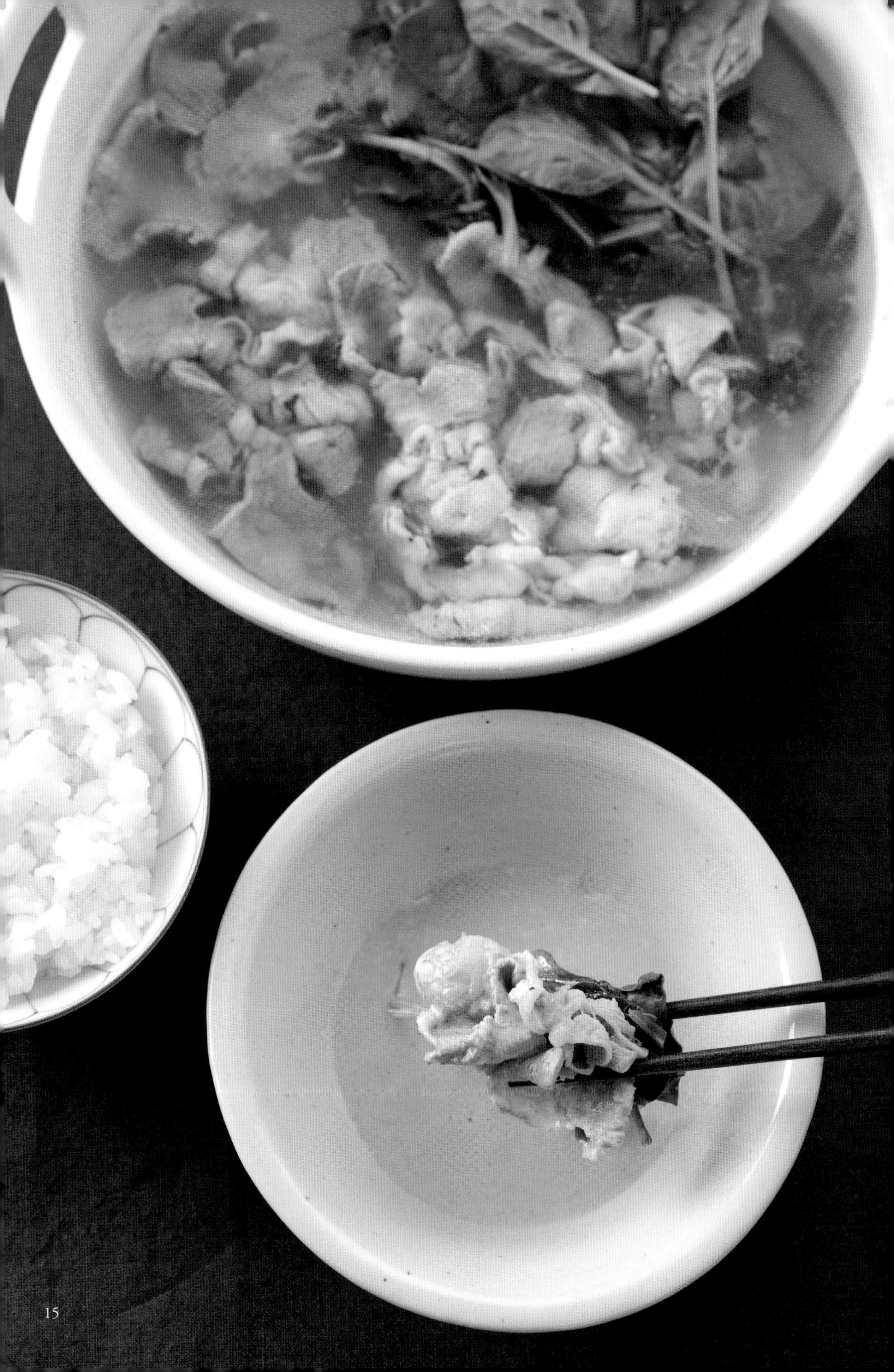

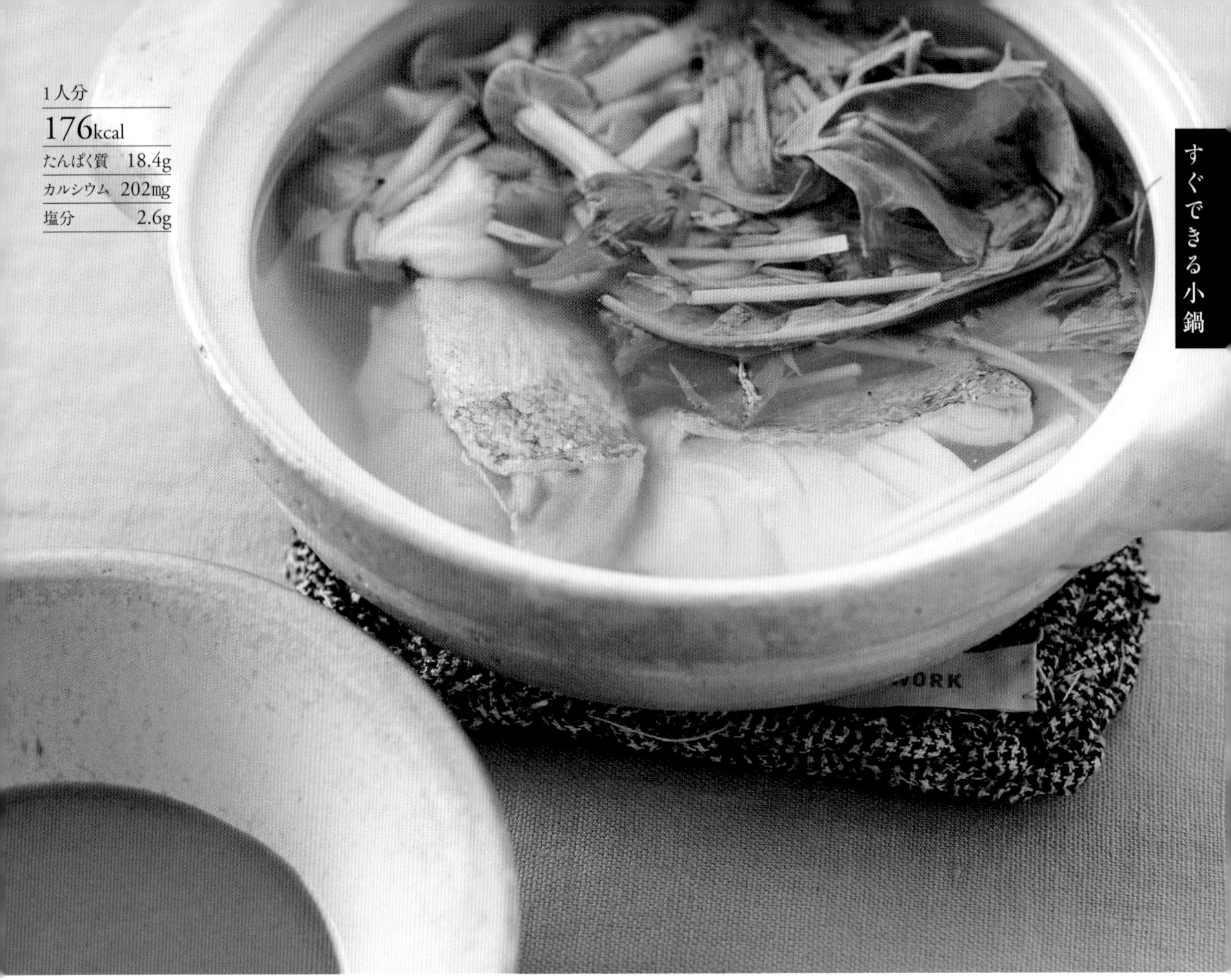
1人分
176kcal
たんぱく質 18.4g
カルシウム 202mg
塩分 2.6g

たらと水菜の鍋

シンプルで淡泊な味わいの鍋には、ごまだれもおいしい。ポン酢しょうゆに練りごまを混ぜるだけで用意できます。

材料（2人分）

たら（生）―― 2切れ
水菜 ―― 2株
しめじ ―― 1パック
昆布だし ―― 3カップ
〈ごまだれ〉
ポン酢しょうゆ ―― 大さじ2
練りごま ―― 大さじ1

作り方

1 たらは大きめのそぎ切りにし、塩少々をふって5分ほどおき、水気をよくふく。
2 水菜はざく切り、しめじは石づきを落として、ほぐす。
3 たれの材料を合わせる。
4 鍋に昆布だしを入れて温め、たら、水菜、しめじを加え、火が通ったら3につけながら食べる。

Point
●魚はそぎ切りにすることで、火の通りをよくします。
●水菜は温めただしに、さっと通すだけにすると、シャキシャキ感が味わえます。

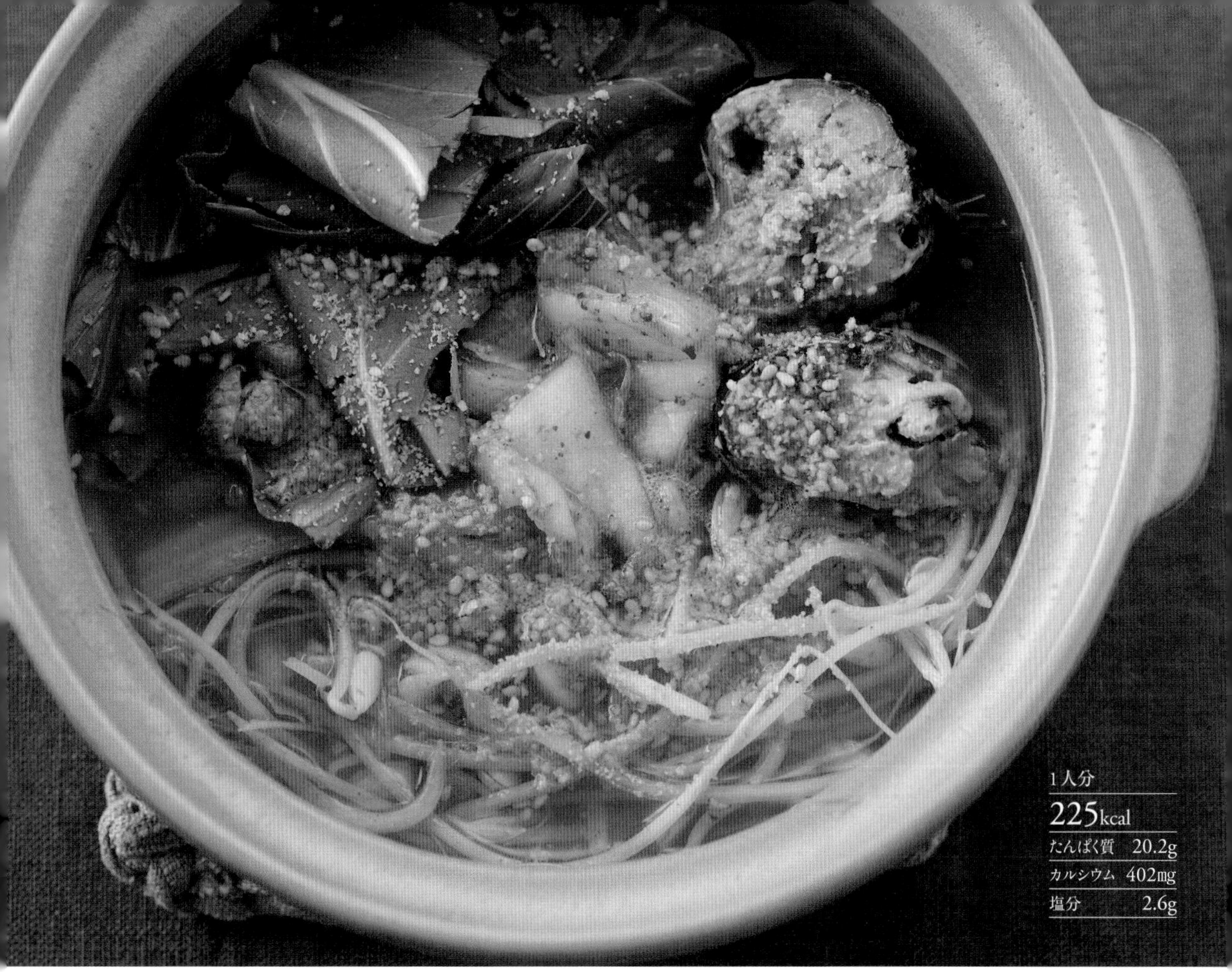

1人分
225kcal
たんぱく質 20.2g
カルシウム 402mg
塩分 2.6g

さばキムチ鍋

さばとキムチは相性よし。旨味と栄養が出ているさば缶の汁は、だしがわりになります。キムチの塩味をいかして調味料を控えることで減塩につながります。

材料（2人分）

さば水煮缶――1缶（190〜200g）
チンゲン菜――大1株
豆もやし――100g
白菜キムチ――50g
A［水――2½カップ
　［鶏ガラスープの素――大さじ½
すりごま――大さじ1

作り方

1 チンゲン菜とキムチはざく切りにする。
2 鍋にA、キムチを入れて温め、さば缶を汁ごと加える。煮立ったら、チンゲン菜、豆もやしを入れてさらに煮る。
3 2にすりごまをふって食べる。

Point
●マイルドなキムチスープに、すりごまの香りがアクセントになります。
●チンゲン菜は小松菜、春菊でもよいです。

すき焼き鍋

煮汁に使う割り下は、基本の調味料を混ぜるだけ。
脂身の少ない牛切り落とし肉を選んで、さっぱりとヘルシーに。

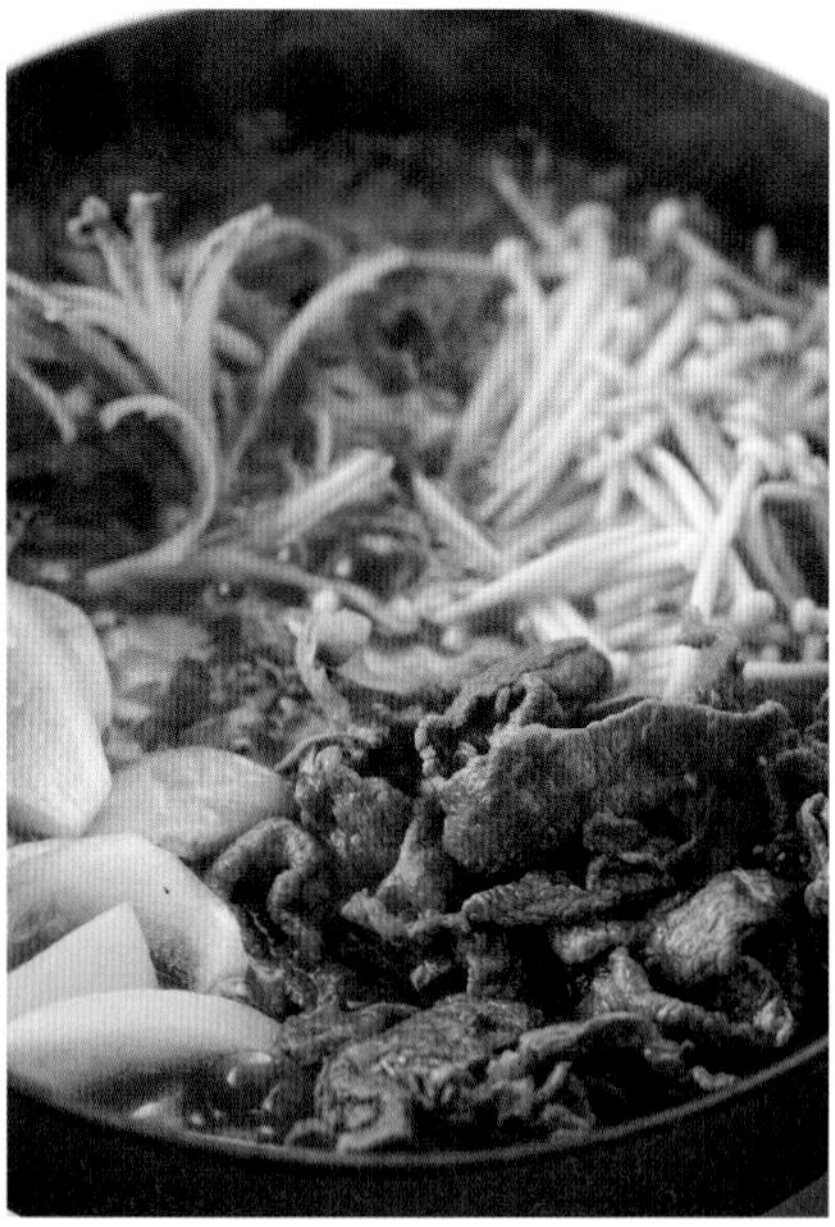

材料（2人分）
牛切り落とし肉——150g
玉ねぎ——½個
春菊——½束
えのきだけ——小1パック
植物油——大さじ1
水または昆布だし——適量
〈割り下〉
酒、みりん、しょうゆ——各⅕カップ
砂糖——大さじ1強
卵——2～4個

❶
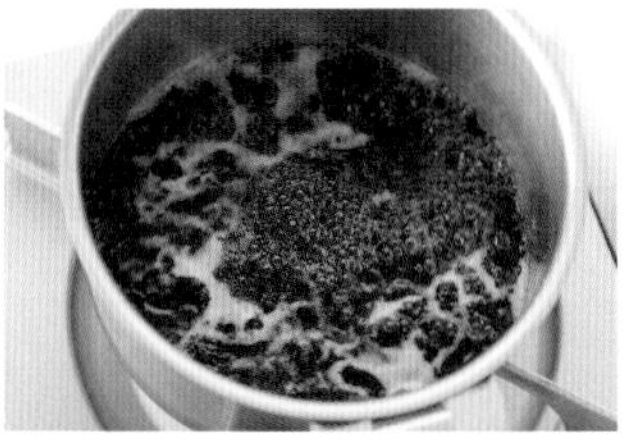
❷
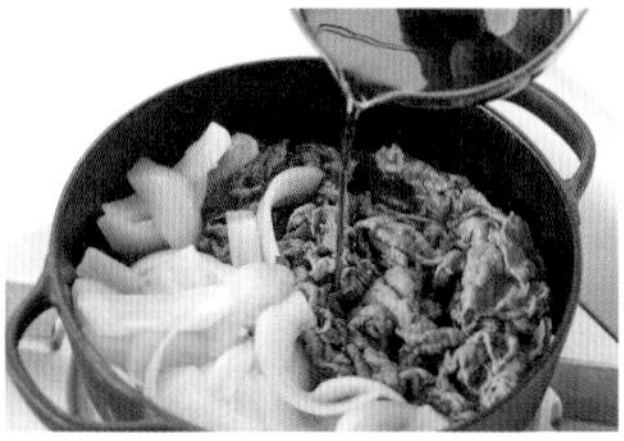
❸
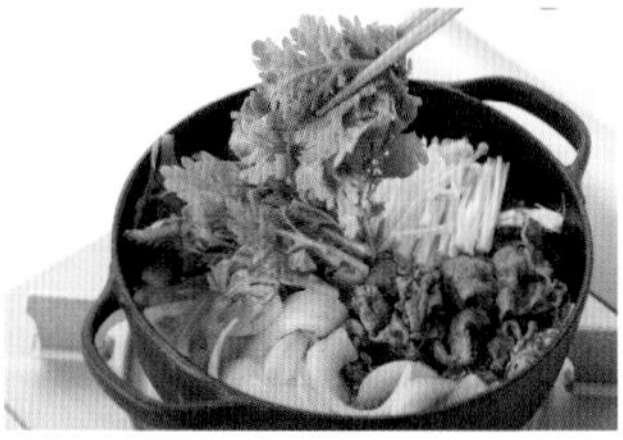

作り方

1 玉ねぎは幅1cm、春菊は4～5cm、えのきだけは石づきを切って長さを半分に切る。

2 鍋に割り下の材料を入れ、沸騰させてアルコール分を飛ばす（写真❶）。

3 油を熱し、玉ねぎを炒め、しんなりしたら牛肉を加えてさっと炒める。色が変わったら割り下を加え（写真❷）、煮立ったら春菊、えのきだけを加える（写真❸）。煮詰まったら水または昆布だしを足して調節する。

4 卵を割りほぐし、3をつけて食べる。

Point
牛肉を炒めるときは、赤い部分が残っていてもよいので、色が変わってきたら割り下を入れます。炒めすぎると固くなってしまいます。

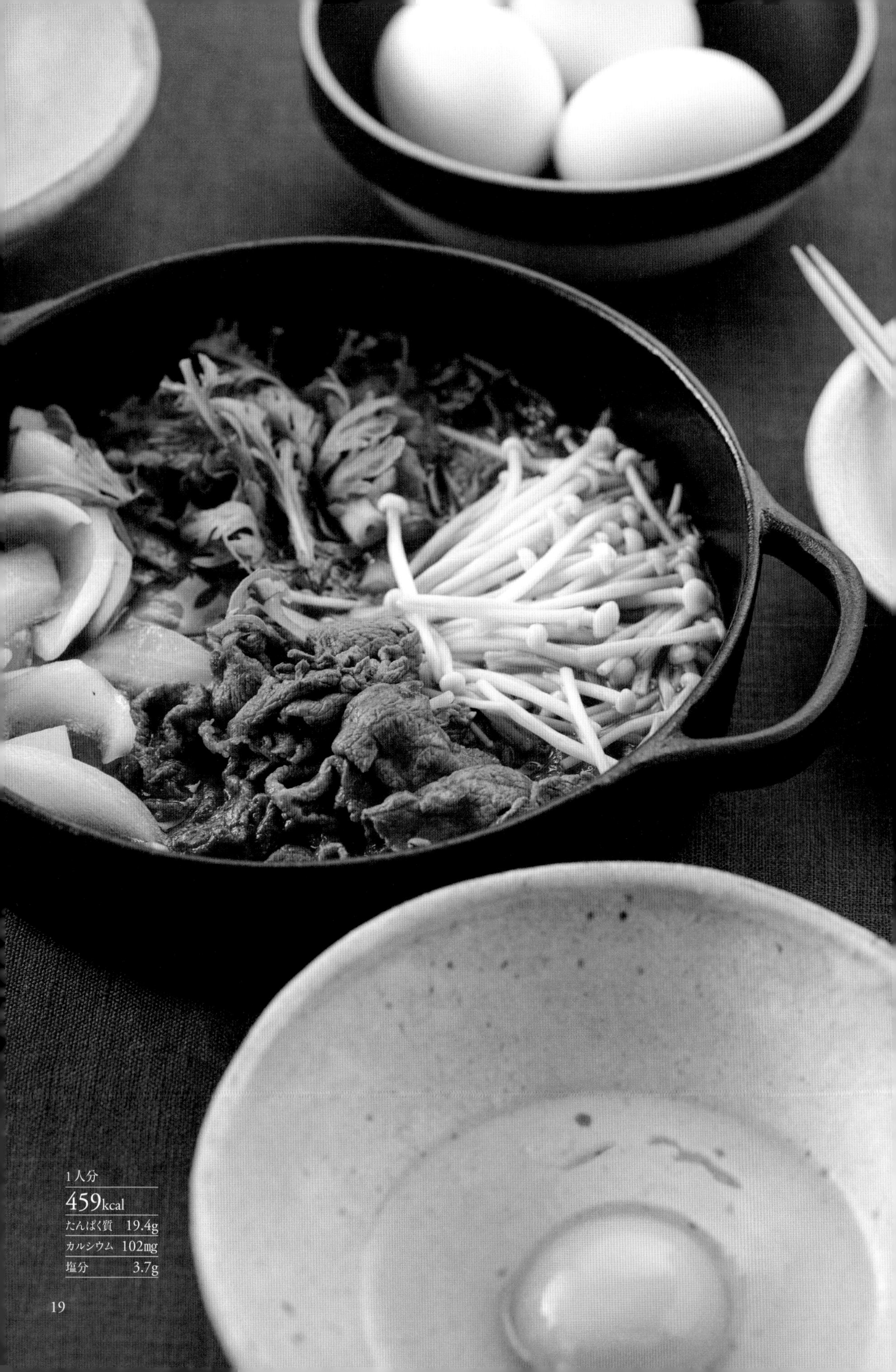

1人分

459kcal

たんぱく質　19.4g
カルシウム　102mg
塩分　3.7g

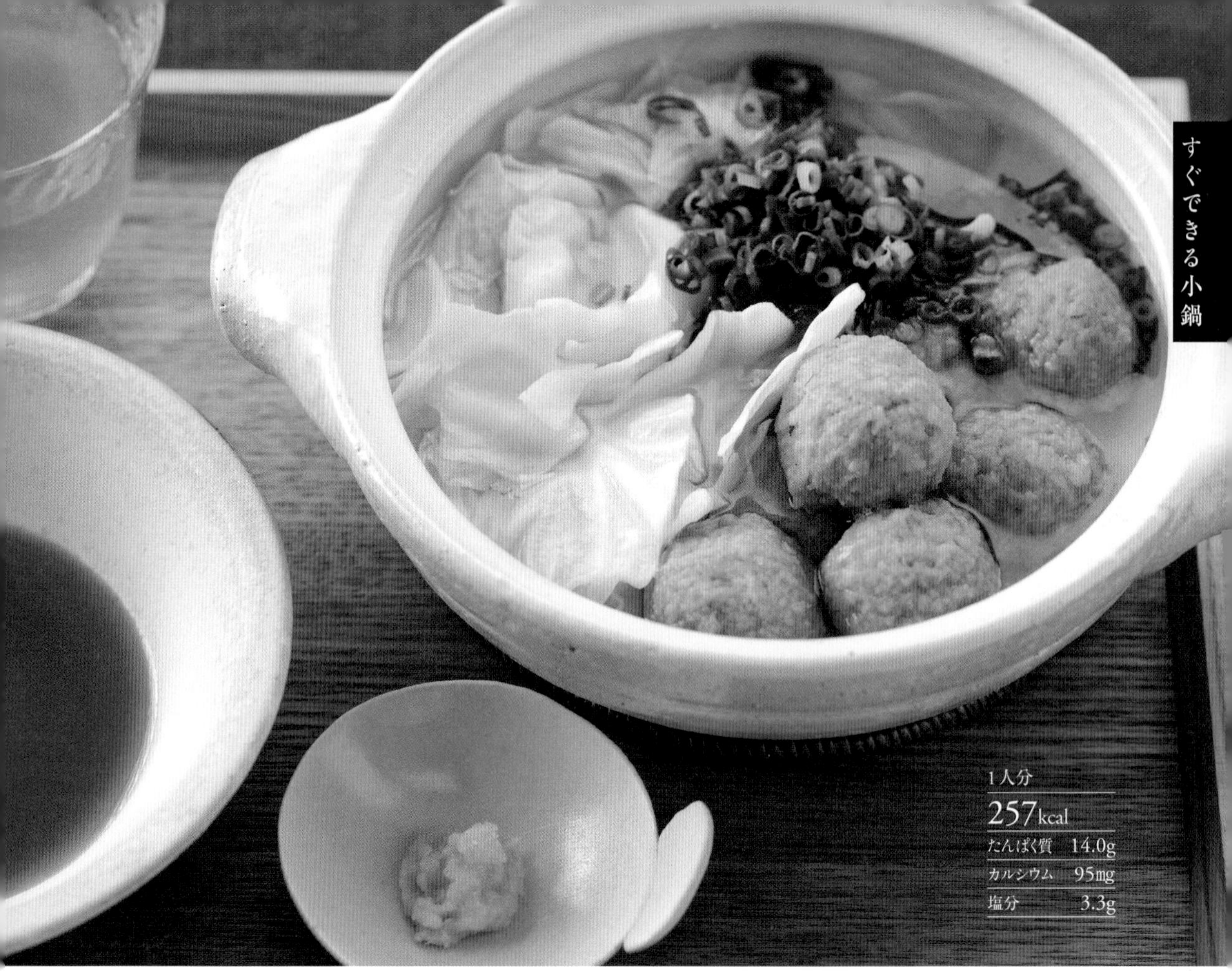

1人分
257kcal
たんぱく質 14.0g
カルシウム 95mg
塩分 3.3g

鶏団子鍋

肉団子からよいだしが出ます。
市販の冷凍品を使うと、あっという間にできあがります。

材料（2人分）

冷凍鶏団子または冷凍つくね――180g
カットキャベツ――1袋（200g）
小ねぎ――4本
昆布だし――3カップ
ポン酢しょうゆ――大さじ1½
おろししょうが――1かけ分

作り方

1 小ねぎはキッチンばさみで4〜5㎝に切る。
2 鍋に昆布だしを温め、冷凍肉団子を加え、煮立ったらキャベツ、小ねぎを加える。
3 器にポン酢しょうゆ、おろししょうがを入れ、鍋の汁を取り、2をつけて食べる。

Point
ポン酢しょうゆやおろししょうがを、鍋の汁でのばしながらいただきます。

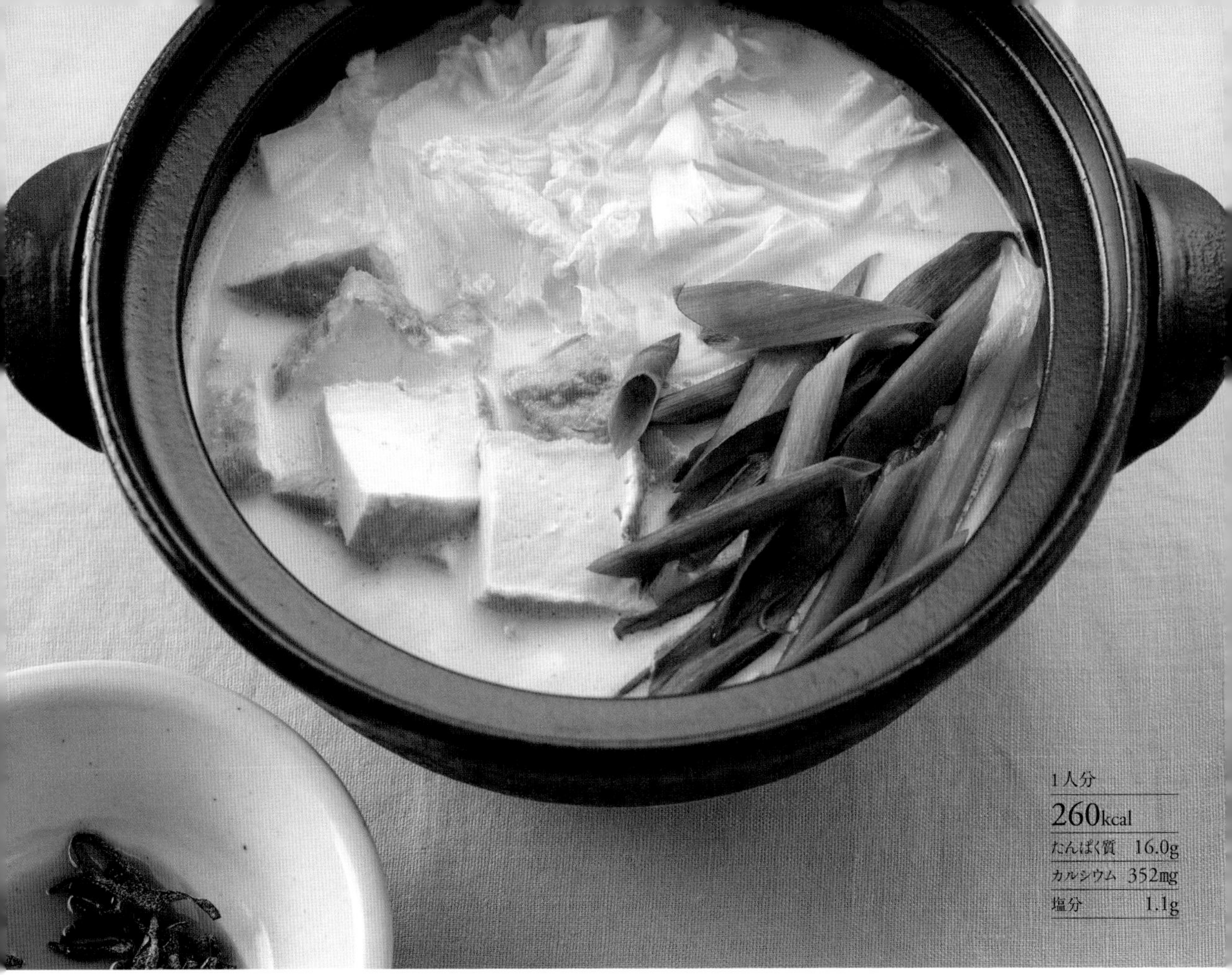

1人分
260kcal

たんぱく質	16.0g
カルシウム	352mg
塩分	1.1g

豆乳鍋

やさしい味わいの豆乳スープに、塩昆布とごま油をきかせます。食欲が落ちているときにもおすすめ。

材料（2人分）

白菜――大2枚
九条ねぎ（青ねぎ）――2本
厚揚げ――1枚
豆乳――1カップ
煮干しだし――2カップ
※煮干し10gは頭と腹ワタをとって水500mlと鍋に入れて弱火にかける。
〈塩昆布だれ〉
塩昆布――大さじ2（10g）
ごま油――小さじ2

作り方

1 白菜は、軸はそぎ切り、葉はざく切りにする。九条ねぎは斜めに切る。厚揚げは半分に切って、厚さ1cmに切る。

2 鍋に豆乳、煮干しだしを入れて温め、白菜、ねぎ、厚揚げを加えて煮る。

3 器に塩昆布、ごま油を加え、鍋の汁を入れて、具をつけて食べる。

Point
塩昆布とごま油を鍋の汁でのばして、たれにしていただきます。

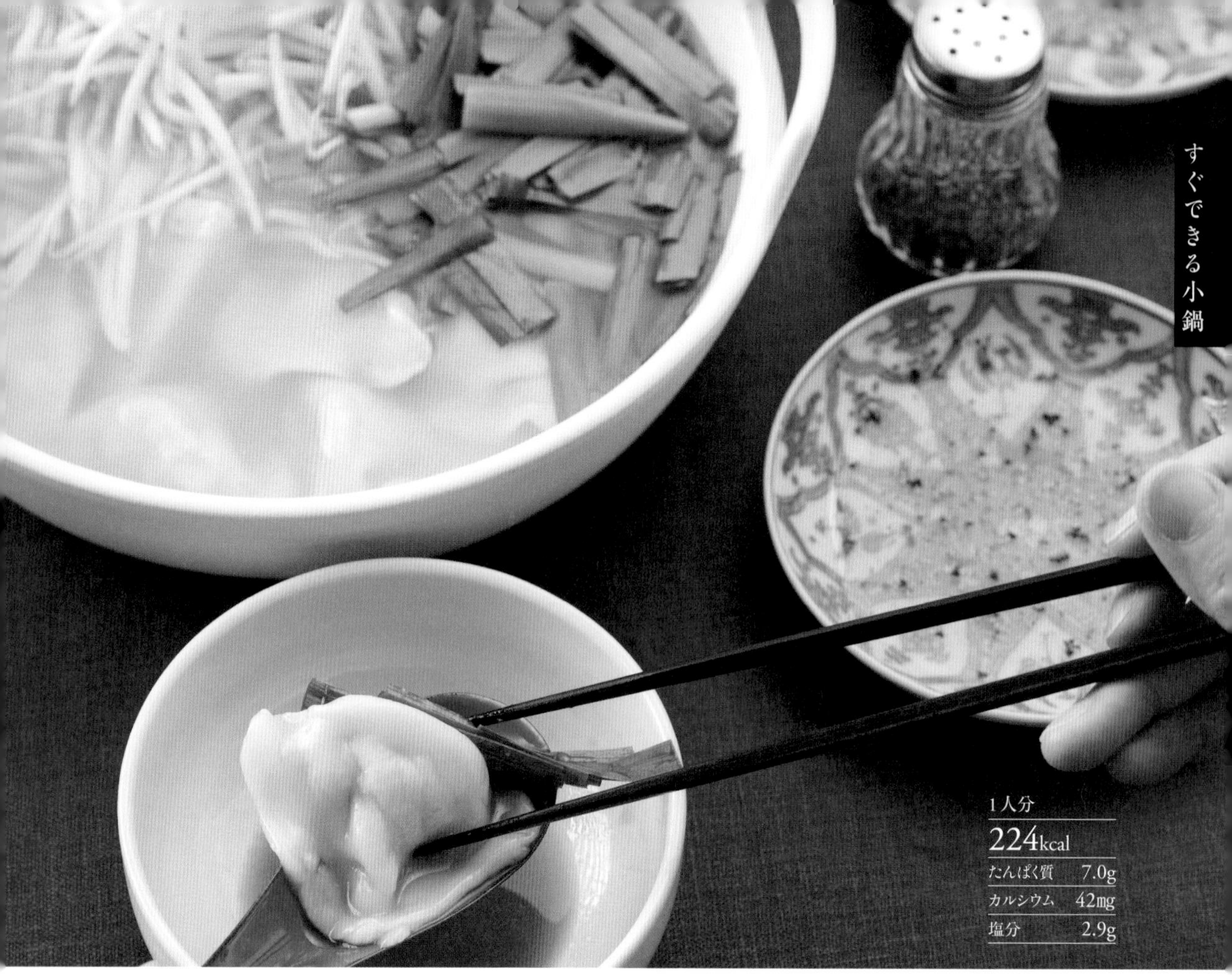

1人分
224kcal

たんぱく質	7.0g
カルシウム	42mg
塩分	2.9g

［餃子鍋］

冷凍の餃子を使った時短料理。
もやしとにらをたっぷり入れてどうぞ。

材料（2人分）

冷凍餃子――10個（180g）
もやし――150g
にら――½束
A［水――3カップ
　鶏ガラスープの素――大さじ½
〈ポン酢しょうゆだれ〉
ポン酢しょうゆ――大さじ1
ラー油――少々
〈酢こしょう〉
酢――大さじ2
粗びきこしょう――少々

作り方

1 にらは、ざく切りにする。
2 鍋にAを入れて温め、冷凍餃子を入れる。煮立ったらもやし、にらを加えて煮る。
3 ポン酢しょうゆにラー油をたらしたたれ、酢こしょうに2をつけて食べる。

Point
冷凍餃子に味がついているので、酢こしょうでシンプルにいただくのもおすすめ。減塩につながります。

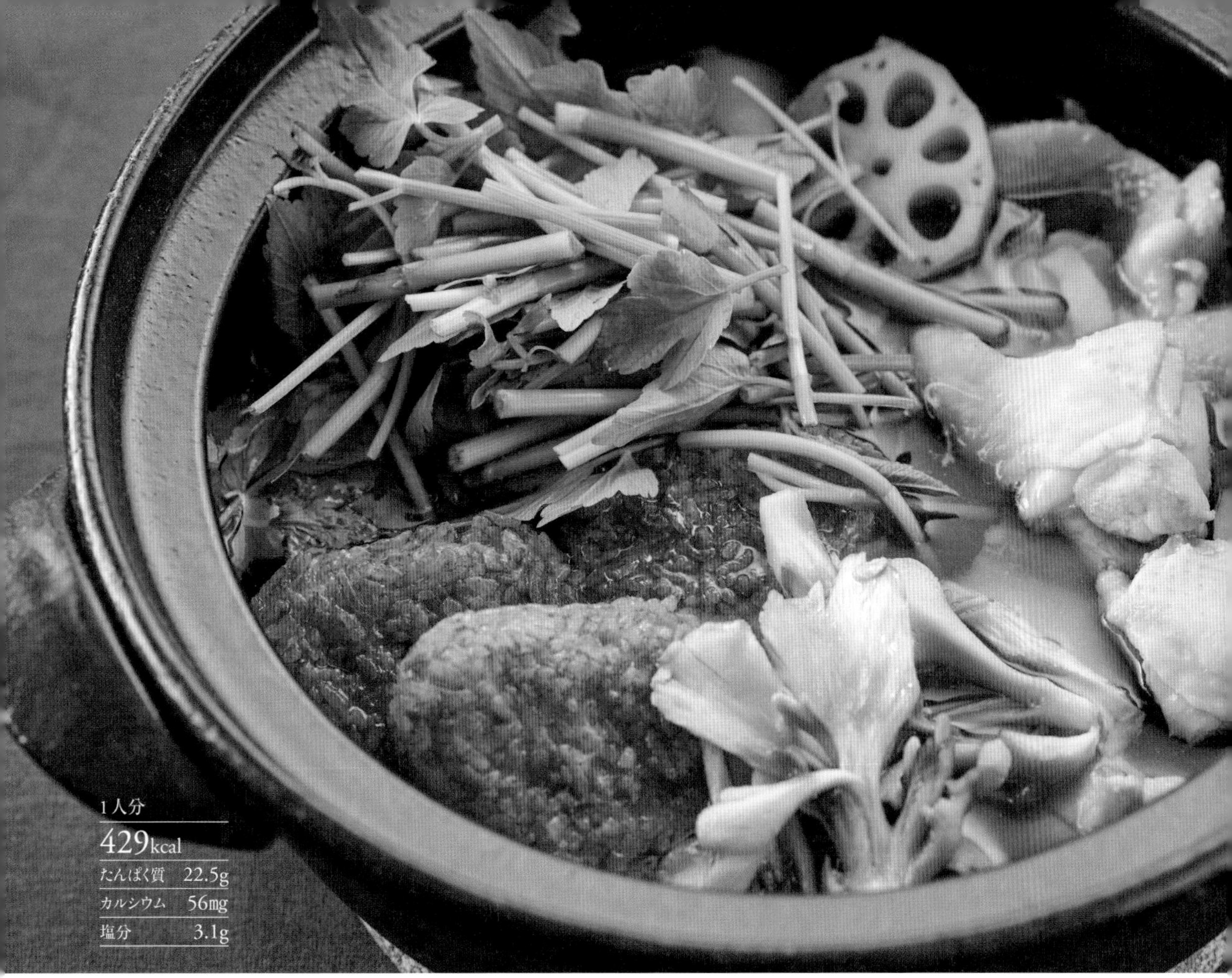
1人分
429kcal
たんぱく質 22.5g
カルシウム 56mg
塩分 3.1g

きりたんぽ鍋風

冷凍焼きおにぎりを、きりたんぽがわりに。ごはんが汁気を吸って、しっかりめの締めの雑炊のような味わいに。

材料（2人分）

鶏もも肉（唐揚げ用サイズ）――200g
冷凍根菜ミックス――150g
せり（なければ三つ葉2束）――1束（100g）
まいたけ――1パック
冷凍焼きおにぎり――4個（約200g）
昆布だし――3カップ
A しょうゆ――大さじ1
　みりん――大さじ1

作り方

1 せりは、ざく切りにする。まいたけは食べやすくほぐす。

2 鍋に昆布だし、鶏肉を入れて火にかけ、煮立ったらアクをとってふたをして15分ほど煮る。

3 冷凍焼きおにぎりは、電子レンジで解凍して温める。

4 Aを加え、煮立ったら冷凍根菜ミックスを入れる。火が通ったらせり、まいたけを入れて3のおにぎりを加える。

Point
冷凍焼きおにぎりは、しょうゆ味がついているので、調味料控えめで調理できます。

鍋中で解凍するのは時間がかかるので、温めてから入れる。

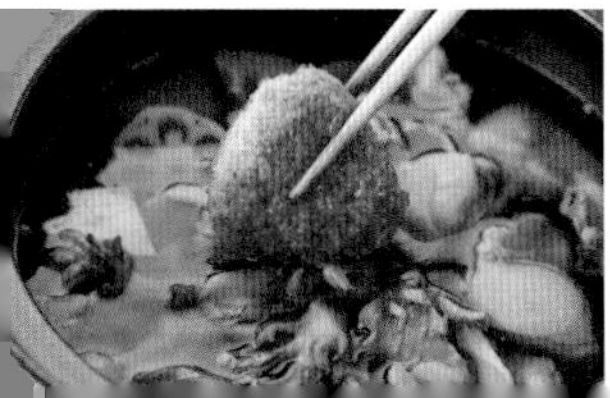

おかずになるみそ汁&スープ

食事始めのひと口に温かい汁物。
肉や魚、豆腐を入れて、野菜を組み合わせて具だくさんにすると、
おかずがわりになります。
たくさん食べたいときは具を多めに。
これにごはんやパンなど主食をつければ、
十分、栄養バランスがととのった食事になります。
具をほおばりながら、煮汁に溶けたうま味や栄養も、
あますことなくいただきましょう。
気軽にさっと作れるように、野菜の洗う、切るなどの下処理を省ける、
市販のカット野菜や冷凍野菜を活用するのが便利です。

厚揚げ、キャベツ、にらのみそ汁

市販のカットキャベツを使って、時間もカットしましょう。

材料（2人分）

厚揚げ —— ½丁
カットキャベツ（せん切り）—— 50g
にら —— 2本
だし —— 2カップ
みそ —— 大さじ1強

作り方

1 にらは小口切り、厚揚げは大きめの短冊切りにする。
2 鍋にだしを入れて温め、厚揚げを加える。
3 煮立ったら、キャベツ、にらを加え、火が通ったらみそを溶き入れる。

Point
市販のせん切りキャベツは豚カツの付け合わせだけでなく、火を通してもおいしくいただけて、すぐに使い切れます。

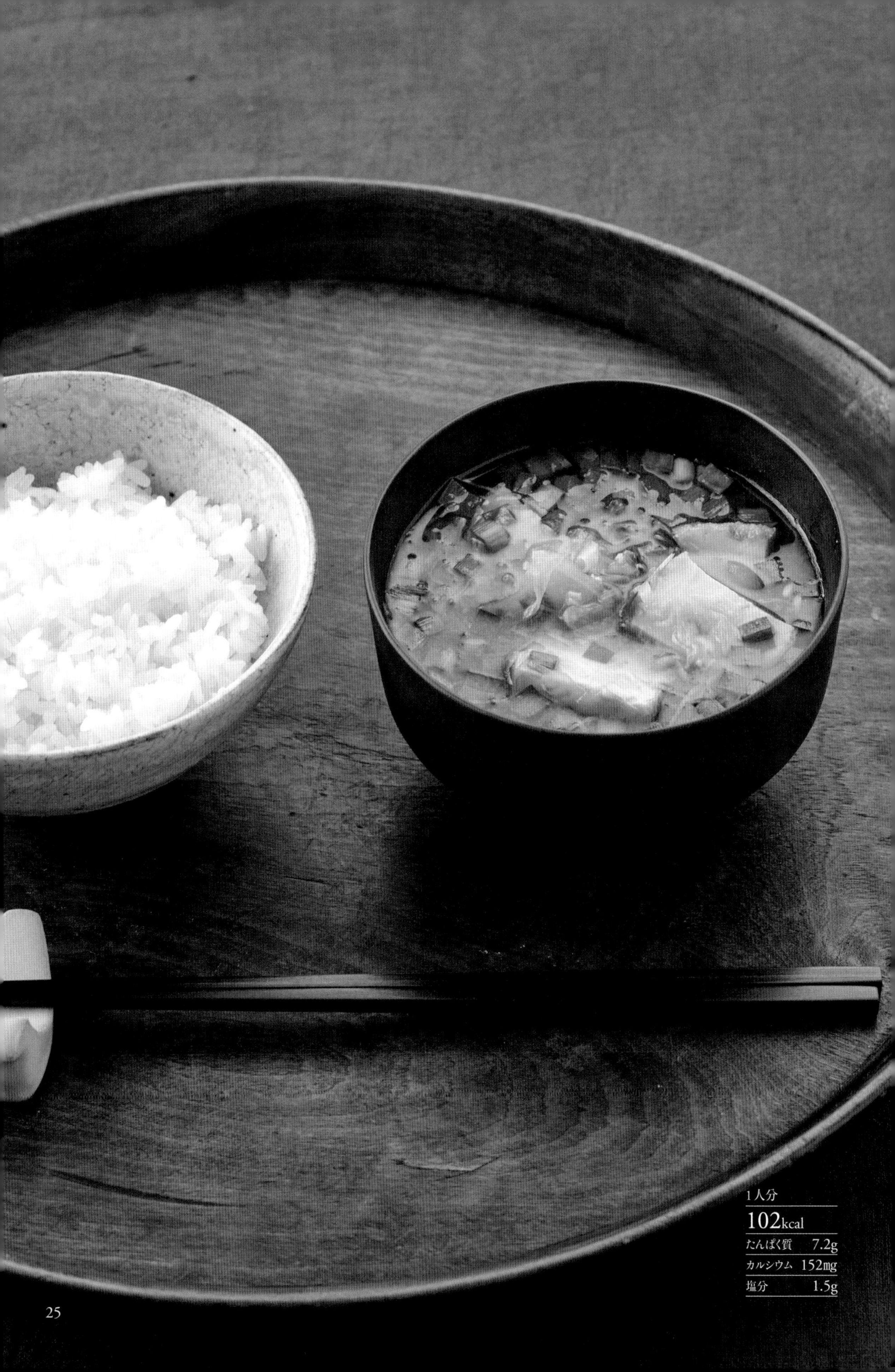

1人分
102kcal
たんぱく質 7.2g
カルシウム 152mg
塩分 1.5g

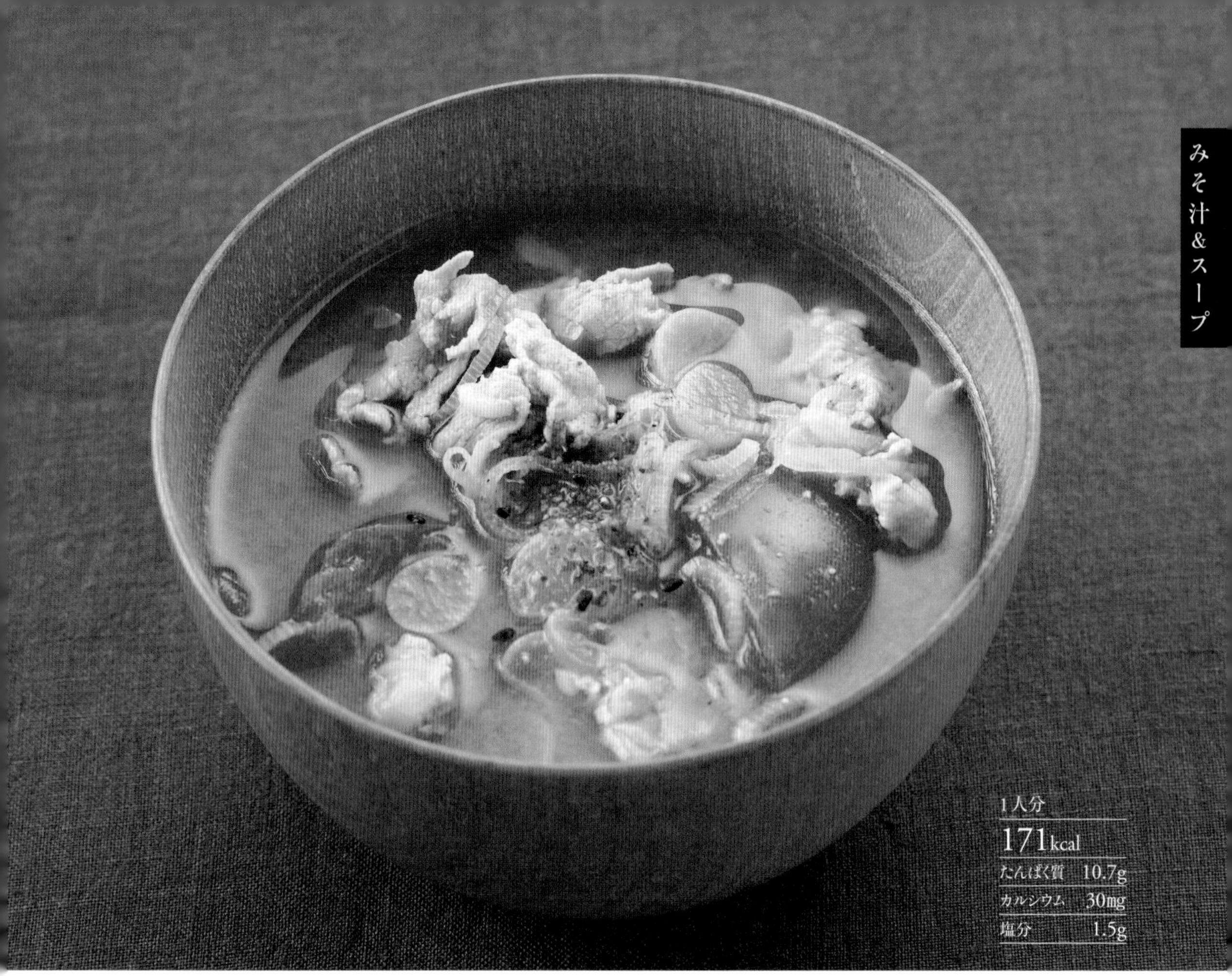

1人分
171kcal
たんぱく質 10.7g
カルシウム 30mg
塩分 1.5g

「トマト豚汁」

トマトの酸味がみそとよく合い、さっぱりとした味わいです。トマトの種からもいい味が出るので、取らずに使いましょう。

材料（2人分）

豚こま切れ肉 ―― 100g
トマト ―― 1個
だし ―― 2カップ
カットねぎ（小口切り）―― 30g
みそ ―― 大さじ1強
七味唐辛子 ―― 少々

作り方

1 トマトは大きめのざく切りにする。
2 鍋にだしを入れて温め、煮立ったら豚肉を少しずつ加える。
3 火が通ったら、トマト、ねぎを入れ、再び煮立ったら、みそを溶き入れる。
4 器に盛り、七味唐辛子をふる。

Point
だしに豚肉を入れるときは、だしの温度が一気に下がらないように少しずつ入れます。

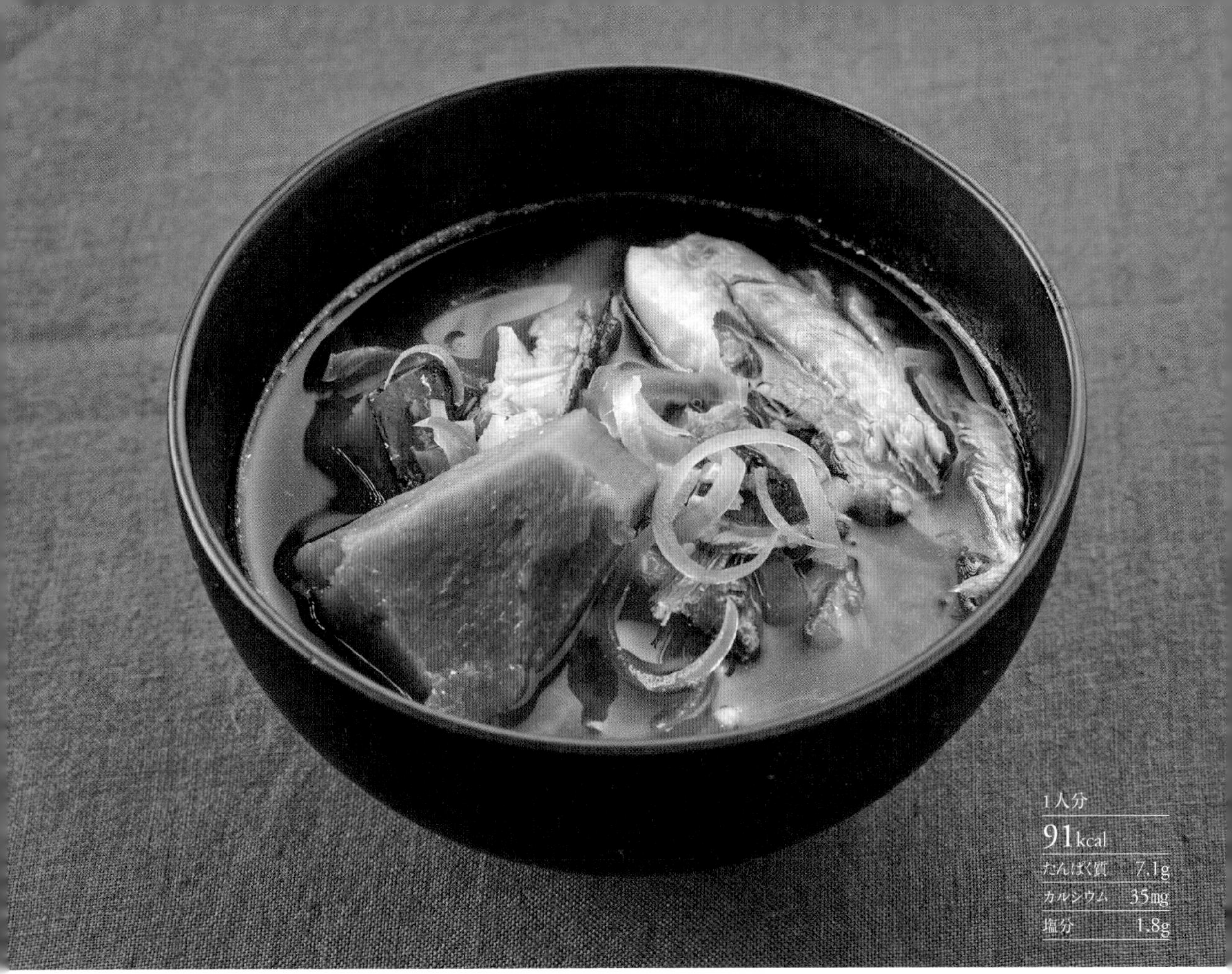

1人分
91kcal
たんぱく質 7.1g
カルシウム 35mg
塩分 1.8g

あじの干物、みょうが、かぼちゃのみそ汁

香ばしい焼き魚とシャキシャキしたみょうが。かぼちゃで腹持ちもよい一品です。

材料（2人分）
あじの干物――小1尾
みょうが――2個
冷凍かぼちゃ――4個（60g）
だし――2カップ
みそ――大さじ1

作り方

1 あじの干物はぬらしたキッチンペーパーで包み、電子レンジで4分加熱し、身をほぐす。
2 みょうがは小口切りにする。
3 鍋にだしを入れて温め、煮立ったら冷凍かぼちゃを加える。
4 火が通ったらあじ、みょうがを加え、再び煮立ったらみそを溶き入れる。

Point
あじは焼くかわりに、ぬらしたキッチンペーパーで包み、電子レンジで加熱すると、ふっくら仕上がります。

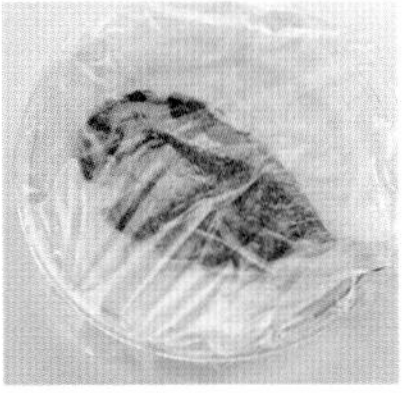

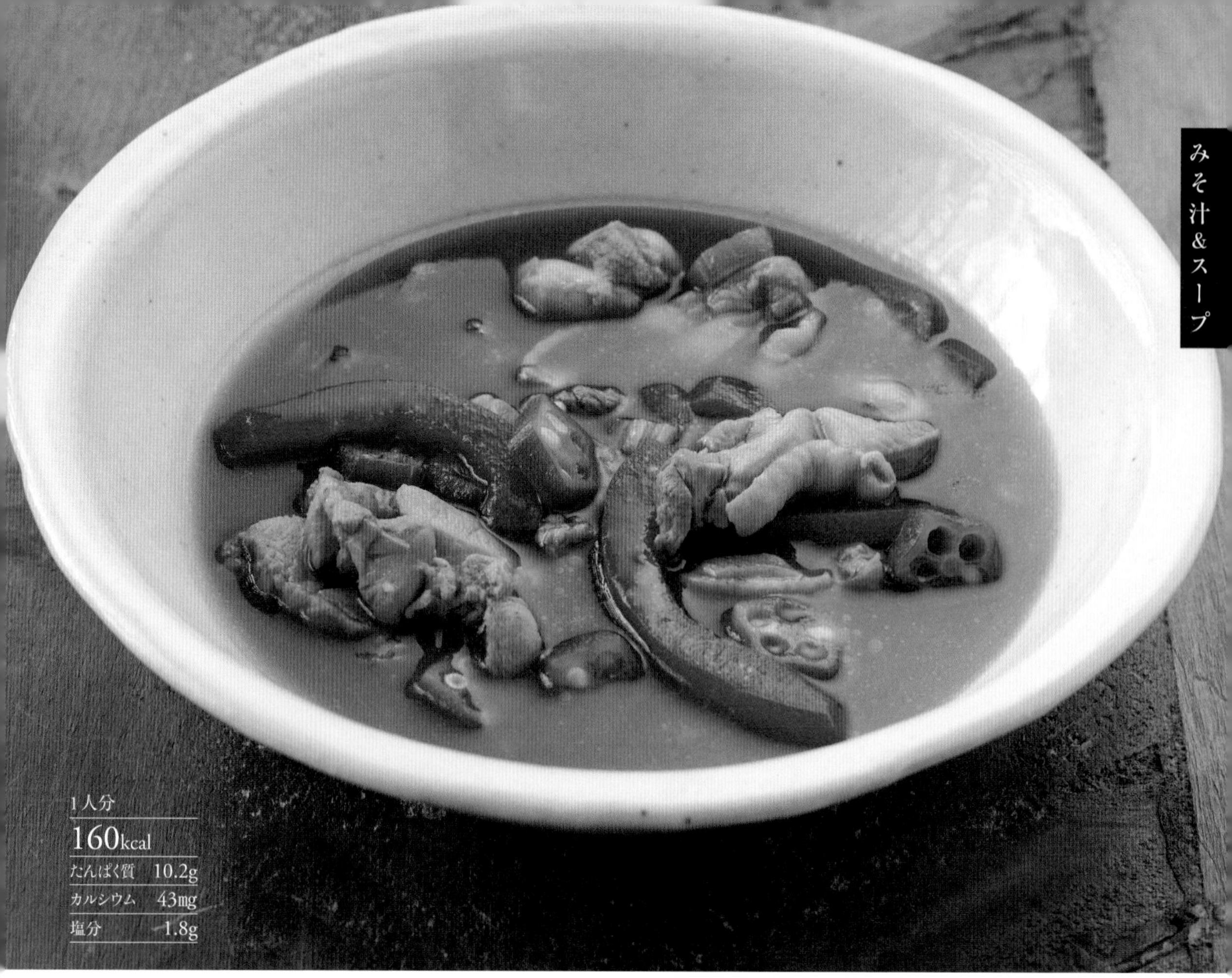

1人分
160kcal
たんぱく質 10.2g
カルシウム 43mg
塩分 1.8g

「鶏肉、オクラ、パプリカのスープカレー」

オクラがカレーのとろみを出し、食べやすいスープです。ごはんにもうどんにも合います。

材料（2人分）

鶏こま切れ肉――100g
冷凍オクラ――50g
パプリカ（赤）――¼個
だし――2カップ
カレールウ――1かけ
しょうゆ――小さじ1

作り方

1 パプリカは細切りにする。
2 鍋にだしを入れて温め、煮立ったら鶏肉を加える。火が通ったら冷凍オクラ、パプリカを加える。
3 再び煮立ったらカレールウを加える。溶けたら2～3分煮て、しょうゆで味を調える。

Point
だしがベースなので、カレールウの量は2人分で1かけで済み、減塩につながります。

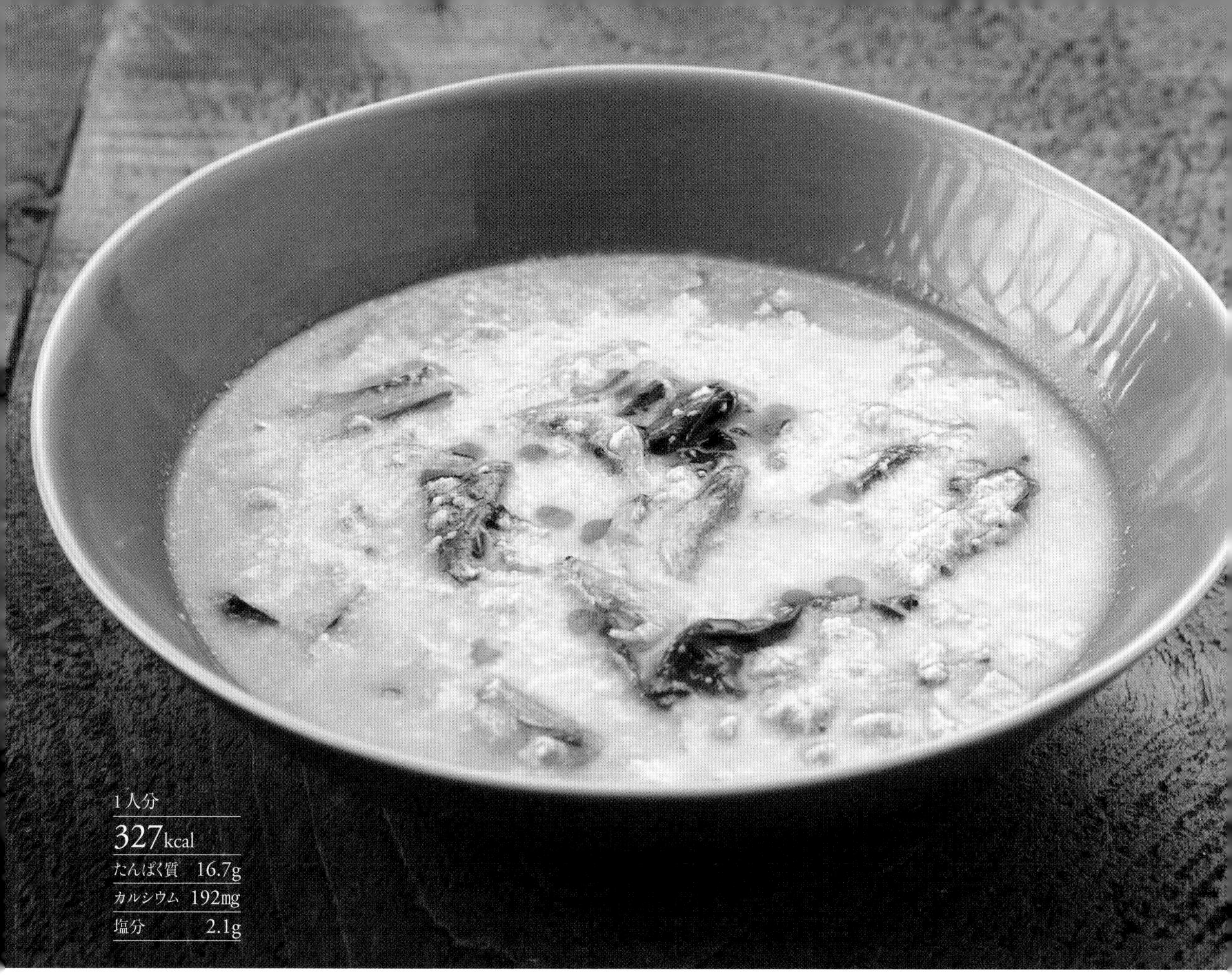
1人分
327kcal
たんぱく質 16.7g
カルシウム 192mg
塩分 2.1g

［豆乳坦々スープ］

仕上げのラー油で味を引き締めますが、辛味が苦手な方は入れなくてもOK。

材料（2人分）

豚ひき肉——100g
植物油——小さじ1
A ［酒・しょうゆ・みそ——各小さじ2
　 砂糖——小さじ1
ねぎ——1/3本分
ザーサイ——小さじ1
桜えび——小さじ2
鶏ガラスープの素——小さじ1
水・豆乳——各1カップ
練りごま——大さじ2
小松菜——1株
ラー油——少々

作り方

1 ねぎとザーサイはみじん切り、小松菜はざく切りにする。

2 フライパンで油を中火で熱してひき肉を炒め、ポロポロになったら、A、ザーサイ、ねぎを加えてなじむように炒める。小松菜を加え、さらに炒める。

3 水、鶏ガラスープの素を加え、煮立ったら、練りごま、豆乳、ラー油を入れる。

4 桜えびを加え、火を止める。

Point
豆乳は牛乳ほどではありませんが、カルシウムが補えて、牛乳には含まれない鉄も期待できます。

シャクシュカ

シャクシュカはトマトソース&卵の料理。
イスラエルなどの中近東では、朝食でおなじみです。
野菜もたっぷり、卵の半熟加減はお好みで。

材料（2人分）

玉ねぎ、キャベツ、セロリの蒸し煮（★）
にんにく —— 小1かけ
ソーセージ —— 2本
オリーブ油 —— 小さじ1
カレー粉 —— 小さじ½
トマトジュース（無塩）—— 1カップ
顆粒コンソメ —— 小さじ1
卵 —— 2個
粉チーズ —— 適量

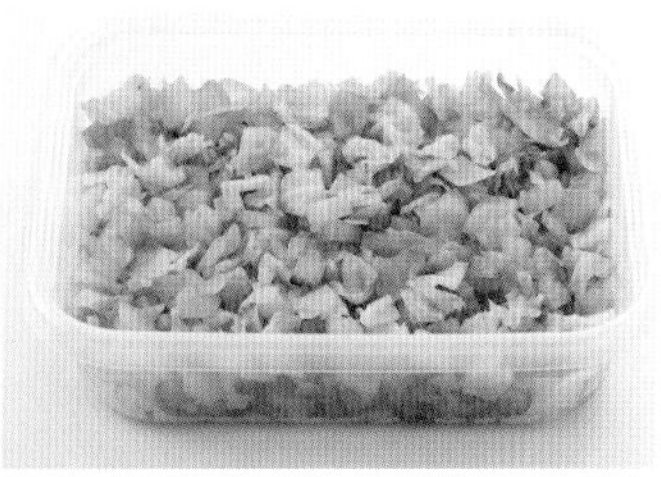

★玉ねぎ、キャベツ、セロリの蒸し煮
玉ねぎ1個、キャベツ4枚、セロリ1本を1㎝四方に切って、オリーブ油大さじ1で炒め、蒸し煮する。そこから¼量を使用。残りは冷蔵で3日、冷凍で1か月保存可。オムレツの具、コンソメスープやみそ汁の具にも。

❶
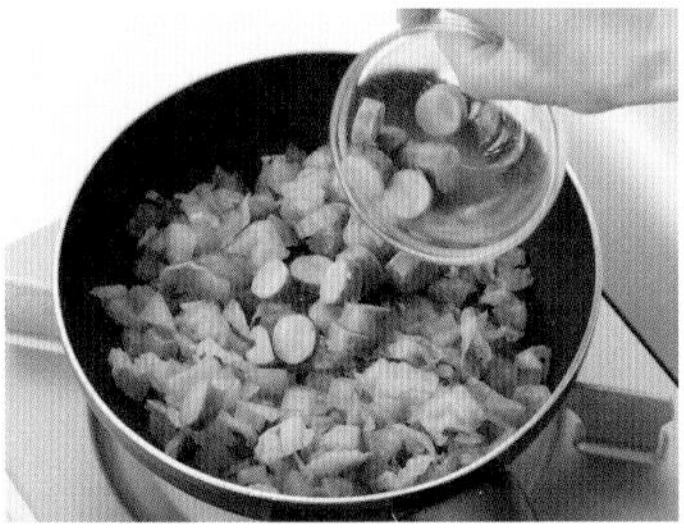

❷
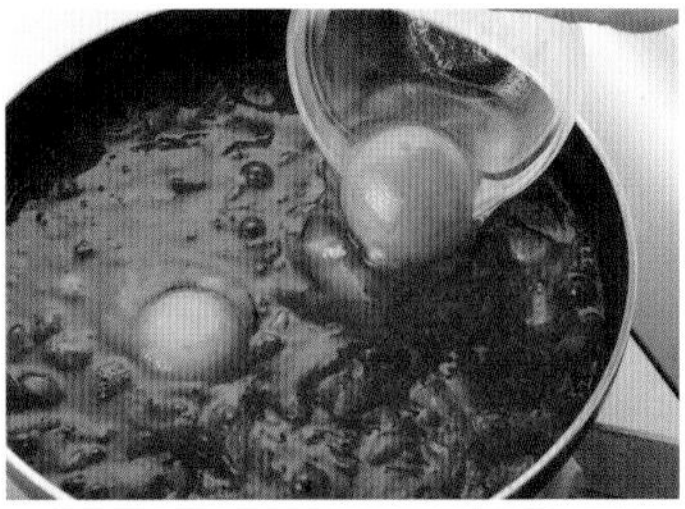

❸
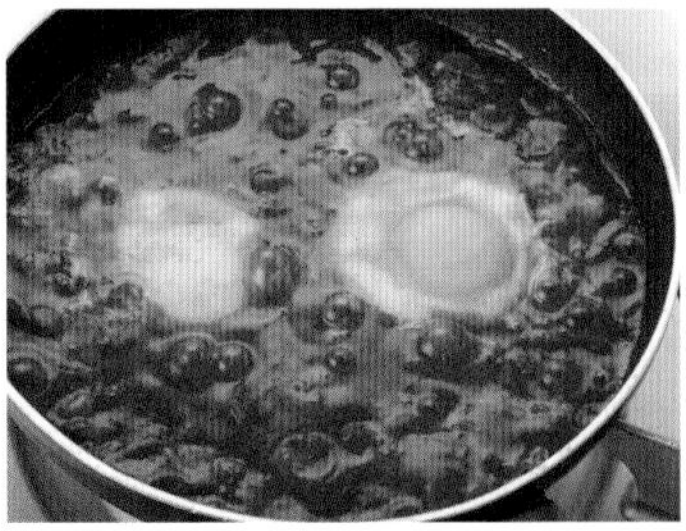

作り方

1 にんにくはみじん切りにする。

2 フライパンでオリーブ油を中火で熱して、玉ねぎ、キャベツ、セロリの蒸し煮、カレー粉を弱火で炒め、香りが立ったら、1、ソーセージを加え（写真❶）、さっと炒める。

3 トマトジュース、コンソメを加え、煮立ったら卵を割り入れる（写真❷）。半熟状になったら（写真❸）火を止めて粉チーズをふる。

Point
トマトジュースと野菜の旨味で、塩分控えめでもおいしい。酒のつまみにもなります。

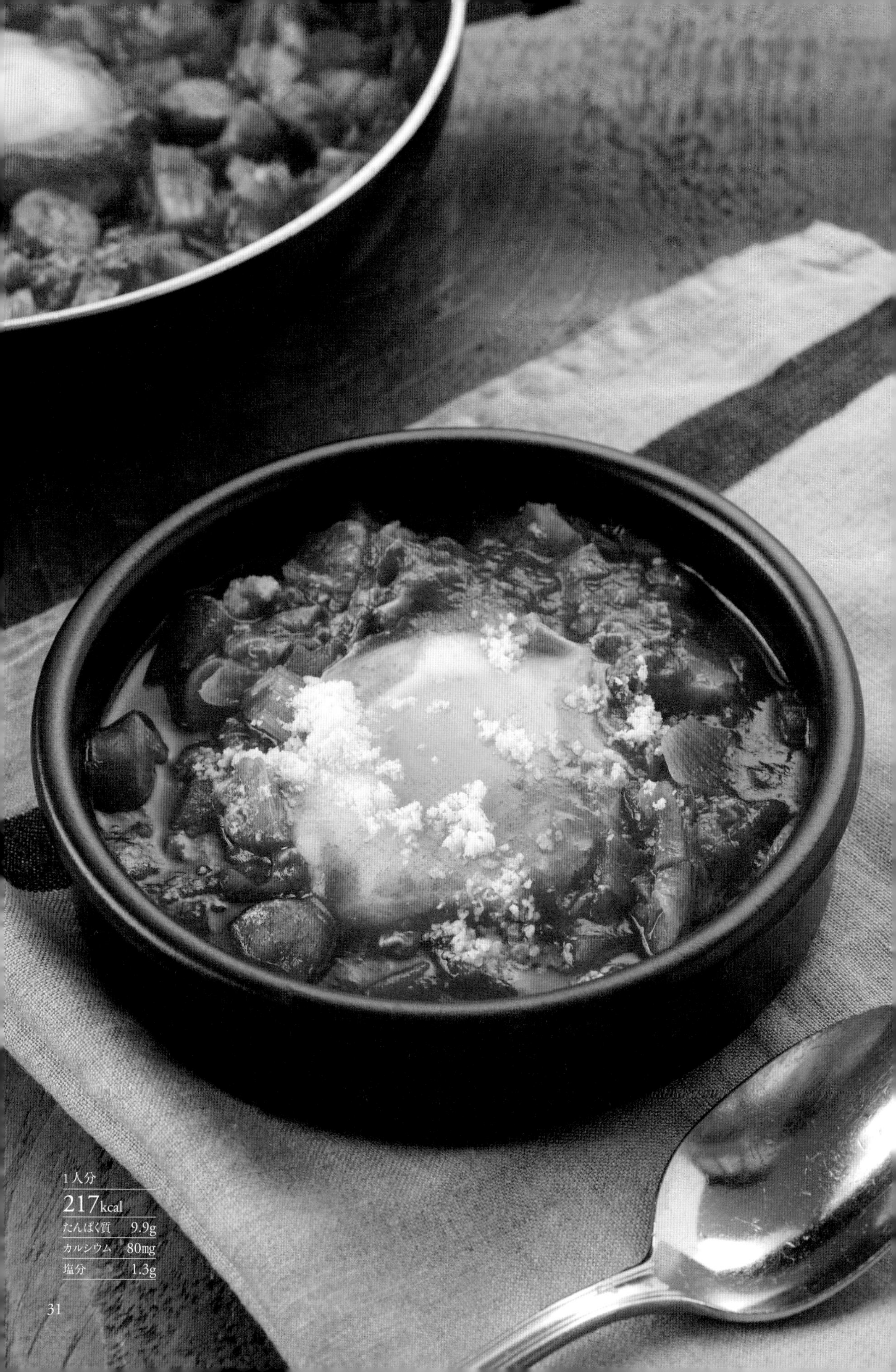

1人分

217kcal

たんぱく質	9.9g
カルシウム	80mg
塩分	1.3g

お手軽炊き込みごはん

ごはん＋具で一食に。炊飯器に具材を入れて、スイッチを押すだけ。
炊きムラが出ないように、具は米に混ぜず、のせて炊きます。
具材には肉か魚を選び、野菜を足すことで、
一食分の栄養バランスがととのいます。
炊き込みごはんに、だしとしょうゆの味付けはおなじみですが、
異なる調味料を試すと、新鮮な味わいを楽しめます。

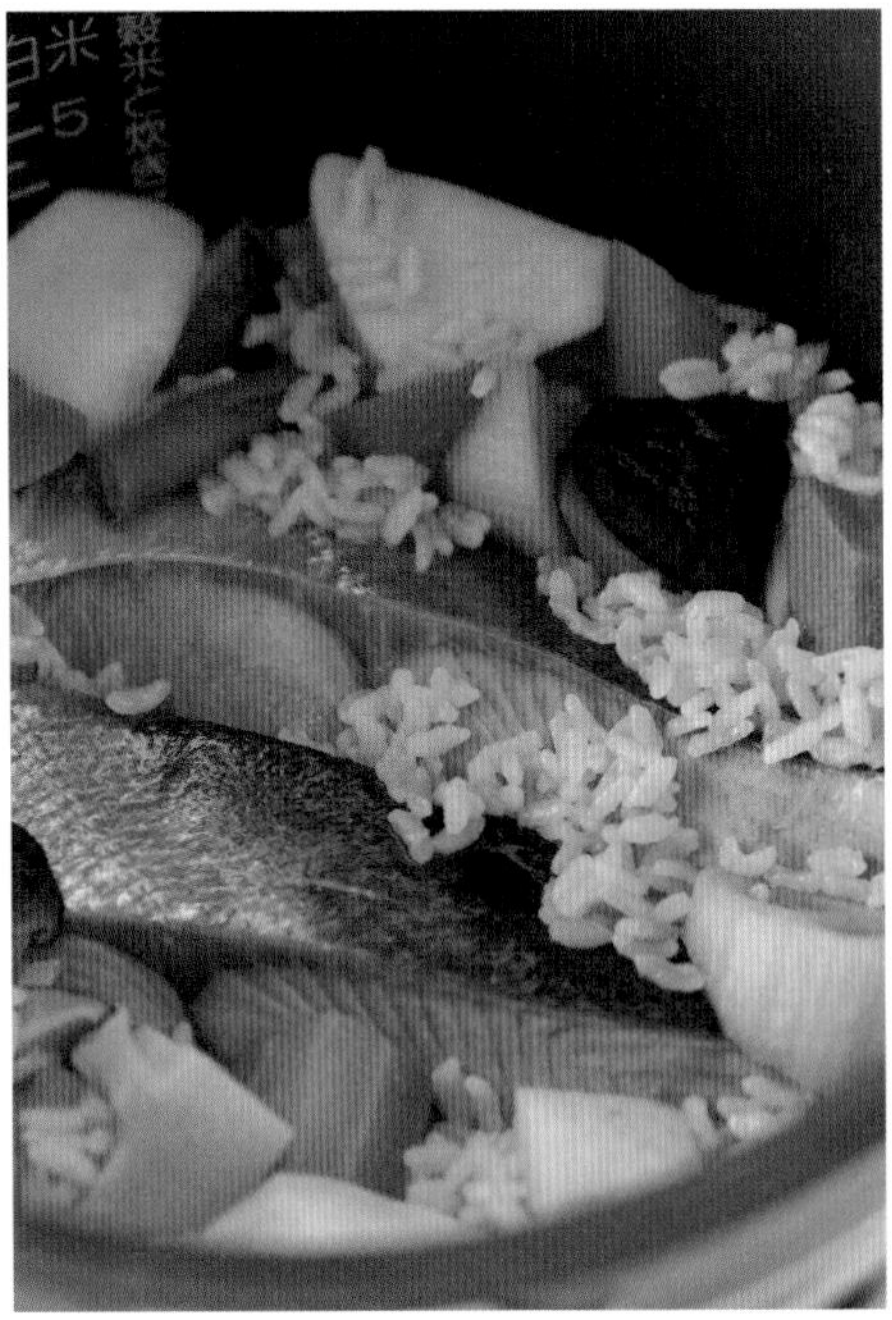

「鮭と根菜の炊き込みごはん」

炊飯器をあけたときの景色は、なかなかの見ごたえ。
鮭の香り高く、根菜もごろごろと。食物繊維が豊富です。

材料（4人分）

米――2合
甘塩鮭――2切れ
冷凍根菜ミックス――200g
だし――360mℓ
A　しょうゆ、みりん――各大さじ1½
しそ――4枚

作り方

1 米は洗ってざるにあげる。
2 しそはせん切りにする。
3 炊飯器に、米、だし、Aを入れてさっと混ぜる。
4 鮭、冷凍根菜ミックスをのせて炊飯する。全体を混ぜて器に盛り、2のしそをのせる。

Point
炊けたら鮭を取り出し、ほぐしてから炊飯器に戻します。ほぐすときに小骨を取り除きましょう。

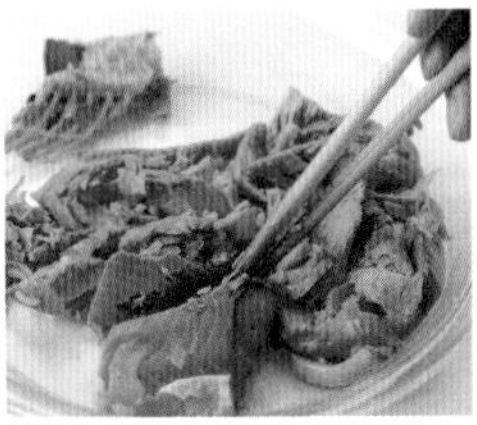

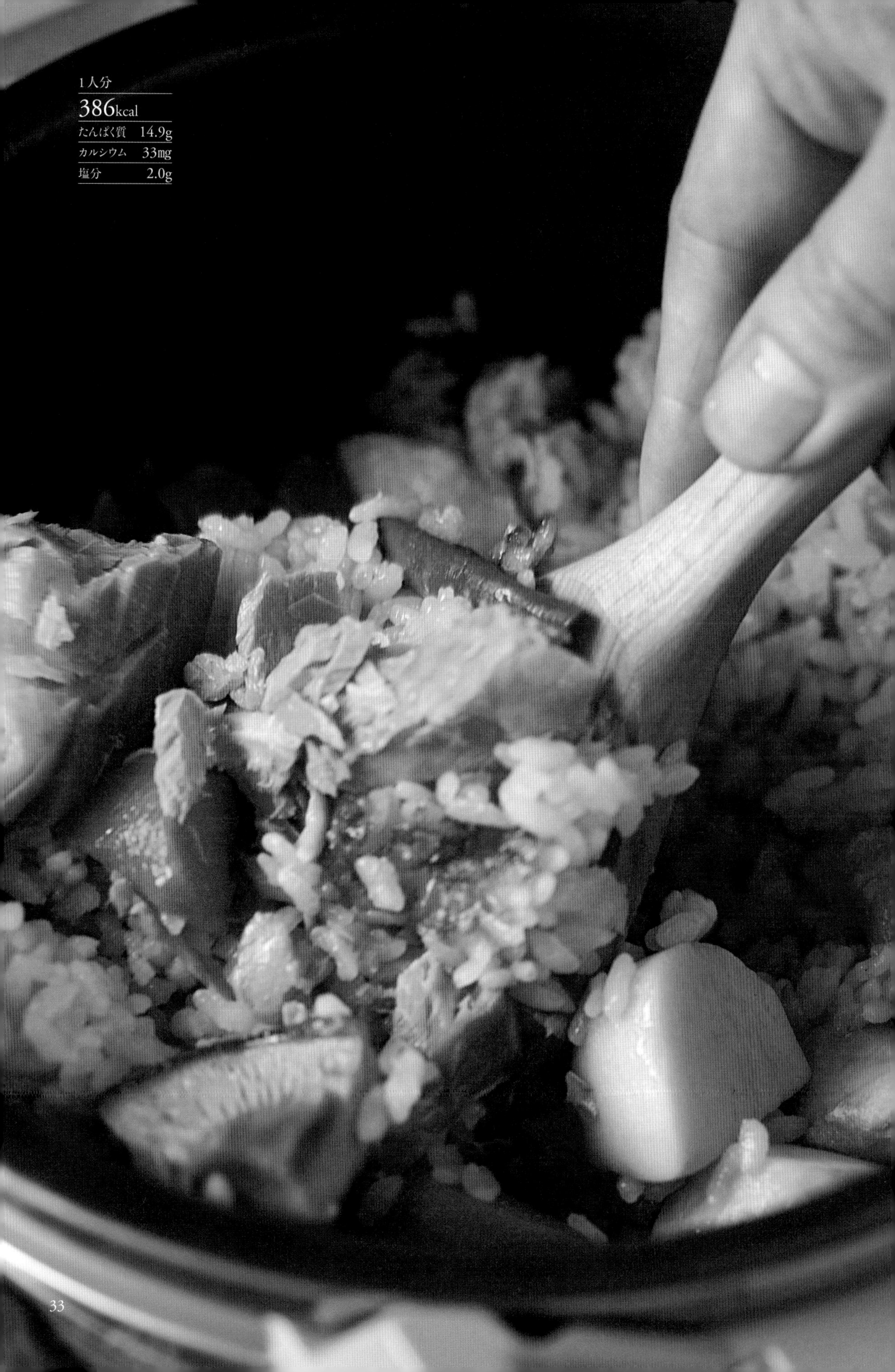

1人分

386kcal

たんぱく質	14.9g
カルシウム	33mg
塩分	2.0g

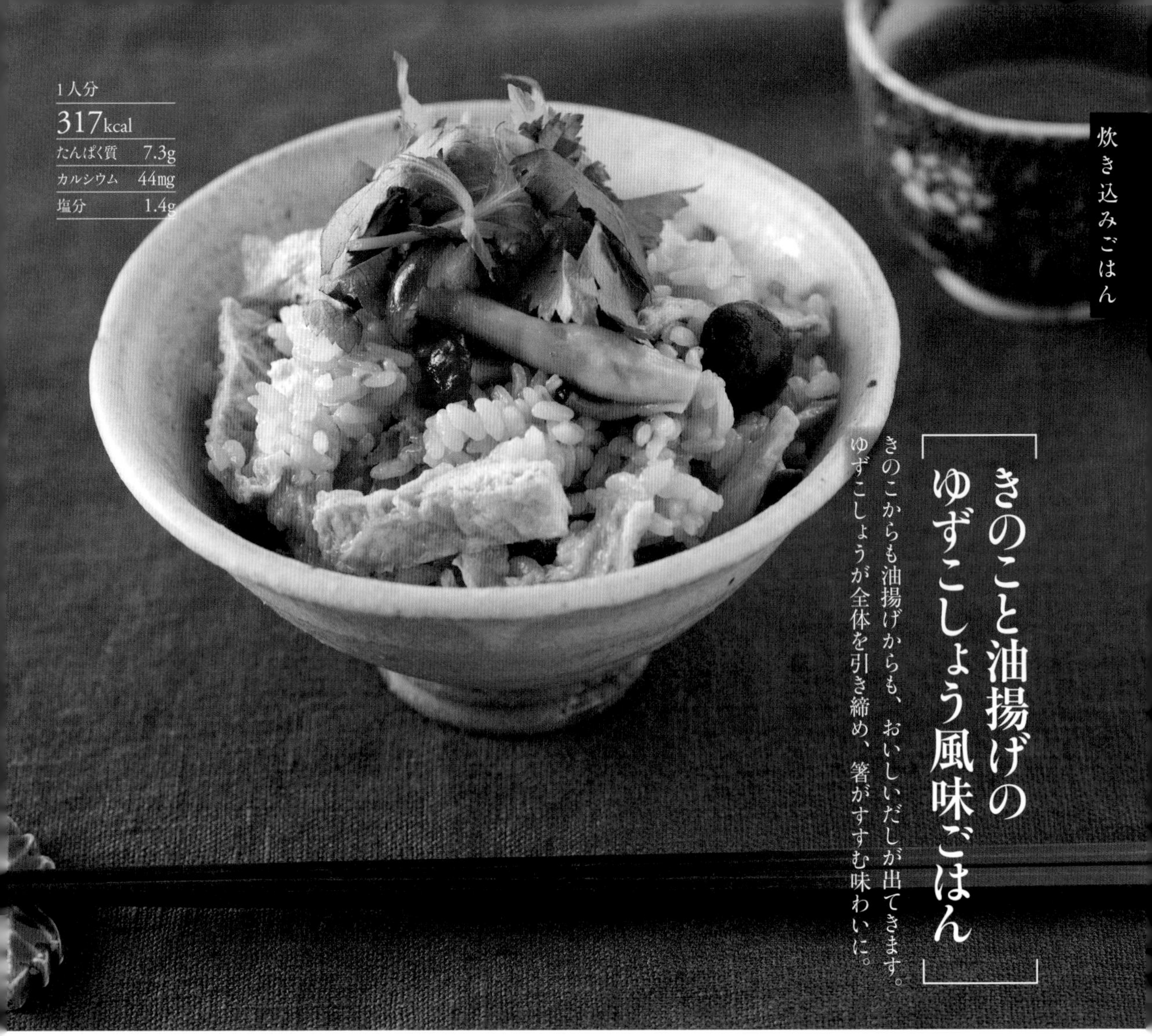

1人分
317kcal
たんぱく質 7.3g
カルシウム 44mg
塩分 1.4g

「きのこと油揚げのゆずこしょう風味ごはん」

きのこからも油揚げからも、おいしいだしが出てきます。ゆずこしょうが全体を引き締め、箸がすすむ味わいに。

材料（4人分）

米——2合
油揚げ——2枚
しめじ——1パック
だし——360mℓ
A［ゆずこしょう——小さじ1
　しょうゆ、みりん——各大さじ1½
三つ葉——½束

作り方

1 米は洗ってざるにあげる。
2 油揚げは短冊切りにして、Aをなじませる。
3 しめじは石づきを取ってほぐす。三つ葉はざく切りにする。
4 炊飯器に米、だしを入れ、しめじをまんべんなく広げ、さらに2の油揚げをのせて炊飯する。
5 炊き上がったら三つ葉を添える。

Point
ゆずこしょうは唐辛子、ゆず、塩を合わせ、発酵させた調味料。辛味が苦手な人は、ゆずこしょうの量を減らし、塩少々で味を調えてください。

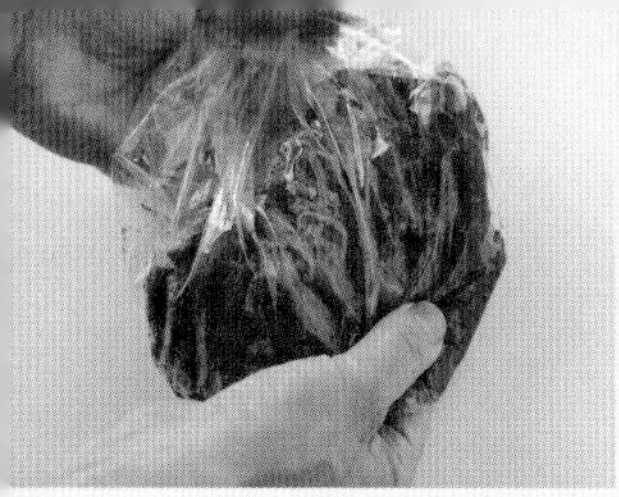

［焼き肉ごはん］

味つけは焼肉のたれを使うことで、たくさんの調味料を使わずに済むので時短です。

材料（4人分）

米 —— 2合
牛切り落とし肉 —— 150g
豆もやし —— 100g
焼き肉のたれ —— 大さじ3
塩 —— 小さじ¼
にら —— 4本
キムチ —— 80g
温泉卵（→P120）—— 4個

作り方

1 米は洗ってざるにあげる。

2 牛肉に焼き肉のたれ大さじ1をもみこむ。

3 にらは2～3㎝長さに切る。キムチはざく切り。

4 炊飯器に米、焼き肉のたれ大さじ2、塩を入れ、2合の目盛りまで水を入れてさっと混ぜる。豆もやしを広げてのせ、さらに2の牛肉をまんべんなくのせて炊飯する。

5 炊き上がったら、にらを加えて全体を混ぜ、キムチを添える。温泉卵（→P120）をのせても。

Point
食品保存袋に牛肉と焼肉のたれを入れ、袋の上からもむようにすると、手を汚さず便利です。

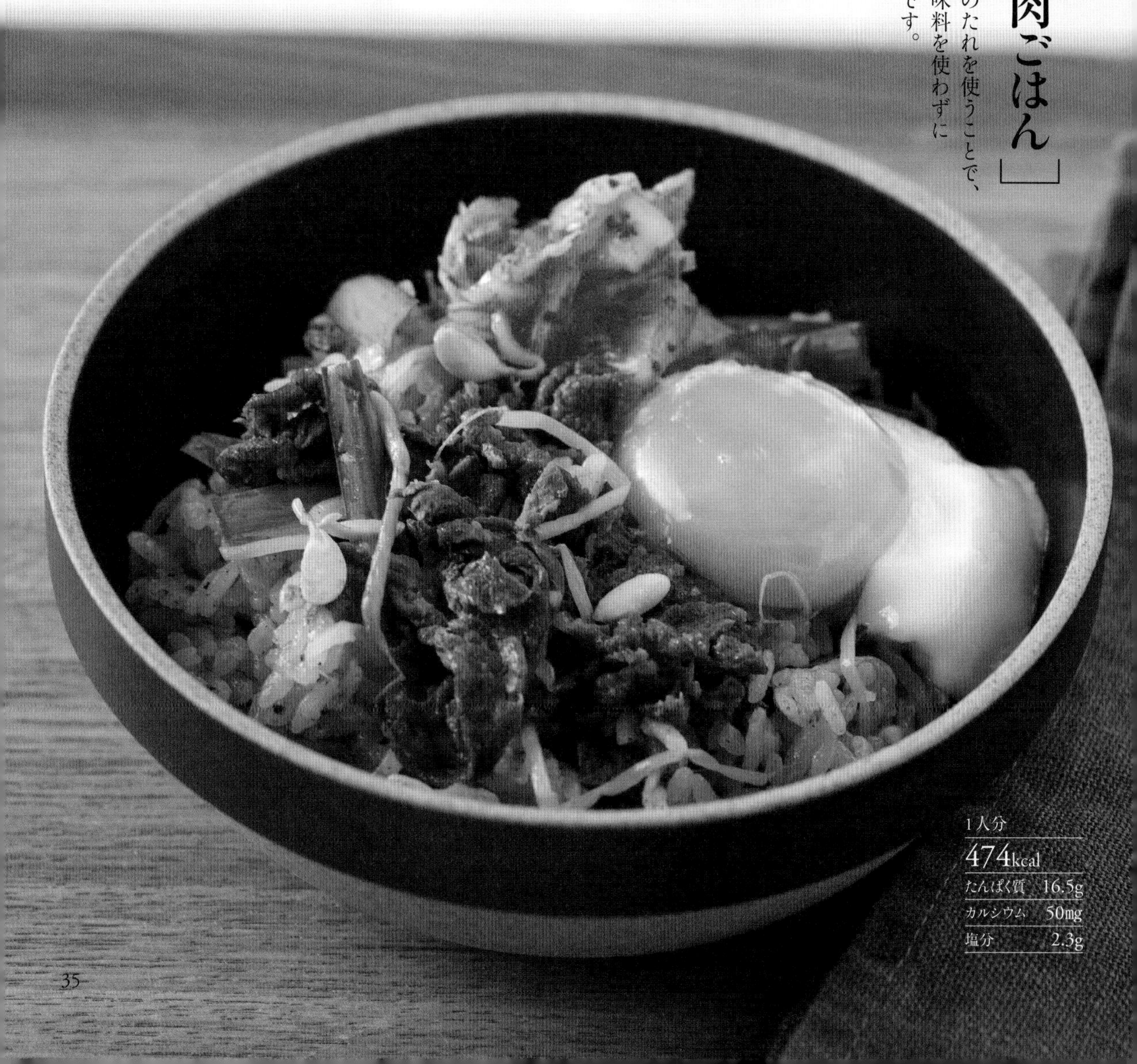

1人分	
474kcal	
たんぱく質	16.5g
カルシウム	50mg
塩分	2.3g

［シーフードピラフ］

炊飯時の水のかわりに、トマトジュースを入れて炊き込みます。冷凍シーフードミックスで具だくさんに。

1人分	
348kcal	
たんぱく質	9.1g
カルシウム	26mg
塩分	1.2g

材料（4人分）

米――2合
冷凍シーフードミックス――150g
玉ねぎ――¼個
ピーマン――2個
バター――大さじ2（24g）
トマトジュース（無塩）――360mℓ
顆粒コンソメ――小さじ1
塩――小さじ¼
粗びきこしょう――少々

Point

● 冷凍シーフードミックスは、炊飯中に解凍されるので、凍ったまま炊飯器に入れて炊き込みます。解凍して炊くと固くなってしまいます。
● ボリュームアップしたいときは、ゆで卵や目玉焼きを添えましょう。

❶
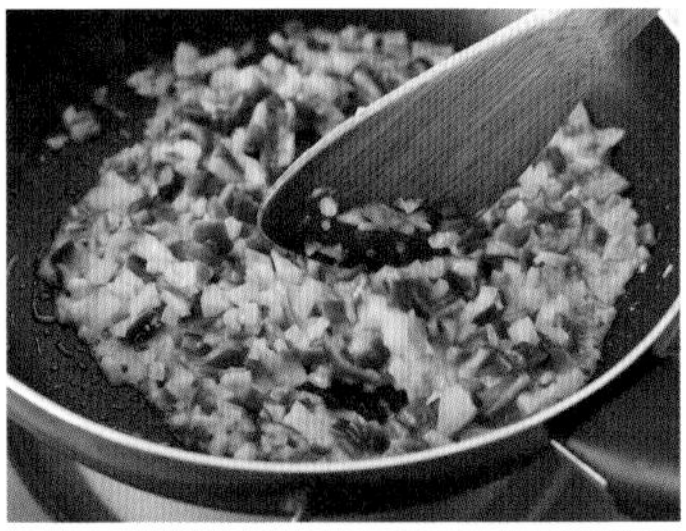
❷
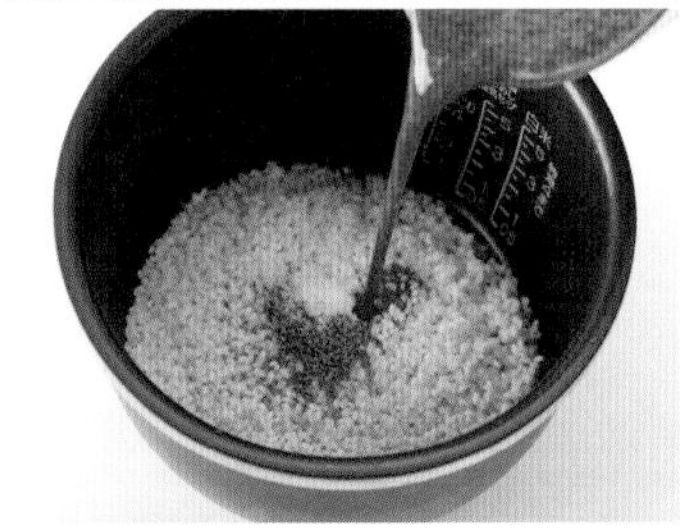
❸
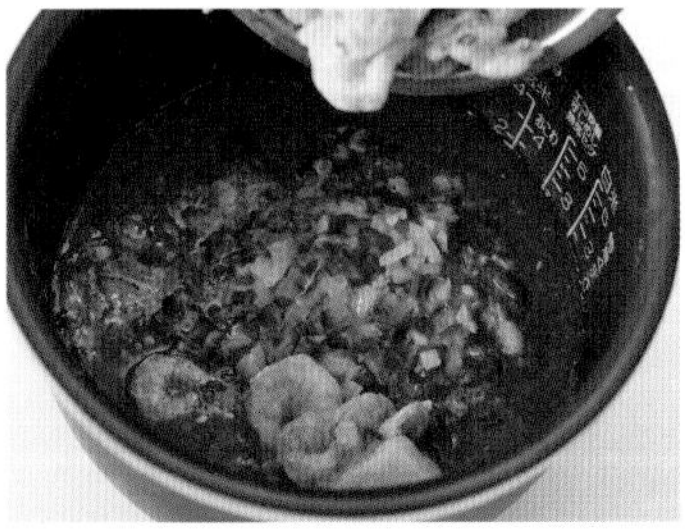

作り方

1 米は洗ってざるにあげる。
2 玉ねぎはみじん切り、ピーマンは大きめのみじん切りにする。
3 フライパンにバターを中火で熱し、玉ねぎ、ピーマンを炒める（写真❶）。
4 炊飯器に、米、コンソメ、塩、トマトジュース（写真❷）を入れてさっと混ぜ、3、凍ったままのシーフードミックス（写真❸）をまんべんなくのせて炊く。
5 炊き上がったら全体を混ぜ、器に盛り、粗びきこしょうをふる。

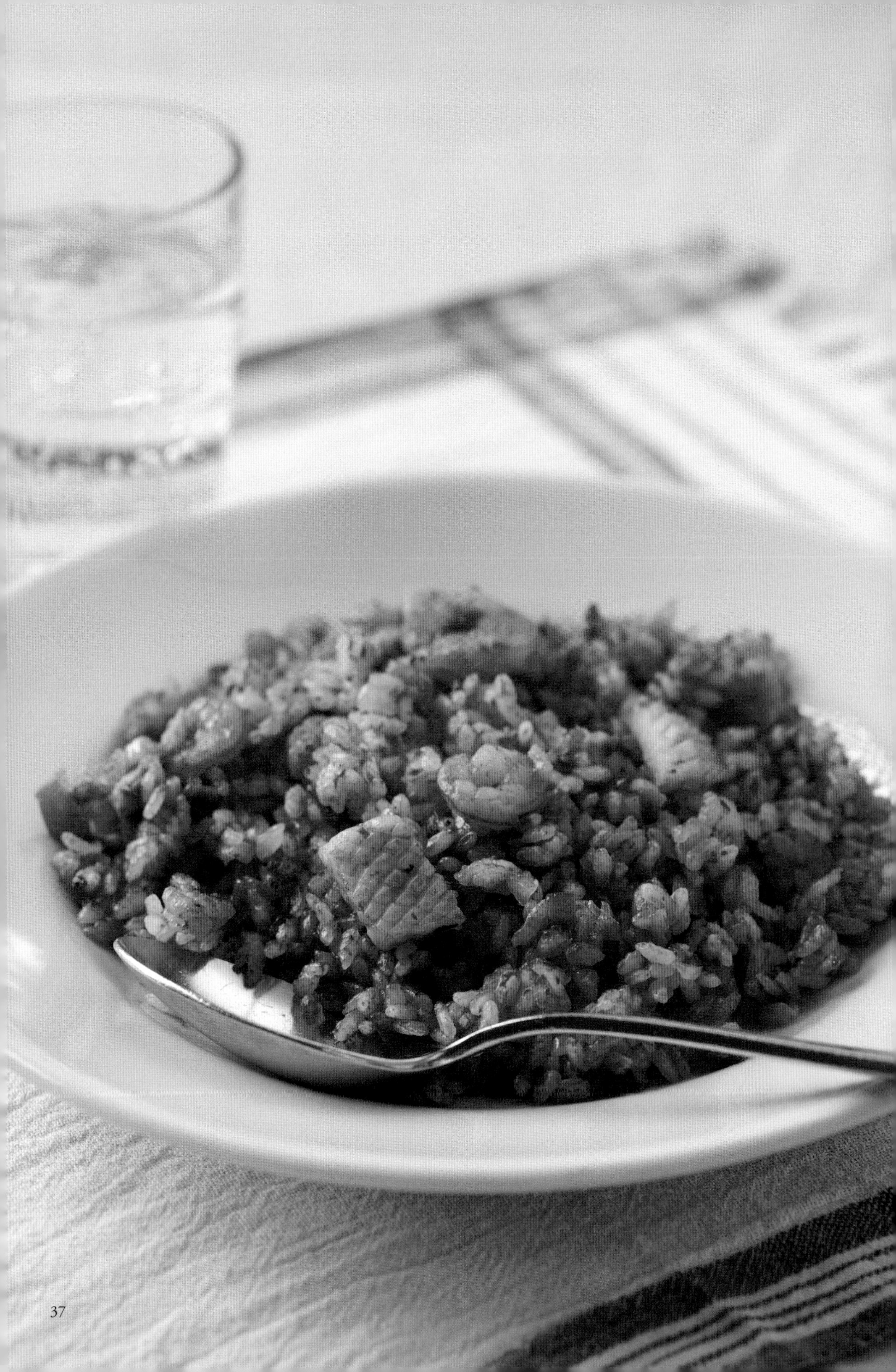

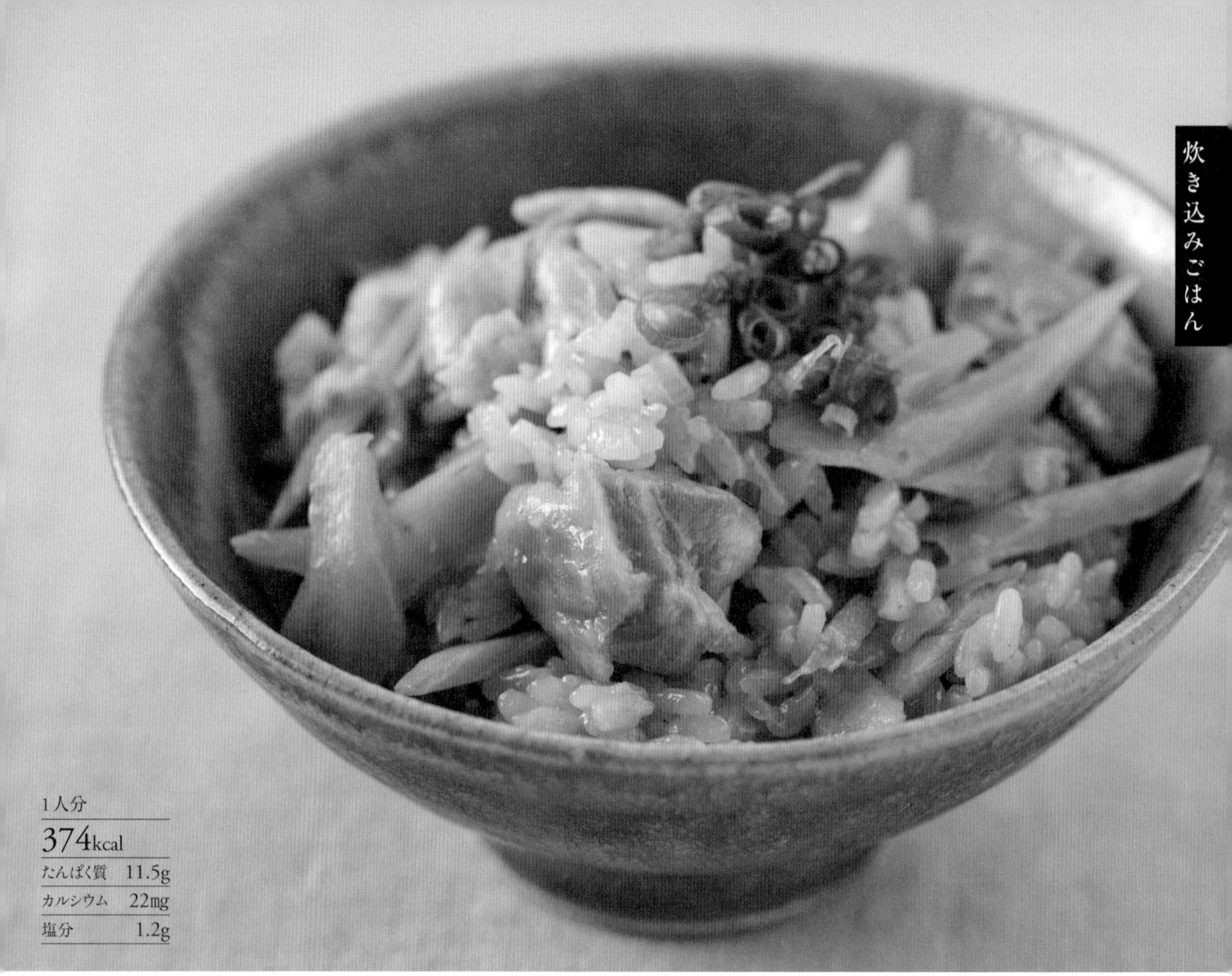

1人分

374kcal	
たんぱく質	11.5g
カルシウム	22mg
塩分	1.2g

鶏肉の中華風おこわ

もち米を使うおこわは腹持ちもよく、おにぎりにして冷凍しておくと、ちょこっと食べたいときにも便利。

材料（4人分）

米、もち米――各1合
鶏こま切れ肉――150g
冷凍ささがきごぼう――100g
A［オイスターソース、しょうゆ、酒――各大さじ1
　ごま油――小さじ2
水――360mℓ
小ねぎ――2本

作り方

1 米ともち米は一緒に洗ってざるにあげる。
2 鶏肉にAをもみこむ。
3 小ねぎは小口切りにする。
4 炊飯器に米、もち米を入れ、水を加える。冷凍ささがきごぼう、2の鶏肉をまんべんなくのせて炊飯する。
5 炊き上がったら器に盛り、小ねぎをふる。

Point
牡蛎《かき》が原料のオイスターソースは、しょうゆや砂糖では出せない独特の甘味やコク、旨味があり、常備しておくと重宝します。

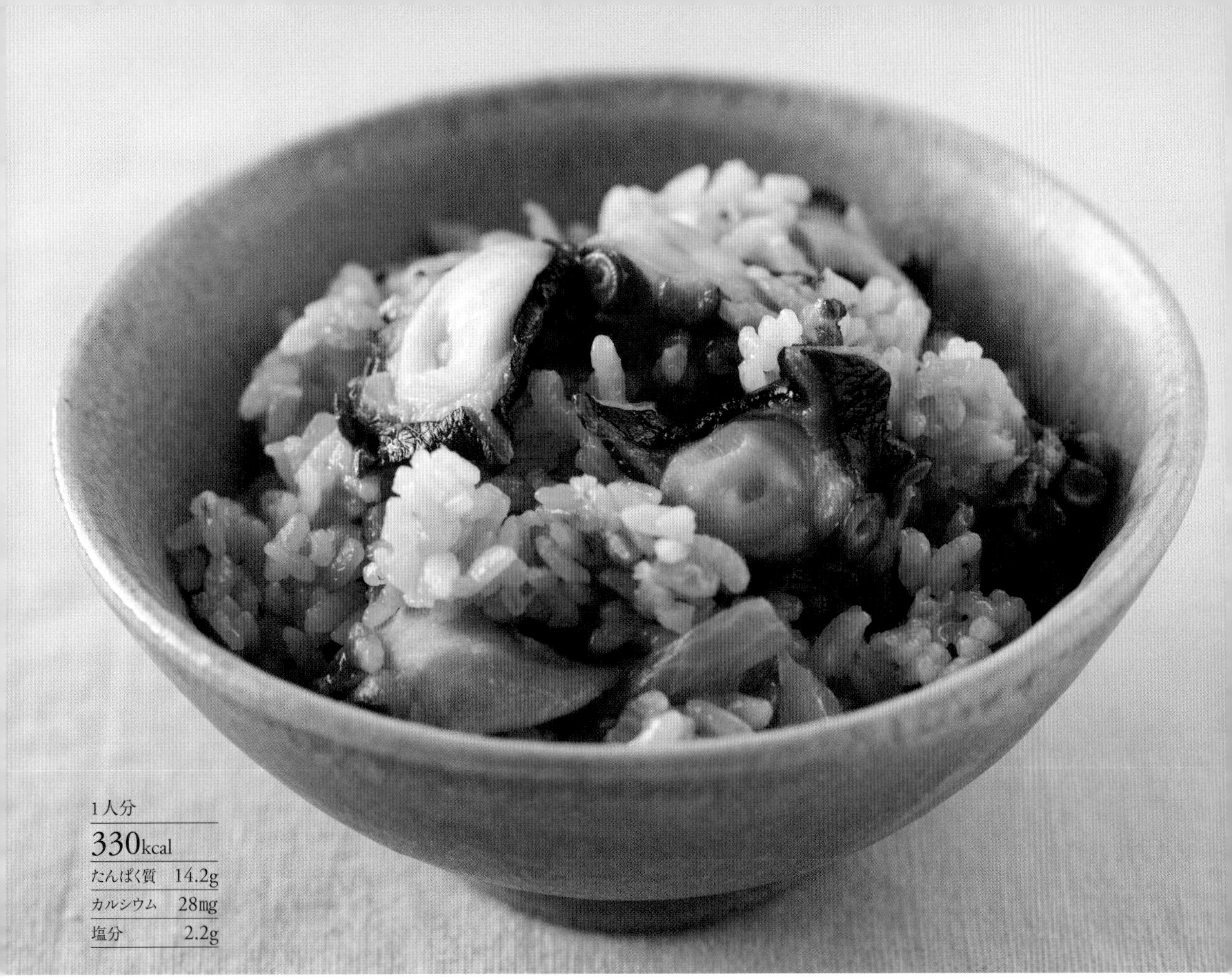

1人分
330kcal
たんぱく質　14.2g
カルシウム　28mg
塩分　2.2g

たこと大根の梅風味炊き込みごはん

スーパーでパック詰めされた手軽に使えるゆでだこ。あわせて炊いた大根には、たこのうま味がしみています。たこをやわらかくする梅干しを入れて、さっぱりと炊き上げます。

材料（4人分）

米――2合
ゆでだこ――250g
大根――100g
梅干し――2個
だし――360mℓ
A［しょうゆ、みりん――各大さじ1

作り方

1 米は洗ってざるにあげる。
2 大根はせん切りにする。梅干しは種をとって果肉をほぐす。
3 ゆでだこはそぎ切りにする。
4 炊飯器に米、だし、Aを入れてさっと混ぜる。たこ、大根、梅干しをのせて炊飯する。
5 炊き上がったら全体を混ぜる。

Point
●ゆでだこは、繊維を切るように斜めにそぎ切りにすると、やわらかく炊けます。
●たこのかわりに、鶏もも肉や魚肉ソーセージにしてもおいしい。

お手軽で具だくさん麺&パンメニュー

ごはん同様、具だくさんの主食は、栄養バランスに優れています。肉か魚などのたんぱく質源と、野菜を組み合わせるのが基本。缶詰や冷凍食材を上手に使って、調理の時短につなげます。

「さば缶とブロッコリーのスパゲティ」

缶詰を使うことで、魚を焼く手間が省けます。細かくほぐさず、粗くくずす程度に。にんにくとアンチョビーをきかせます。

1人分	
566kcal	
たんぱく質	28.1g
カルシウム	292mg
塩分	2.4g

材料(2人分)

さば缶(水煮)――1缶(190~200g)
にんにく――小1かけ
冷凍ブロッコリー――100g
ミニトマト――6個
アンチョビーペースト――小さじ½
スパゲティ――150g
オリーブ油――大さじ2

作り方

1 にんにくはみじん切りにする。

2 鍋で湯を沸かし、塩を加え(湯の1%)、スパゲティをゆでる。スパゲティのゆで時間の1分前に冷凍ブロッコリーを加えて、一緒にゆで上げる。ゆで汁はとっておく。

3 フライパンにオリーブ油、1のにんにくを弱火で熱し、香りが立ったら、さば缶、ミニトマト、アンチョビーペーストを入れ、スパゲティのゆで汁を玉じゃくし2杯分加える。

4 3に2を加えて和える。

Point
3でゆで汁を加えることで、オリーブ油と乳化してスパゲティによりからみやすくなります。

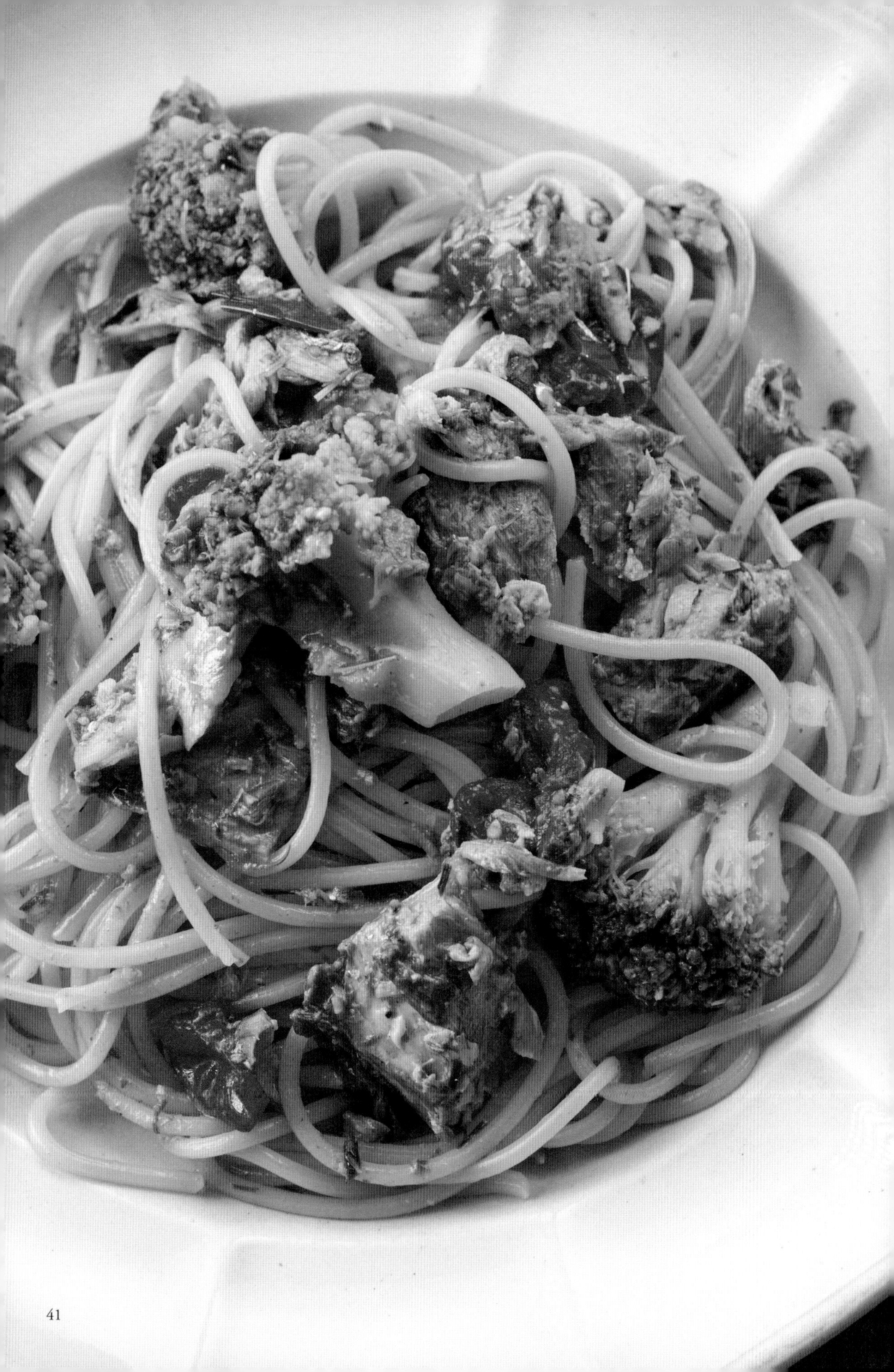

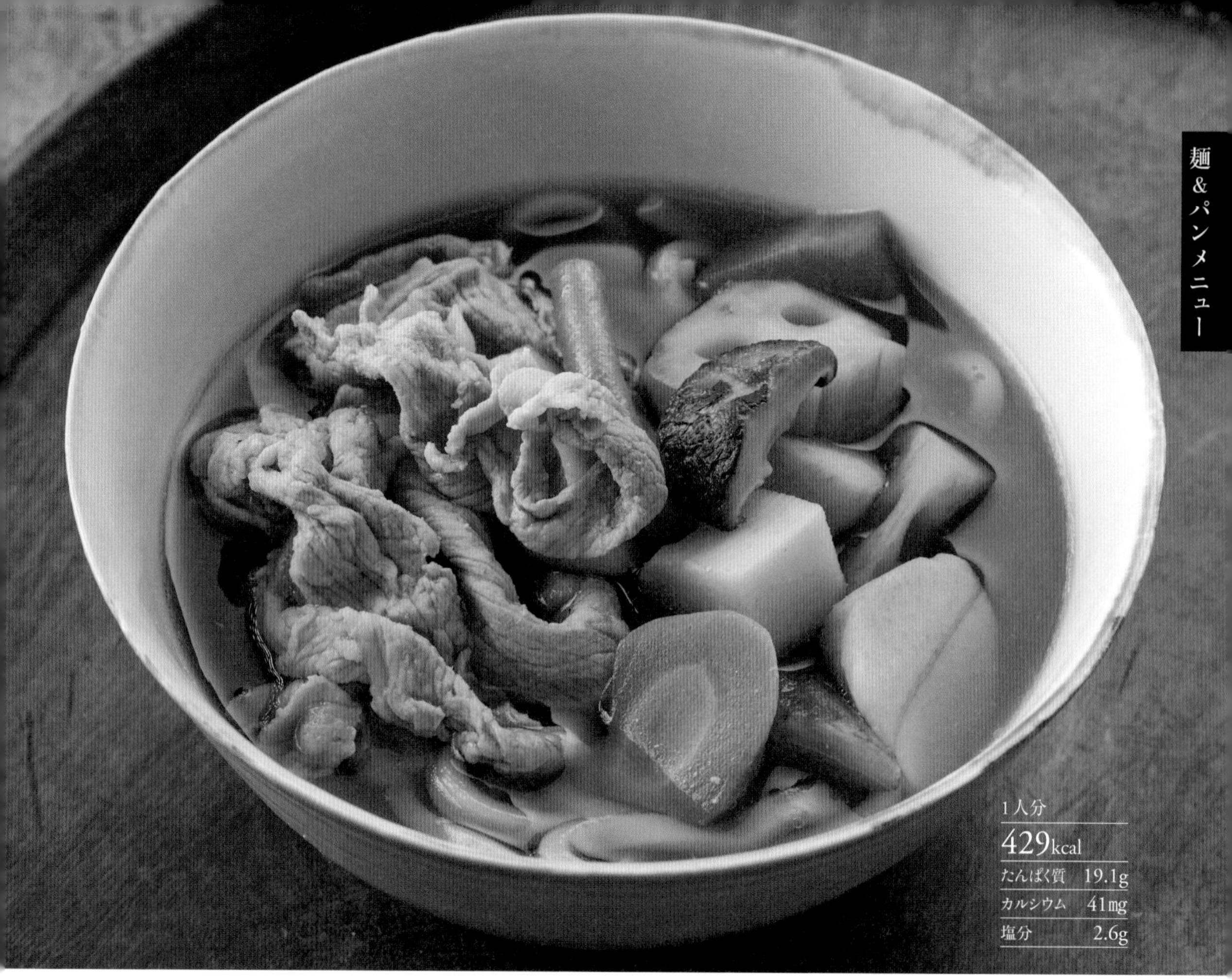

1人分
429kcal
たんぱく質　19.1g
カルシウム　41mg
塩分　2.6g

豚根菜うどん

めんつゆ、冷凍根菜ミックスを使うと、あっという間にできあがります。

材料（2人分）

冷凍根菜ミックス —— 150g
豚こま切れ肉 —— 150g
冷凍うどん —— 2玉
A ［めんつゆ（3倍濃縮）—— ½カップ
　 水 —— 3½カップ

作り方

1 鍋にAを入れて温め、煮立ったら冷凍根菜ミックス、豚こま切れ肉を入れる。
2 肉の色が変わったら、うどんを加えて袋の表示どおり煮る。

Point

● 冷凍のうどんは、常備しておくと重宝な食材です。
● 豚肉を鶏もも肉に代えても。

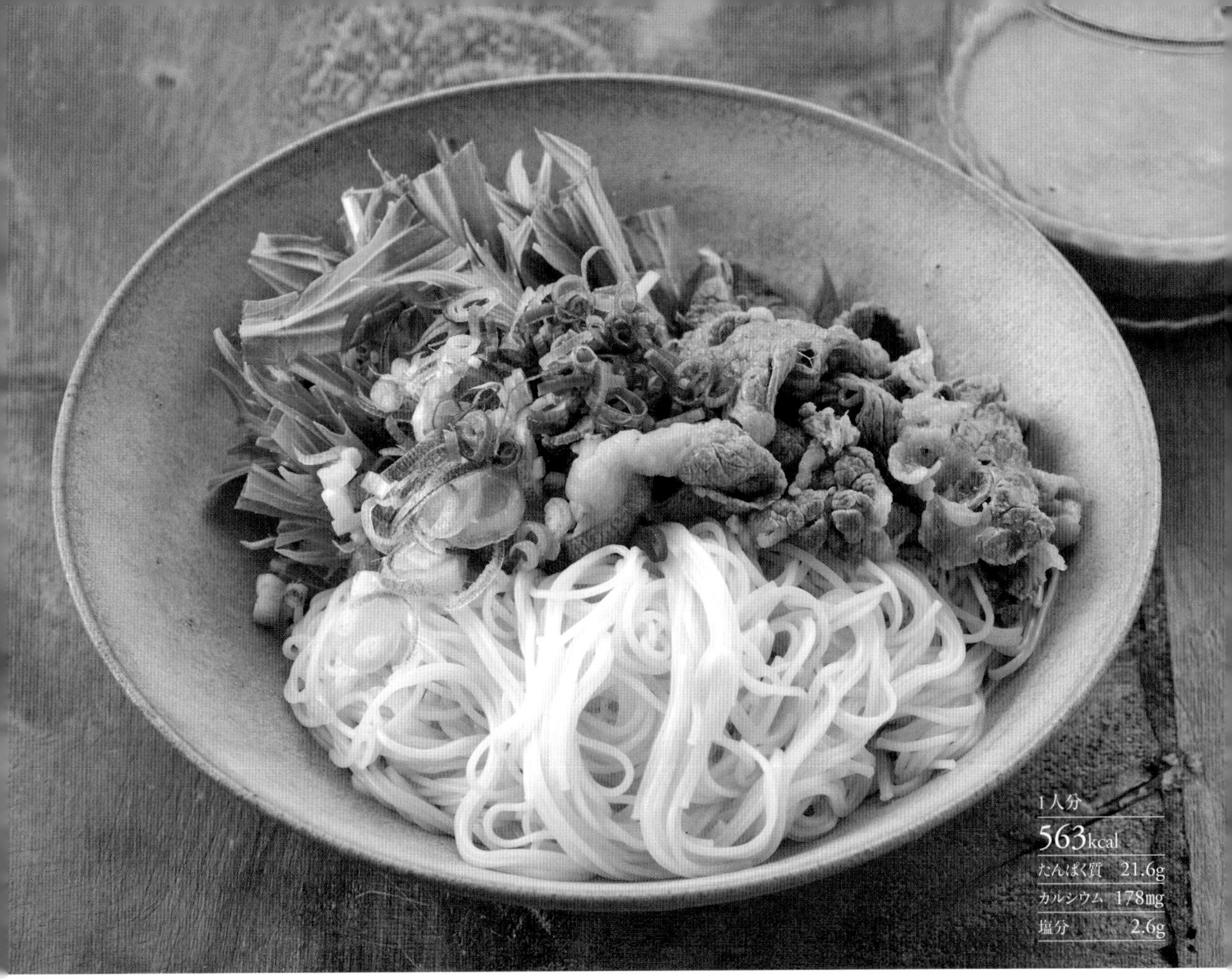

1人分
563kcal
たんぱく質 21.6g
カルシウム 178mg
塩分 2.6g

［牛しゃぶ薬味そうめん］

そうめんも常備しておくと便利な食材です。のどごしがよい麺を、具だくさんでいただきます。豚肉に代えてもおいしい。

材料（2人分）

牛しゃぶしゃぶ用肉（または切り落とし肉）――150g
そうめん――3束
水菜（市販カット水菜でもOK）――1株（50g）
みょうが――2個
小ねぎ――適量
〈ごまだれ〉
ポン酢しょうゆ――大さじ4
練りごま――大さじ2

作り方

1 水菜はざく切り、みょうがと小ねぎは小口切りにする。ごまだれの材料を混ぜる。
2 そうめんをゆで、めんをざるにあげる。残った湯で牛肉をゆでる。
3 そうめん、牛肉、水菜、1の野菜を盛り合わせ、ごまだれをかけ、和えて食べる。

Point
牛肉は、そうめんのゆで汁でゆでます。新しく湯を沸かさなくてOK。1枚ずつ湯にくぐらせて、色が変わったら引き上げます。

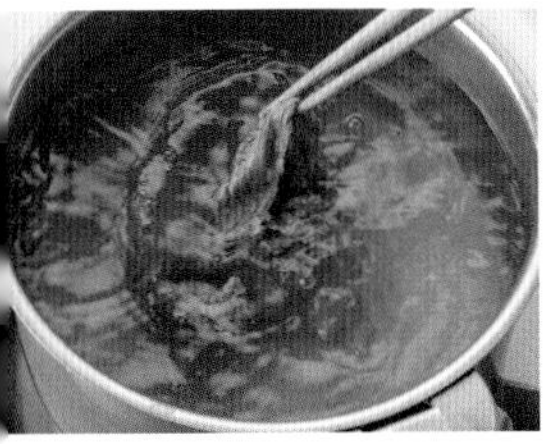

シーフードあんかけ焼きそば

麺はフライパンで少し色づくまで焼きつけると、香ばしくいただけます。冷凍食材を活用して、ささっと作ります。

1人分
430kcal
たんぱく質 16.8g
カルシウム 58mg
塩分 2.5g

材料（2人分）

焼きそば——2玉
植物油——大さじ2
冷凍シーフードミックス——150g
炒め野菜ミックス——1袋（200g）
A
鶏ガラスープの素——大さじ½
水——1カップ
片栗粉——小さじ2
塩、こしょう——各少々

❶
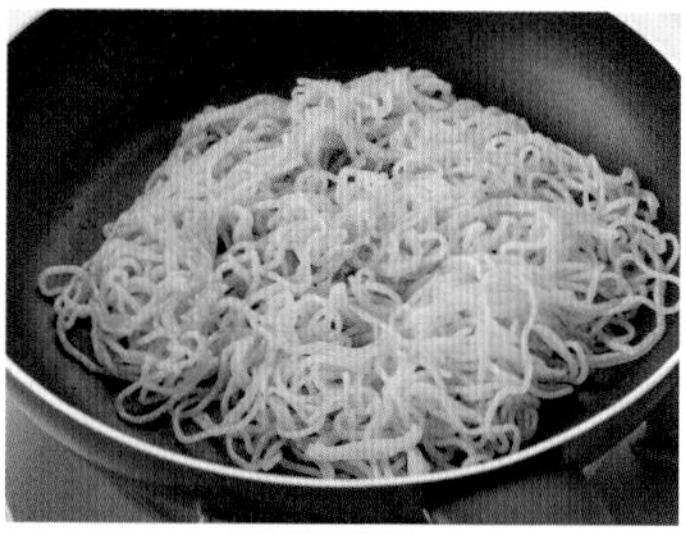
❷
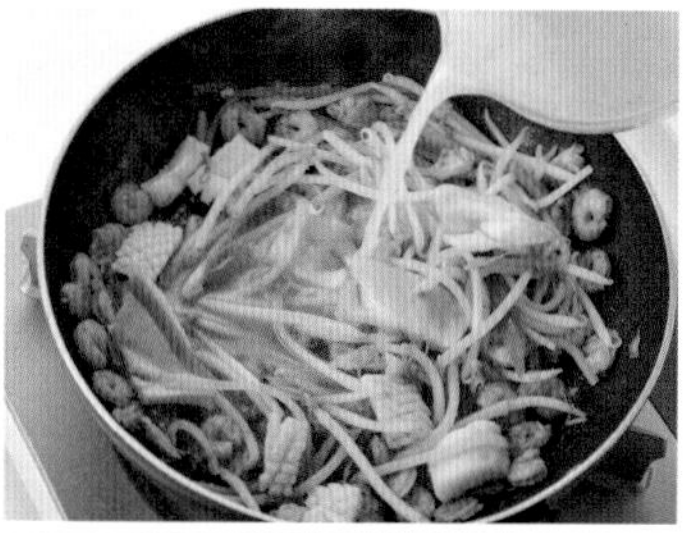
❸
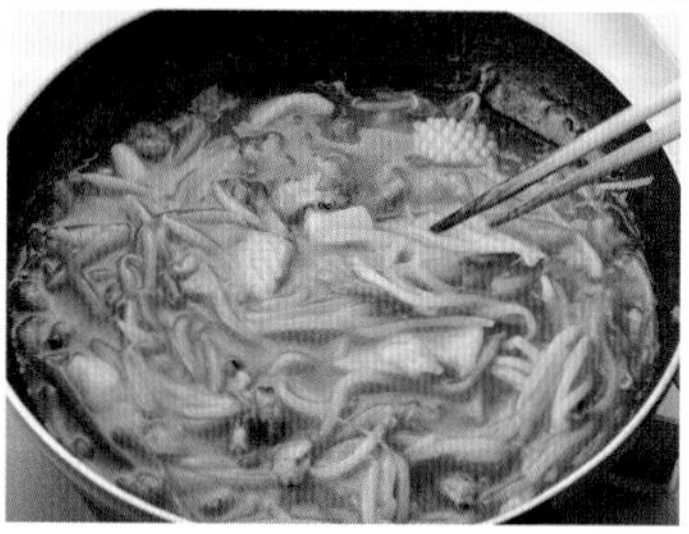

作り方

1 冷凍シーフードミックスは解凍しておく。Aはよく混ぜる。
2 焼きそばは袋の口をあけ、電子レンジで2分加熱する。
3 フライパンに油の半量を入れ、焼きそばをほぐしながら入れて焼きつけ（写真❶）、皿に取りだす。
4 同じフライパンに残りの油を熱し、炒め野菜ミックス、1のシーフードミックスを入れて炒める。
5 火が通ったらAを加え（写真❷）、とろみがついたら（写真❸）3の焼きそばにかける。

Point
短時間で炒めて仕上げるので、冷凍シーフードミックスはあらかじめ解凍しておきます。

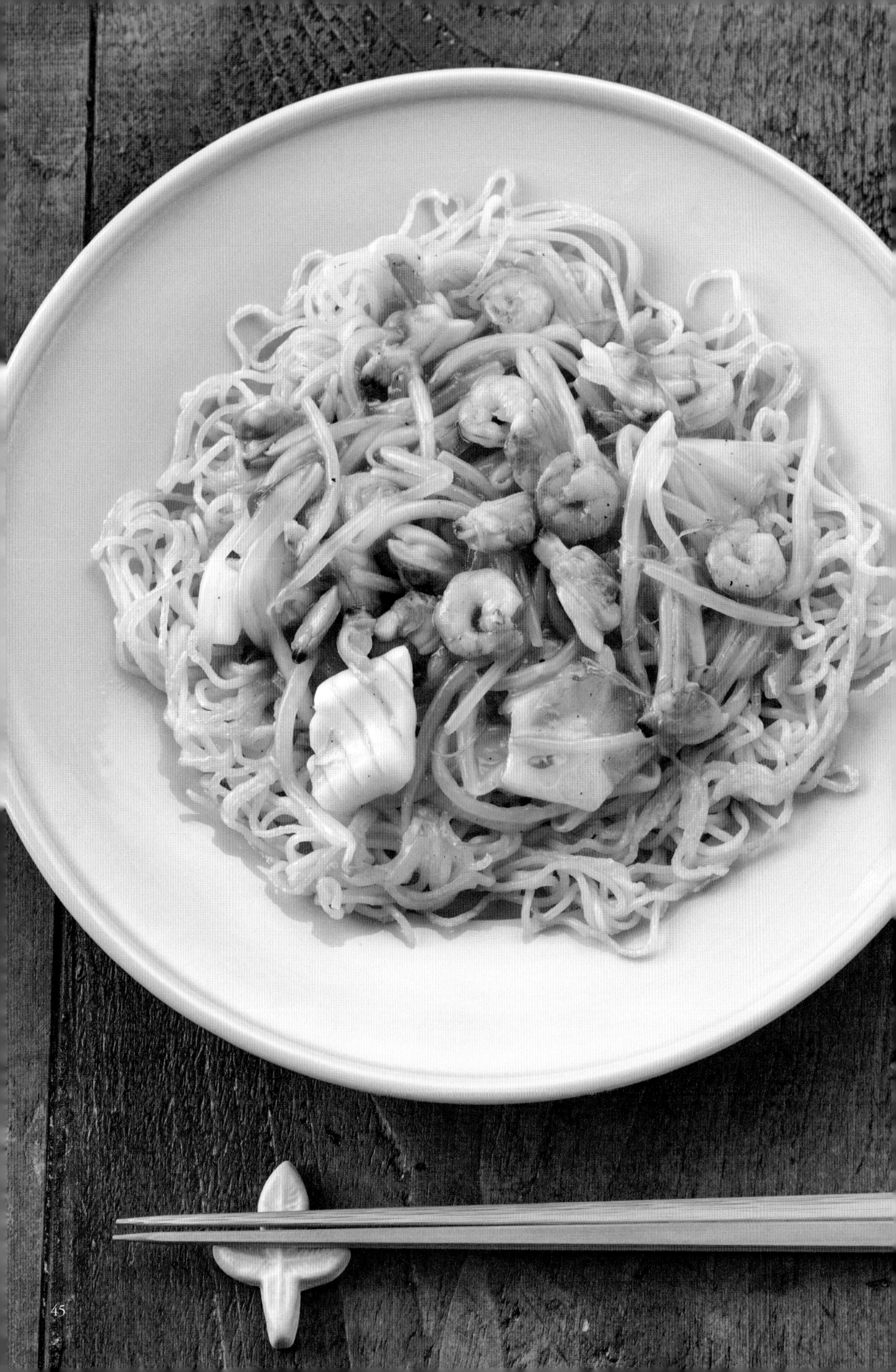

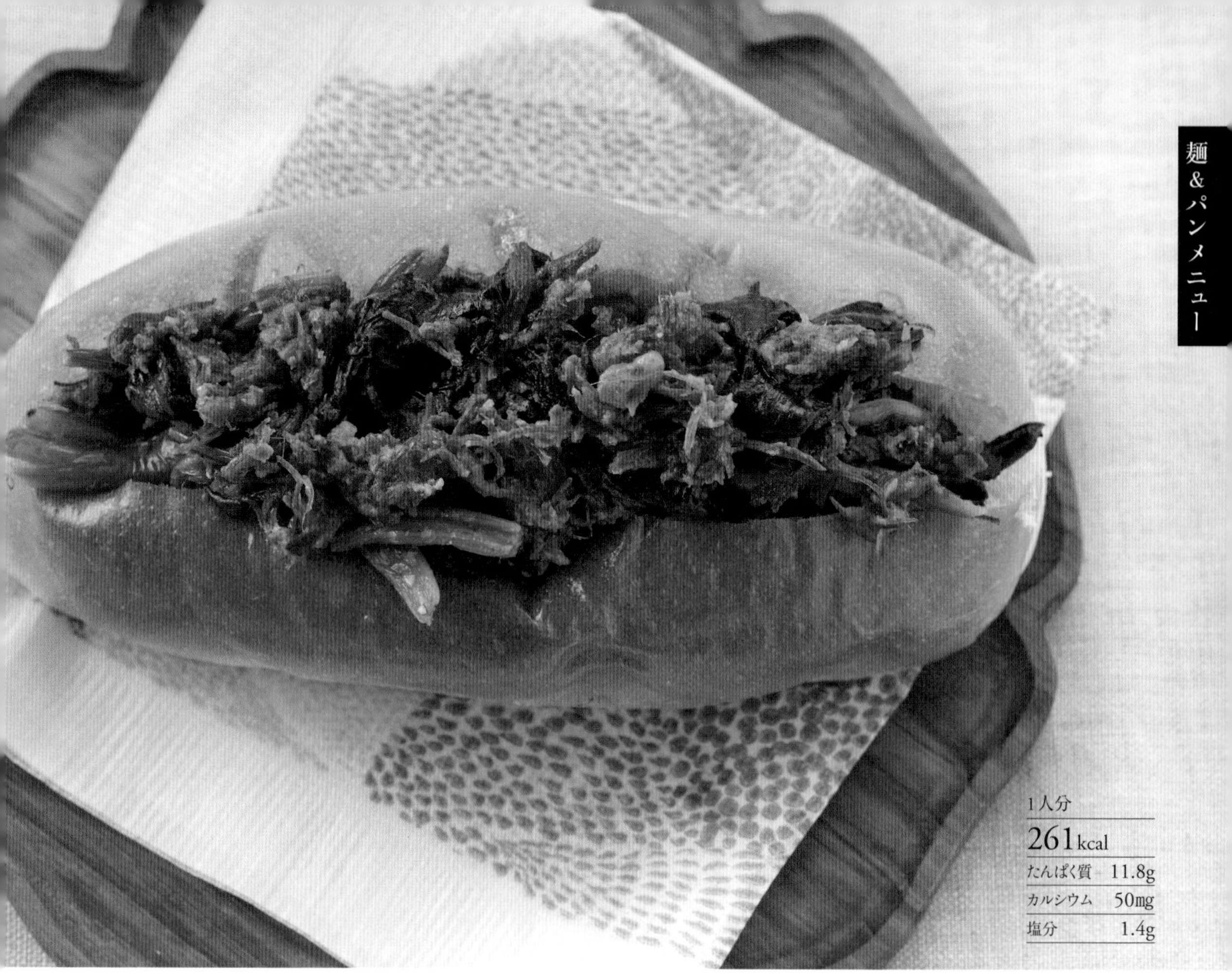

1人分
261kcal
たんぱく質 11.8g
カルシウム 50mg
塩分 1.4g

［コンビーフとほうれん草のドッグサンド］

小ぶりのパンは、小腹がすいたときにもぴったり。

材料（2人分）

コンビーフ —— 1パック（80g）
冷凍ほうれん草 —— 100g
ドッグパン —— 2本（100g）
オリーブ油 —— 小さじ1
バター —— 小さじ2（8g）
粗びきこしょう —— 少々

作り方

1 ドッグパンに切れ目を入れ、アルミホイルに包んでオーブントースターで8〜10分温め、バターをぬる。

2 フライパンにオリーブ油を熱し、コンビーフを炒め、冷凍ほうれん草を加えてさらに炒め合わせる。

3 粗びきこしょうをふり、1のパンでサンドする。

Point
パンにはバターをぬっておきます。水分をはじくので、水っぽくならずにすみます。

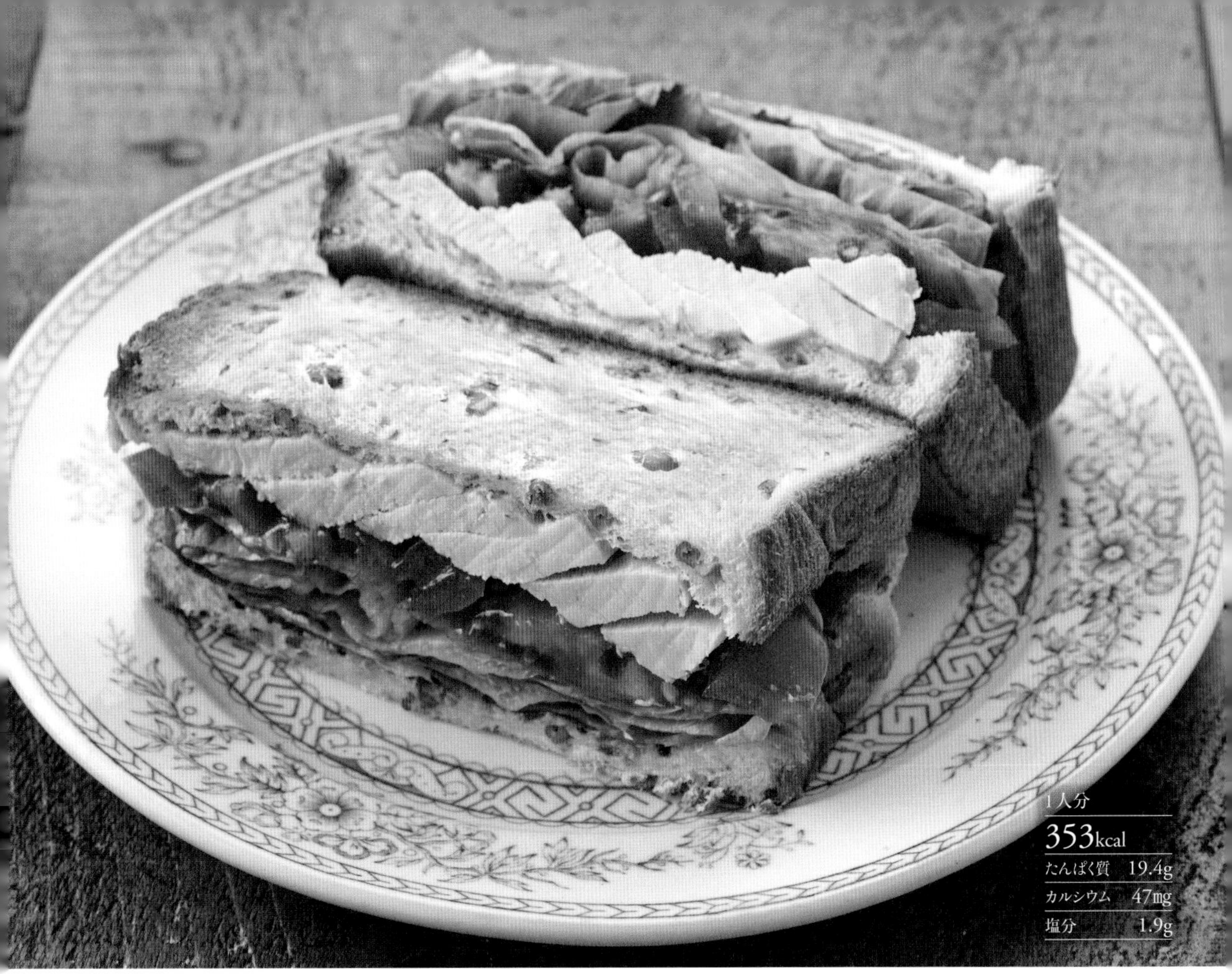
1人分
353kcal
たんぱく質 19.4g
カルシウム 47mg
塩分 1.9g

［C・L・Tサンド］

市販のサラダチキンを使って、しっかり食べられるサンドイッチに仕立てます。

材料（2人分）
ライ麦パン（8枚切り）――4枚
バター、粒マスタード――各小さじ2
サラダチキン――1枚
レタス――大4枚
トマト――1個

作り方

1 レタスは折りたたむ。トマトは輪切りにし、水気をきる。サラダチキンはそぎ切りにする。

2 パンはトースターなどで焼いて、バター、粒マスタードをぬる。

3 2のパンに、サラダチキン（C）、レタス（L）、トマト（T）をのせ、サンドする。

Point
洗ったレタスは、キッチンペーパーではさむなどで、水気をしっかりきりましょう。ちぎるよりも半分、¼と、折りたたんだほうがパンにはさみやすいです。

包んで焼くだけのホイル焼き

アルミホイルに具材を並べて包み、加熱するだけ。調理後の洗い物も少なくてすみます。包み焼きはその手軽さや、後片付けのラクな点も大きな特長ですが、蒸し焼きすることで食材からあふれ出る、旨味と栄養たっぷりの汁こそがごちそうです。ごはんやパンにつけて、あますことなく楽しんで。

えびとブロッコリーのカレーマヨ焼き

えびのだしと風味が、カレーマヨに溶け込んで。パンをひたして、ソースも存分に味わいたい。

1人分	
168kcal	
たんぱく質	15.2g
カルシウム	80mg
塩分	1.3g

材料（2人分）

むきえび――150g
ブロッコリー――120g（8房）
マッシュルーム――4個
A
カレー粉――小さじ½
マヨネーズ――大さじ2
しょうゆ――小さじ2

作り方

1 ブロッコリーは小房に分ける。マッシュルームは半分に切る。

2 むきえびは背中に切れ目を入れ、背わたを取る。Aを混ぜる。

3 アルミホイルに、ブロッコリー、マッシュルーム、えびの順にのせる。Aをまわしかけて口を閉じる。

4 魚焼きグリルなら中火で8～9分、トースターなら10～12分焼く。

Point

むきえびの背わたは生臭いので、取り除いてから使います。スーパーなどでは、あらかじめ背わたを取り除いて売られていることもあります。

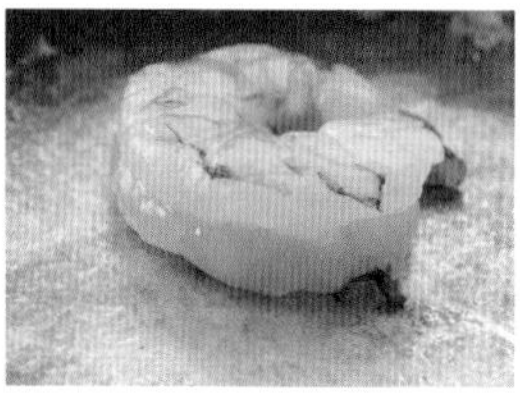

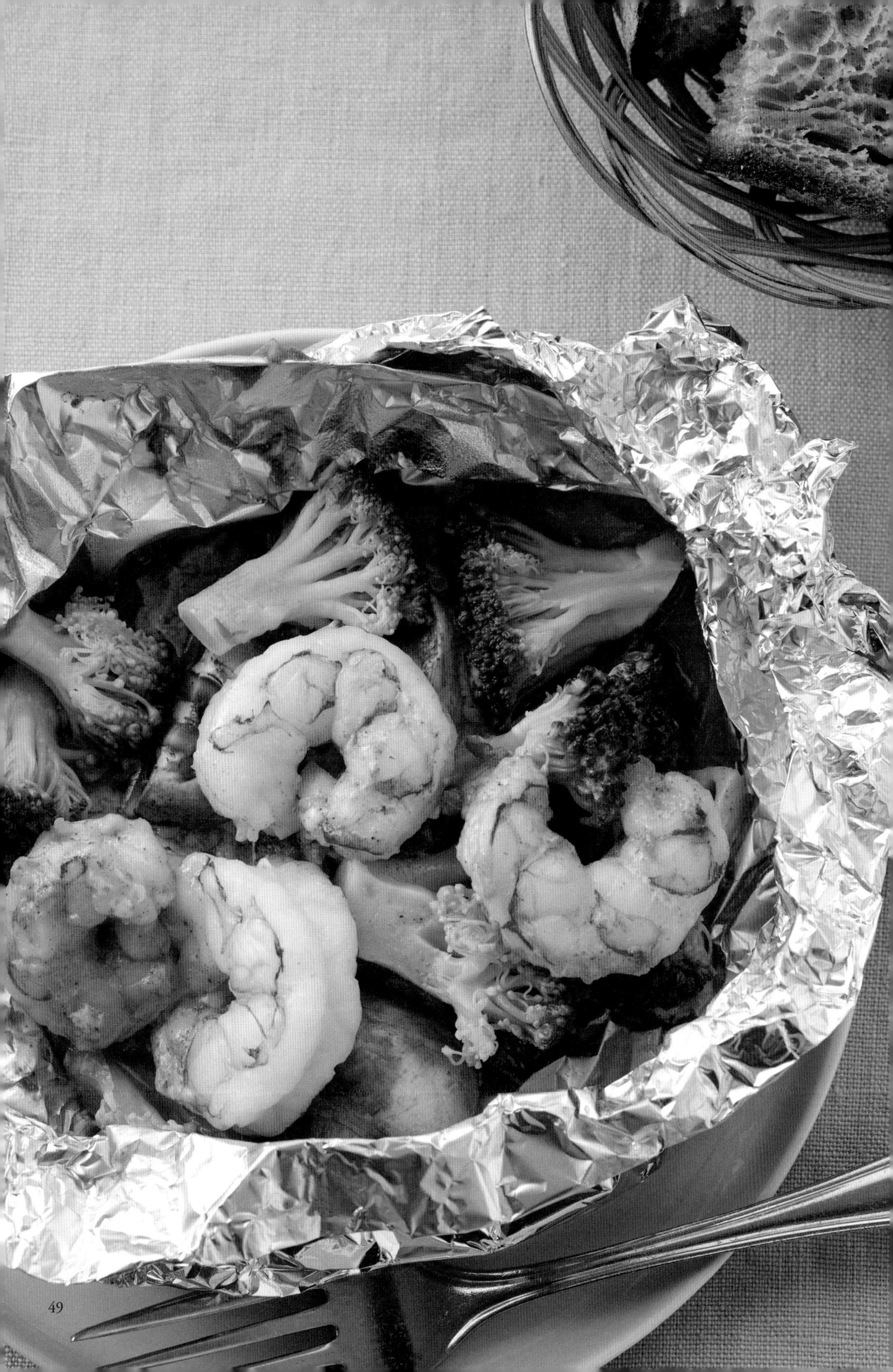

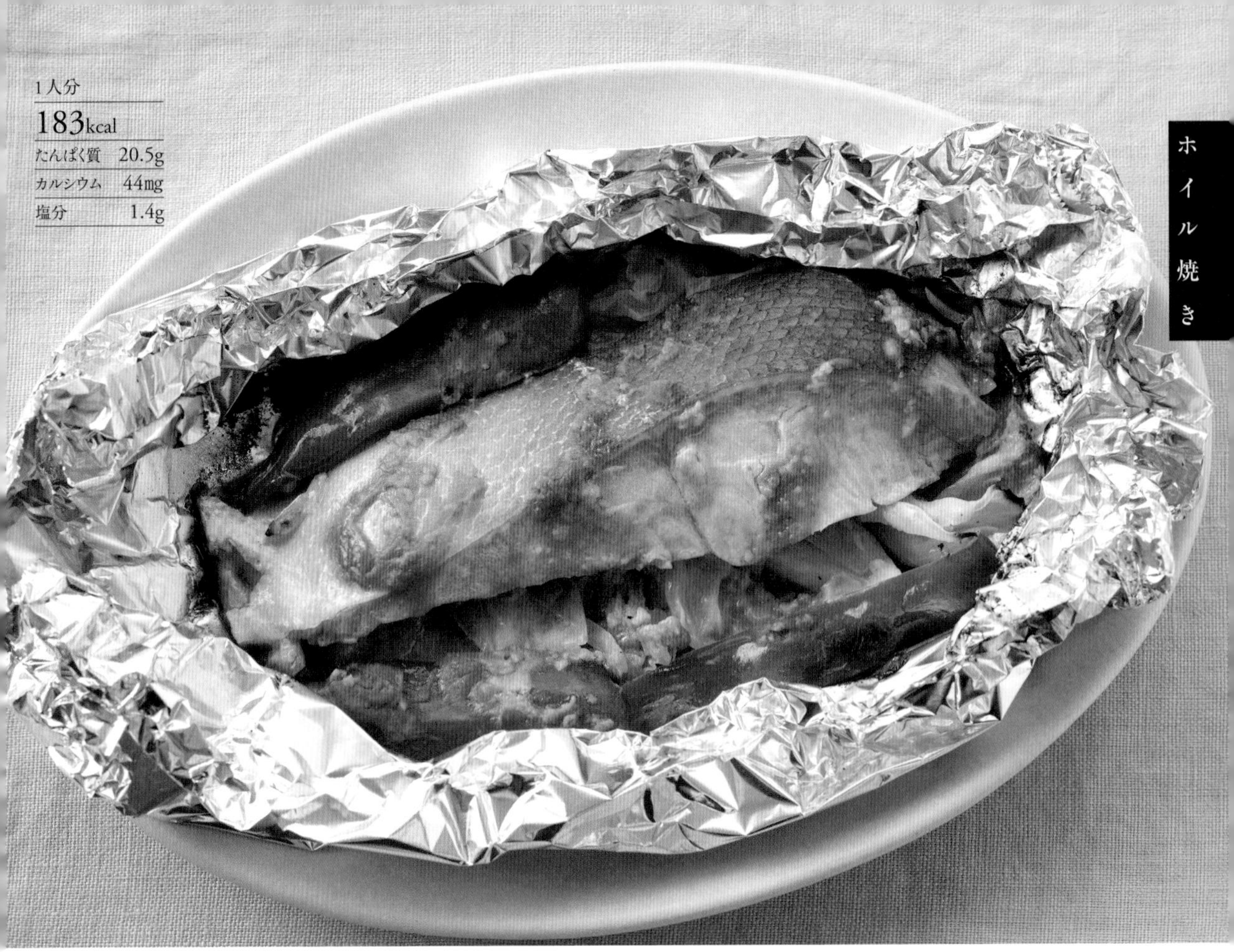

1人分
183kcal
たんぱく質 20.5g
カルシウム 44mg
塩分 1.4g

鮭とキャベツのみそバター焼き

鮭は蒸し焼きされて、ふっくらした仕上がりに。鮭の旨味は、野菜にもしっかり移っています。

材料（2人分）

生鮭――2切れ
キャベツ――1枚
ピーマン――2個
A みそ、酒――各大さじ1
バター――小さじ2（8g）

作り方

1 キャベツはざく切り、ピーマンはたてに4つ割りにする。

2 アルミホイルにキャベツをしいて、鮭、ピーマンをおく。Aをまわしかけ、ちぎったバターをちらして口を閉じる。

3 魚焼きグリルなら中火で8〜9分、トースターなら10〜12分焼く。

Point
バターをちぎってちらすことで、まんべんなくバターがいきわたります。バターをごま油に代えてもOK。

かじきまぐろとエリンギの中華風ホイル焼き

淡泊な魚にオイスターソースの甘味や旨味、コクがよく合います。

材料（2人分）

かじきまぐろ――2切れ
エリンギ――1パック（100g）
にんじん――30g
A［オイスターソース、酒――各大さじ1
おろしにんにく――少々］
小ねぎ――少々

作り方

1 エリンギはたてに割く。にんじんはピーラーで薄くむく。小ねぎは小口切りにする。
2 かじきまぐろはそぎ切りにする。
3 アルミホイルに、にんじん、エリンギをおき、かじきまぐろをのせる。Aをまわしかけて口を閉じる。
4 魚焼きグリルなら中火で8～9分、トースターなら10～12分焼いて、小ねぎをちらす。

Point
かじきまぐろは繊維を断つように斜めにそぎ切り。にんじんはピーラーを使ってリボン状に。薄めに切って火の通りをよくします。

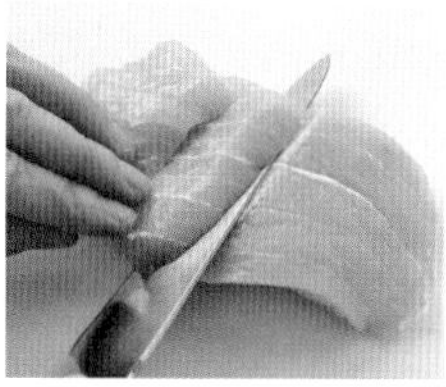

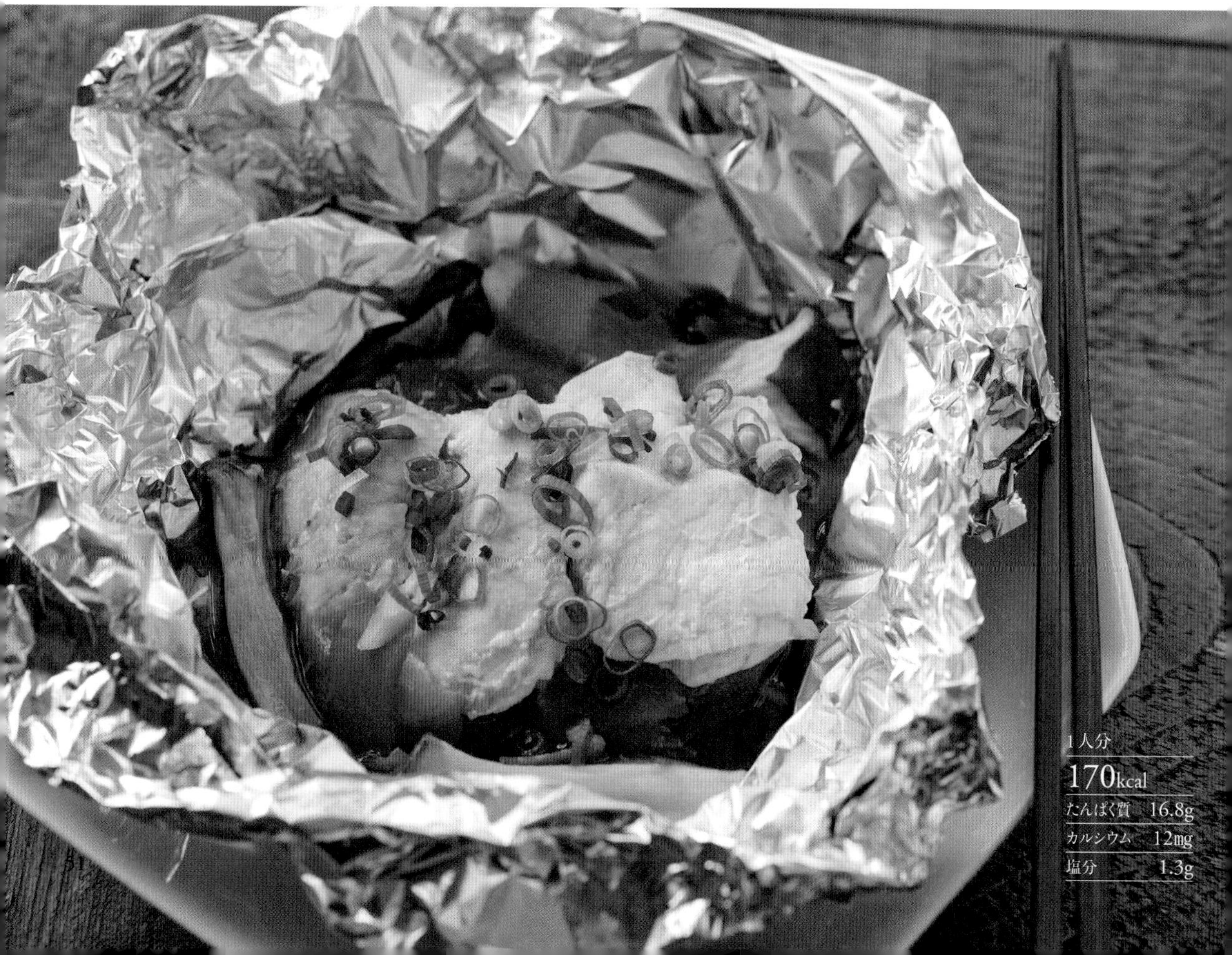

1人分
170kcal
たんぱく質 16.8g
カルシウム 12mg
塩分 1.3g

たらとミニトマトのホイル焼き

淡泊な魚とチーズは高相性の組み合わせ。
パサパサもせず、しっとり蒸しあがります。

材料（2人分）

たら（生）――2切れ
ミニトマト――10個
玉ねぎ――½個
オリーブ油――小さじ2
ピザ用チーズ――30g
ルッコラ――少々
塩、粗びきこしょう――各少々

作り方

1 ミニトマトはへたをとって穴をあける。玉ねぎはたてに薄切り。ルッコラはざく切りにする。

2 たらは塩少々をふって水気をふき、臭みを抜く。

3 アルミホイルに玉ねぎを広げて、たら、ミニトマトをおく。オリーブ油をかけ、ピザ用チーズをちらし、口を閉じる。

4 魚焼きグリルなら中火で8～9分、トースターなら10～12分焼く。

5 アルミホイルを開いて粗びきこしょうをふり、ルッコラをあしらう。

Point
ミニトマトは加熱によって破裂しないように、あらかじめフォークや楊枝などで、穴をあけておきます。

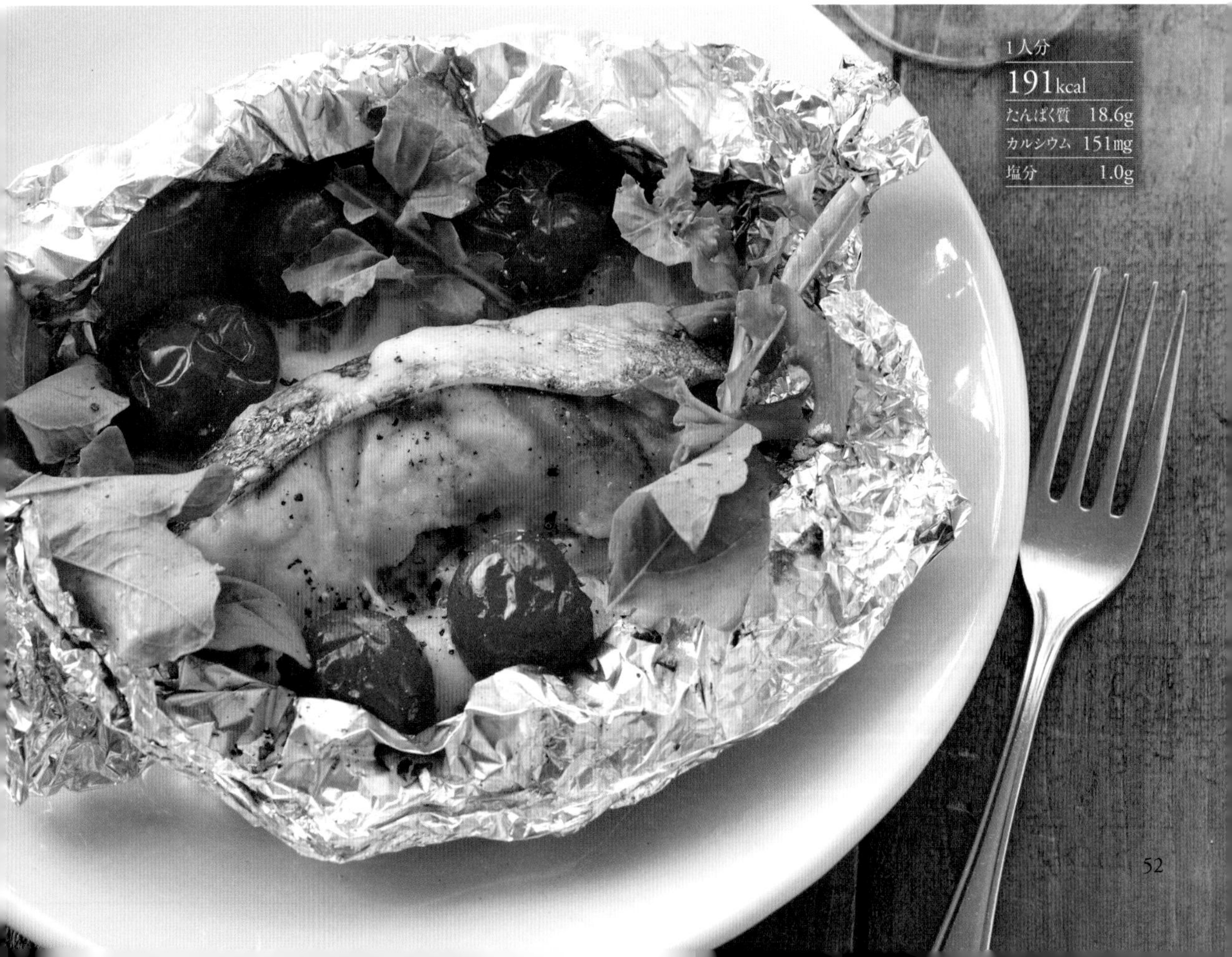

1人分	
191kcal	
たんぱく質	18.6g
カルシウム	151mg
塩分	1.0g

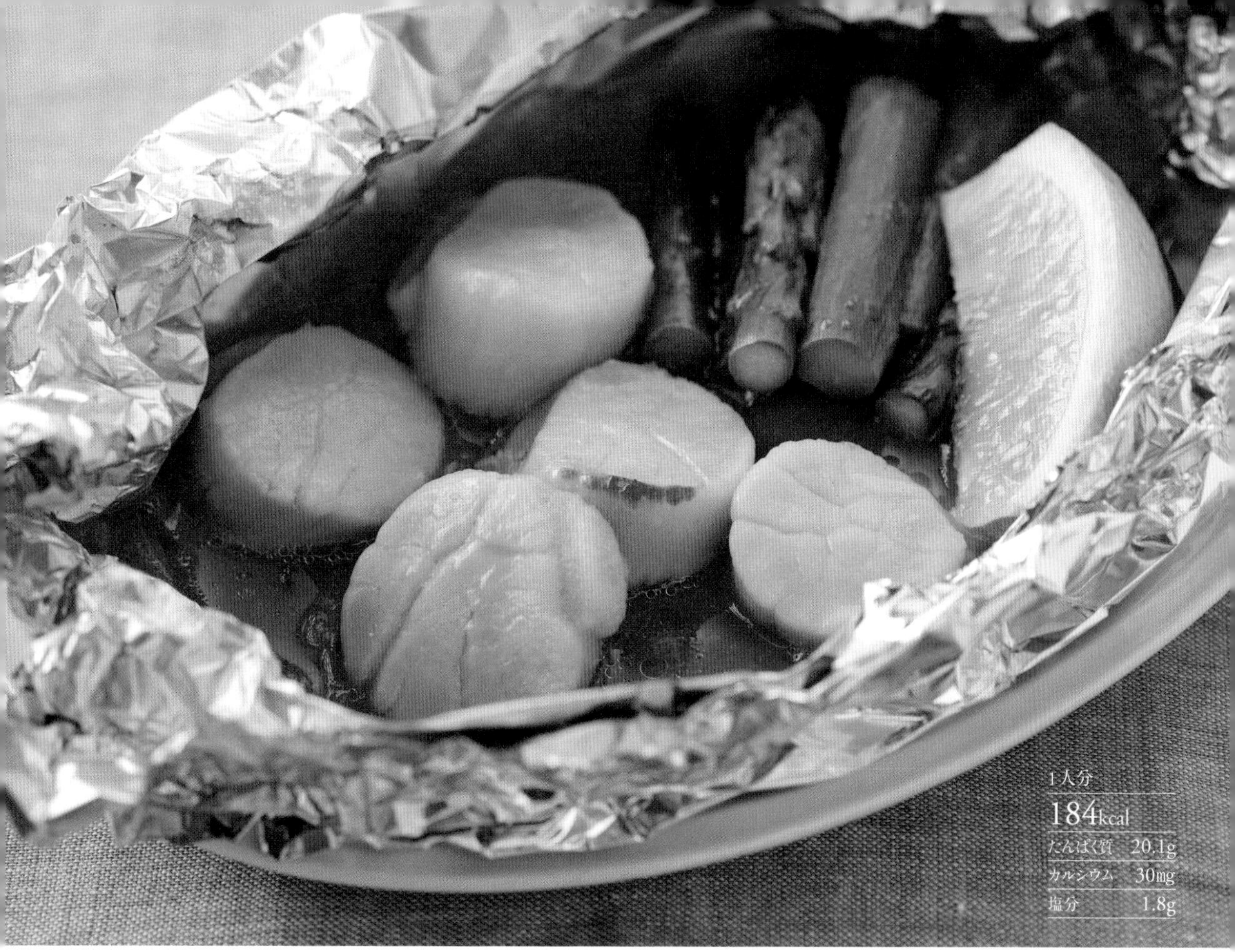

1人分
184kcal
たんぱく質 20.1g
カルシウム 30mg
塩分 1.8g

ほたてとアスパラガスのホイル焼き

ほたての旨味をしっかり味わえます。立ちのぼるバターの香りもごちそうです。

材料（2人分）

ほたて貝柱 —— 10個
アスパラガス —— 4本
玉ねぎ —— ½個
A しょうゆ、酒 —— 各大さじ1
バター —— 小さじ2（8g）
カットレモン —— 2切れ

作り方

1 アスパラガスは、はかまをとって1本を4等分する。玉ねぎは薄切りにする。

2 アルミホイルに玉ねぎを広げ、ほたて、アスパラガスをのせる。**A**をまわしかけ、バターをちぎってのせて、口を閉じる。

3 魚焼きグリルなら中火で8〜9分、トースターなら10〜12分焼く。カットレモンを添える。

Point
アスパラガスのはかまを取り除くと口当たりがよくなります。根本の固い部分は、ピーラーで削ぎます。

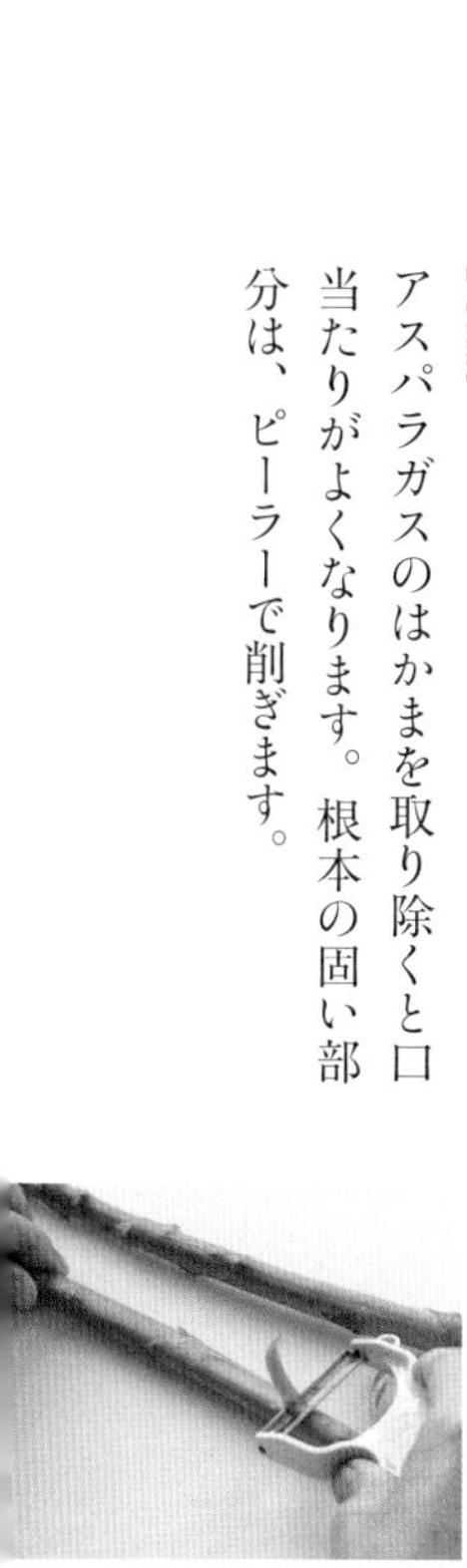

鶏むね肉とパプリカのホイル焼き

固くなりがちな鶏むね肉ですが、繊維を断つように斜めにそぎ切りすることと、蒸し焼き効果で、しっとり仕上がります。

材料（2人分）

鶏むね肉――150g
パプリカ（赤）――½個
ねぎ――1本
A［ゆずこしょう――小さじ1
　酒――大さじ1
オリーブ油――大さじ1

作り方

1 ねぎは切れ目を入れながら4～5cm長さに切る。パプリカは幅1cmに切る。

2 鶏肉はそぎ切りにする。

3 アルミホイルに、ねぎ、パプリカをおき、鶏肉をのせる。Aをまわしかけ、さらにオリーブ油をかけて口を閉じる。

4 魚焼きグリルなら中火で8～9分、トースターなら10～12分焼く。

Point
ねぎは食べやすくするために、切り込みを入れておきます。

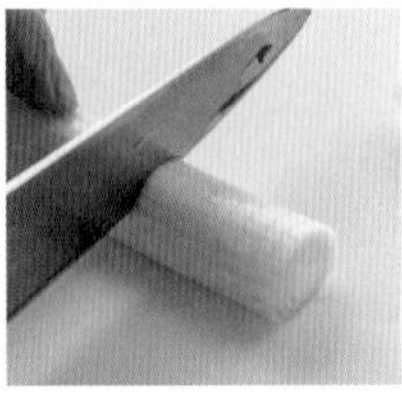

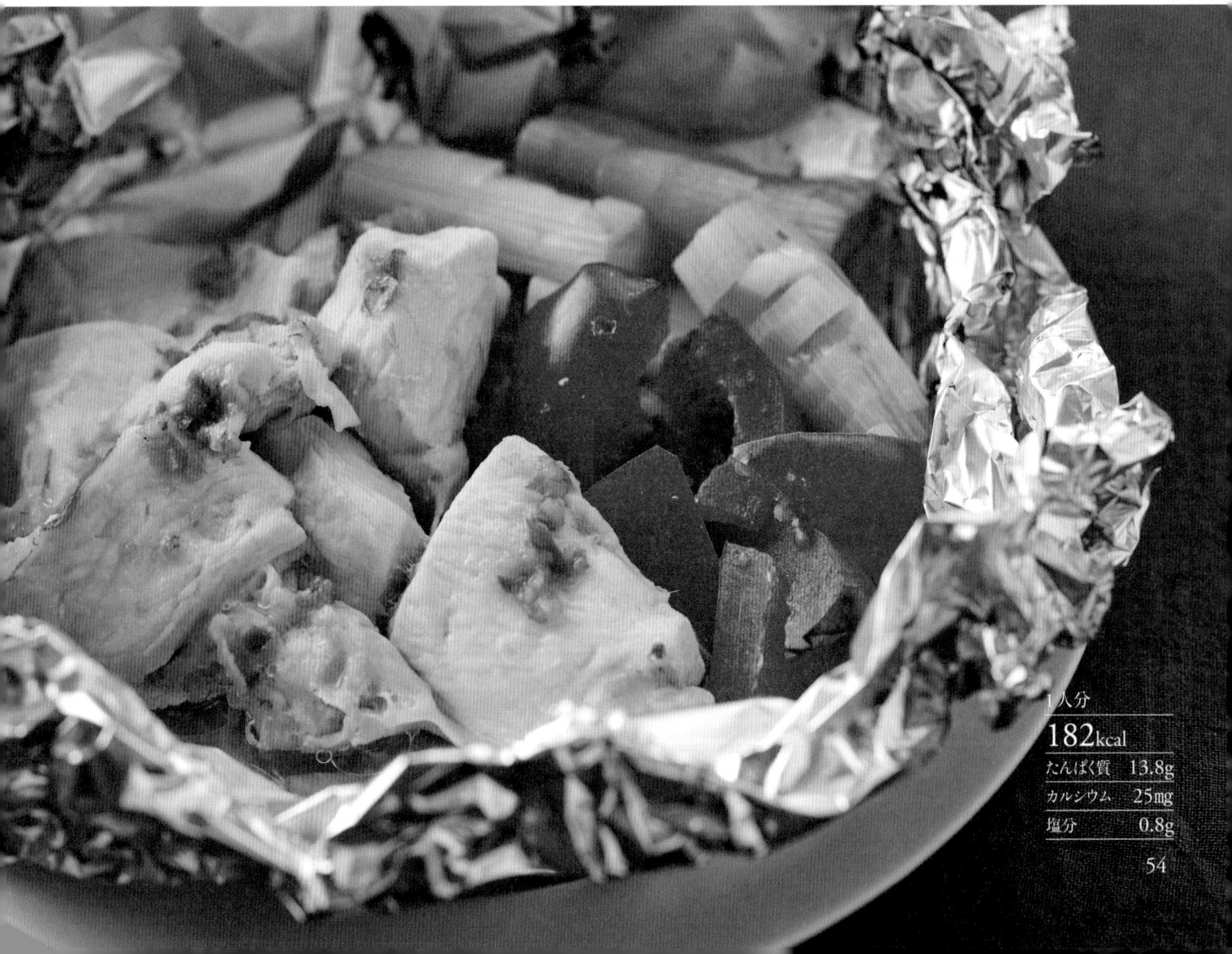

1人分
182kcal
たんぱく質　13.8g
カルシウム　25mg
塩分　0.8g

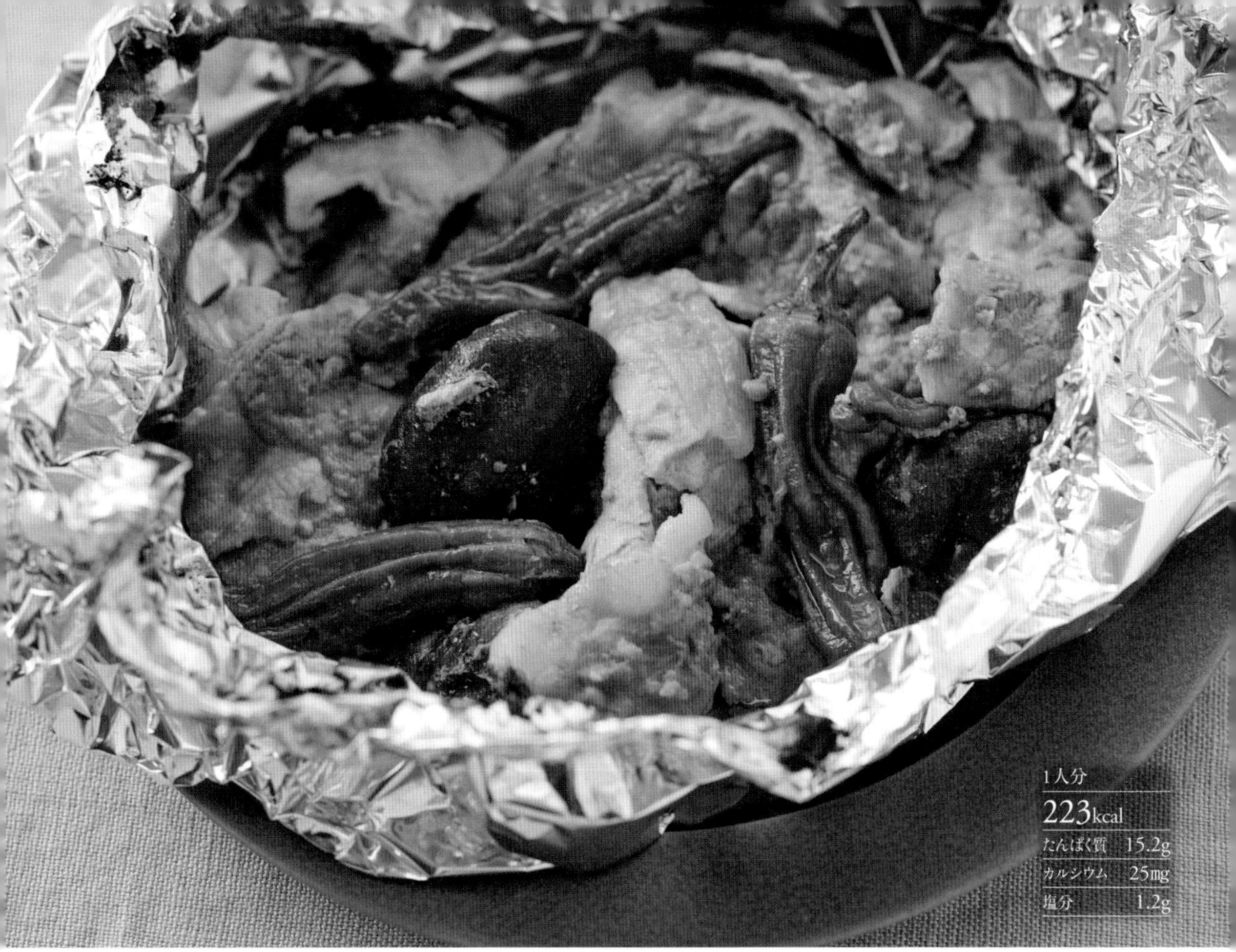

1人分
223kcal
たんぱく質　15.2g
カルシウム　25mg
塩分　1.2g

豚肉のみそヨーグルトホイル焼き

発酵品のみそとヨーグルトは相性よし。
豚肉をやわらかくしっとり蒸し上げます。

材料（2人分）

豚ロース薄切り肉 —— 150g
酒 —— 大さじ1
ししとう —— 10本
しいたけ —— 4枚
A　みそ、ヨーグルト —— 各大さじ1

作り方

1 しいたけは半分に切る。ししとうは穴をあける。
2 豚肉は大きければ3～4cmに切り、酒をなじませる。
3 アルミホイルにししとう、しいたけをおき、豚肉をのせる。Aをまわしかけ、口を閉じる。
4 魚焼きグリルなら中火で8～9分、トースターなら10～12分焼く。

Point
2で豚肉に酒をなじませると、しっとり仕上がります。みそヨーグルトは、鮭、かじきまぐろなどの魚にも合います。

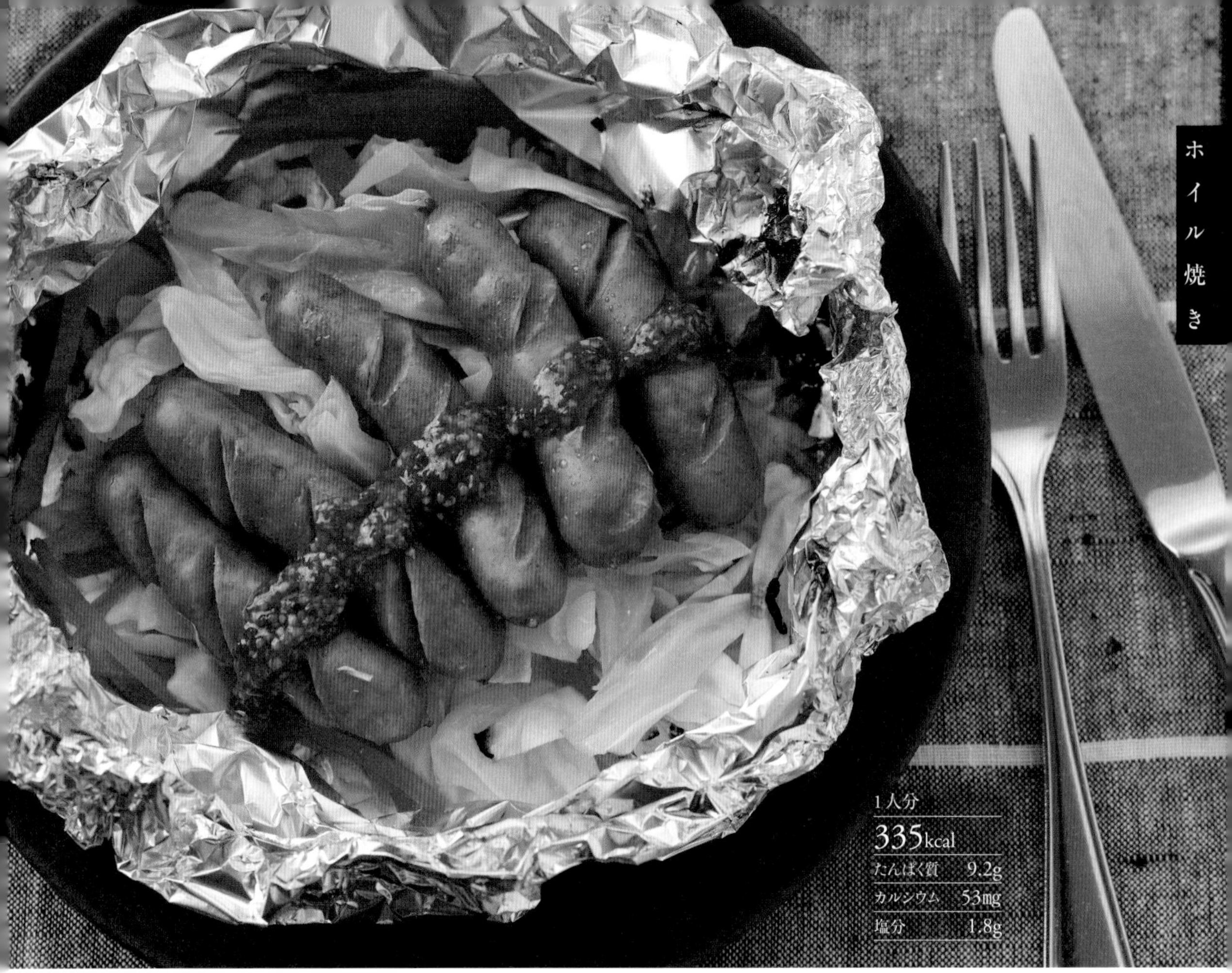

1人分
335kcal
たんぱく質　9.2g
カルシウム　53mg
塩分　1.8g

ソーセージとキャベツのホイル焼き

ソーセージを使ってよりお手軽に。
ケチャップ＆粒マスタードにつけていただきます。

材料（2人分）

ソーセージ――10本（150g）
キャベツ――2枚
にんじん――50g
オリーブ油――大さじ1
A　ケチャップ、粒マスタード――各小さじ2

作り方

1 キャベツは太めのせん切り、にんじんはせん切りにして合わせておく。
2 ソーセージは切れ目を入れる。
3 アルミホイルに1を広げ、ソーセージをのせ、オリーブ油をまわしかけて口を閉じる。
4 魚焼きグリルなら中火で8～9分、トースターなら10～12分焼く。Aを添え、つけて食べる。

Point
加熱時に破裂しないように、あらかじめソーセージに切り目を入れておきます。

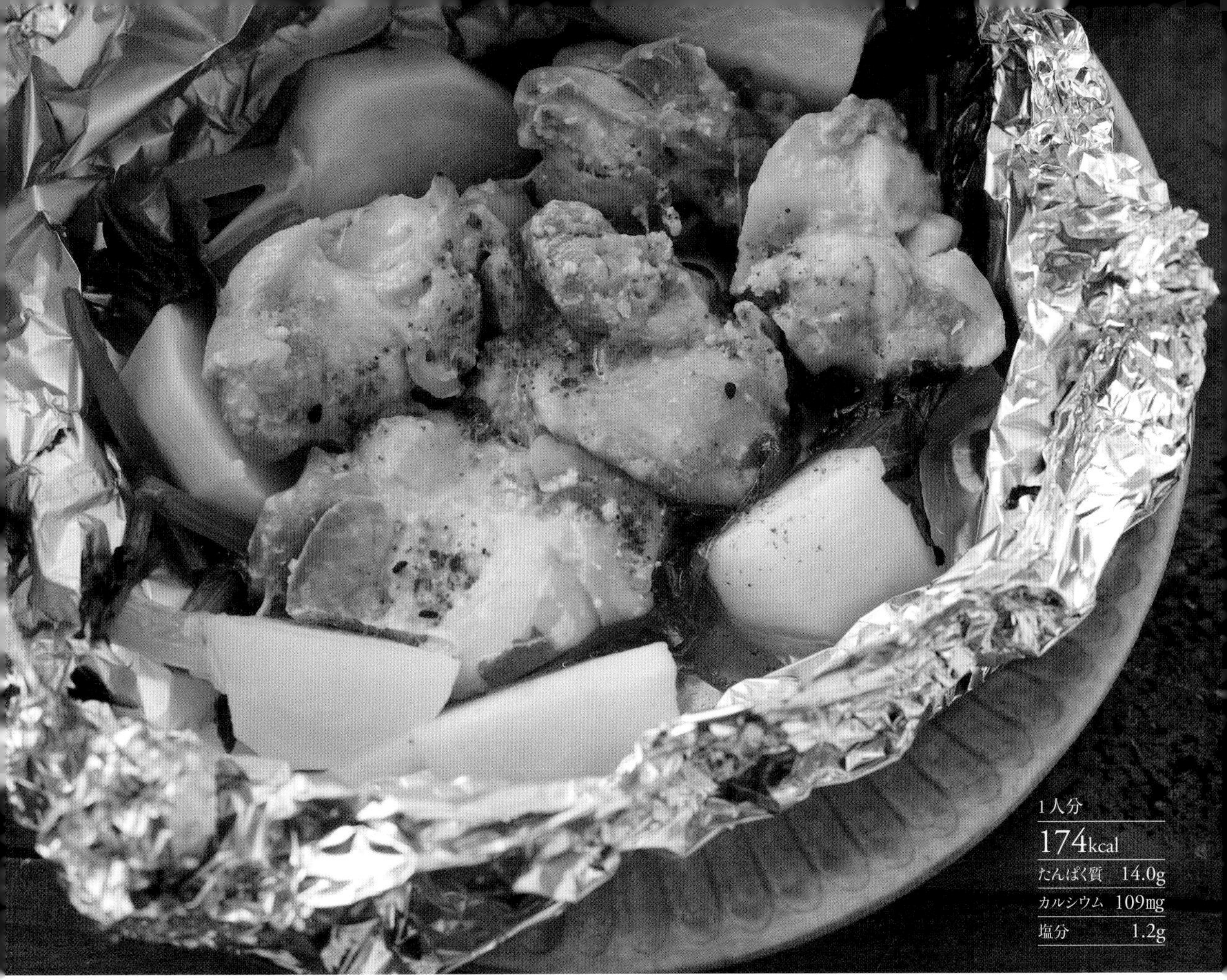

1人分
174kcal
たんぱく質 14.0g
カルシウム 109mg
塩分 1.2g

鶏もも肉とかぶのホイル焼き

鶏肉から出る旨味を、かぶがしっかり吸い込んでいます。

材料（2人分）

鶏もも肉 —— 150g
塩麹 —— 大さじ1
かぶ —— 2個
酒 —— 大さじ1
七味唐辛子 —— 少々

作り方

1 かぶは6つ割り、葉はざく切りにする。
2 鶏肉はそぎ切りにして、塩麹をもみこむ。
3 アルミホイルに、かぶ、かぶの葉を広げ、鶏肉をのせる。酒をふって口を閉じる。
4 魚焼きグリルなら中火で8～9分、トースターなら10～12分焼く。七味唐辛子をふる。

Point
繊維を断つように切った鶏肉と塩麹を食品保存袋に入れ、袋の上からもみ込みます。

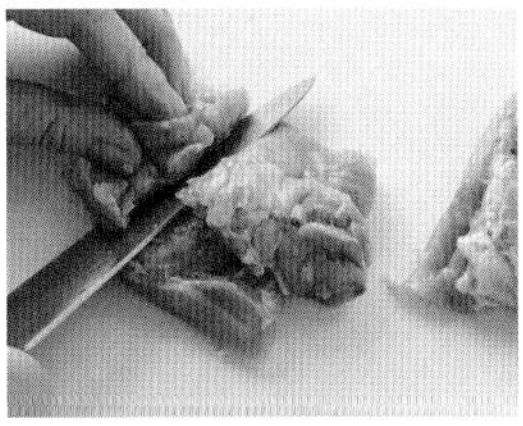

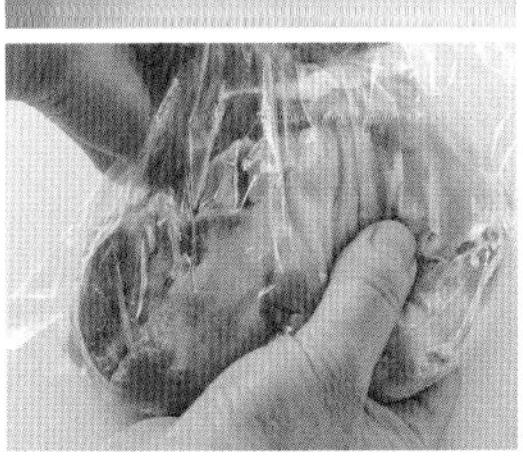

牛肉、もやし、にらのホイル焼き

味つけがバターのみなので、ポン酢しょうゆにつけて食べます。ごはんのおかずに。

材料（2人分）

牛切り落とし肉 —— 150g
塩、こしょう —— 各少々
酒 —— 大さじ1
もやし —— ½袋（100g）
にら —— ½束（50g）
バター —— 小さじ2（8g）
ポン酢しょうゆ —— 大さじ2

作り方

1 牛肉に塩、こしょうをふり、酒をなじませる。
2 にらは4～5cmに切る。
3 アルミホイルに、もやし、にらを広げ、1の牛肉をのせる。バターをちぎってのせ、口を閉じる。
4 魚焼きグリルなら中火で8～9分、トースターなら10～12分焼く。ポン酢しょうゆで食べる。

Point
牛肉はなるべくほぐして、まんべんなくのせると、固まらずに仕上がります。

ホイル焼き 包み方のコツ

まずは野菜、その上に肉、魚をのせて焼くと、野菜が旨味を吸い込みます。素材から出るスープが流れ出ないように、たたみましょう。

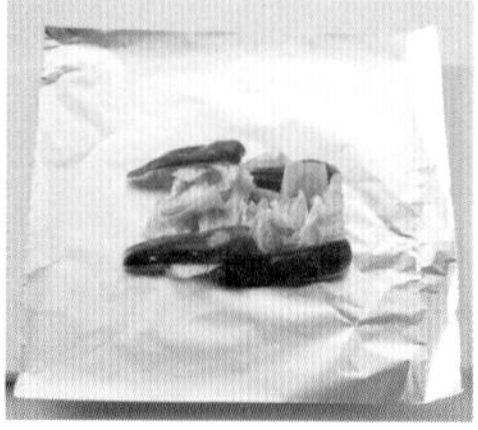

❶アルミホイルを広げて、中央に野菜をしく。アルミホイルの大きさの¼量くらいが目安。

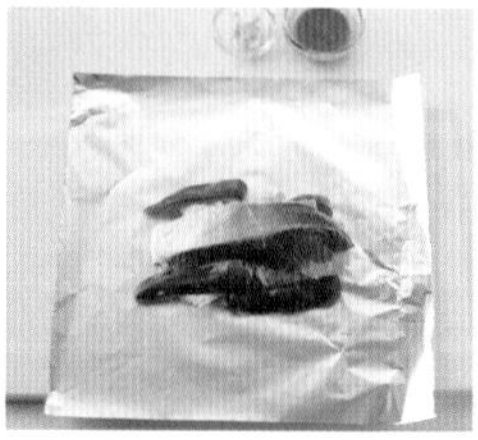

❷魚や肉をのせて、調味料類をかける。

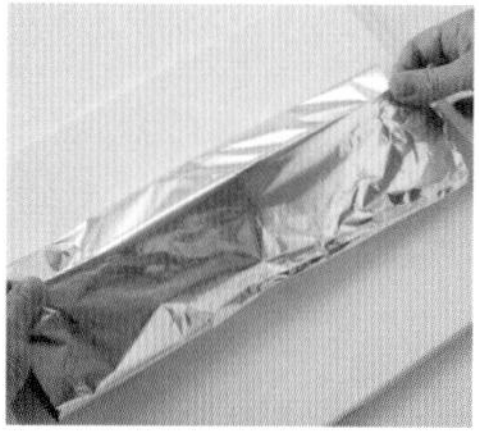

❸アルミホイルの両端を合わせて、開かないように、内側に折りこむ。

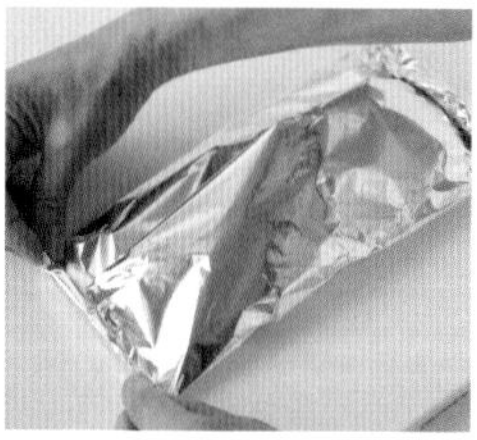

❹左右の両端は、少し巻き上げて閉じる。

魚焼きグリルやトースターがないとき

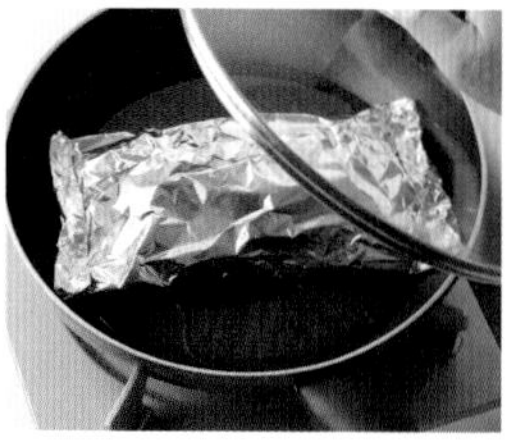

フライパンで蒸し焼きにできます。食材を包んだアルミホイルの厚さが半分ほどつかるように水を注ぎ、ふたをしてから中火にかけて3～4分、その後弱火にして7～8分加熱します。

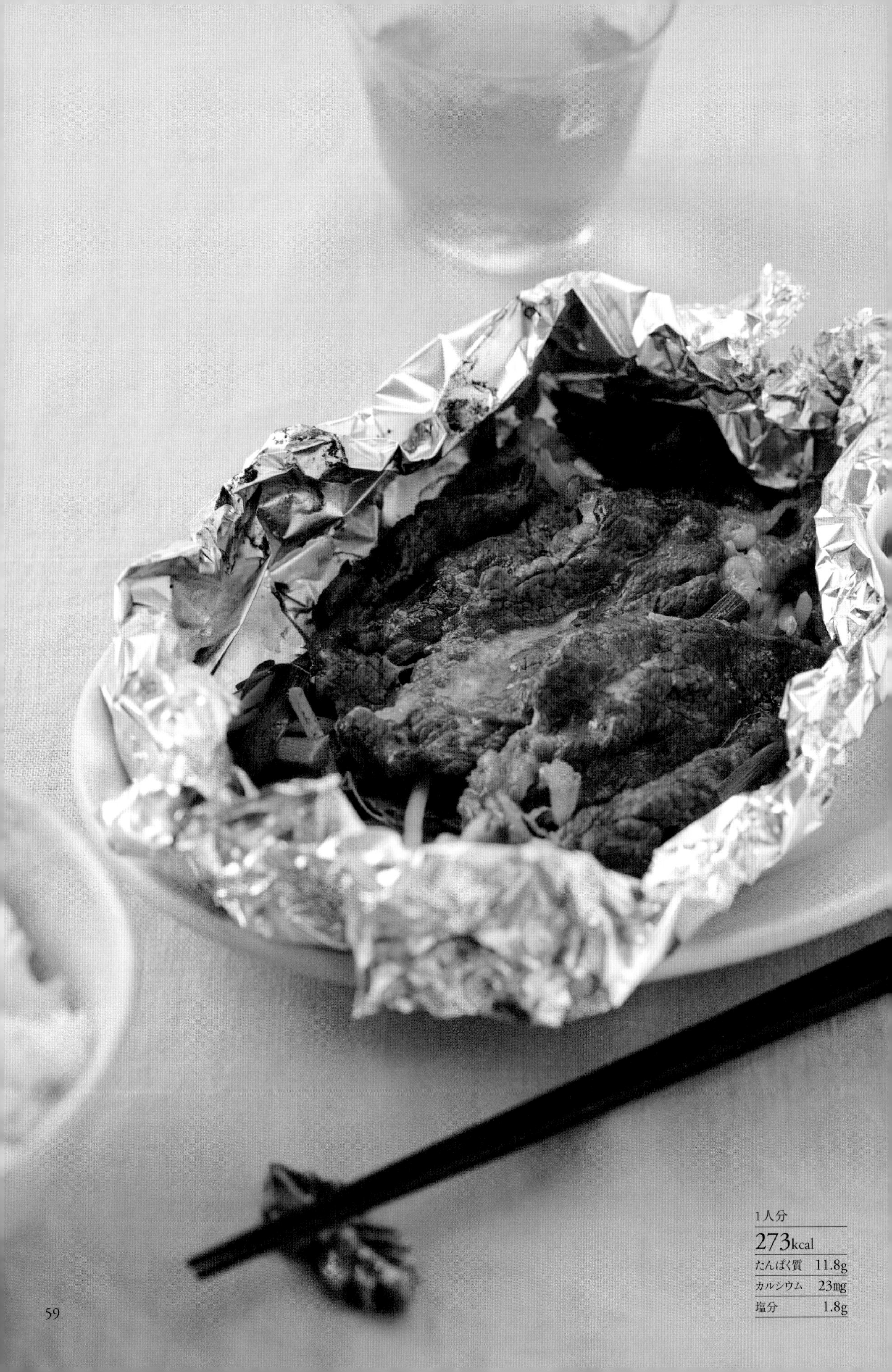

1人分

273kcal

たんぱく質	11.8g
カルシウム	23mg
塩分	1.8g

保存容器活用 らくらくレシピ

耐熱の保存容器に食材を入れて、電子レンジで調理。
食べたい分だけ皿に取り分けていただきます。
残った料理は、もちろん保存容器に入れたまま、冷蔵庫で保存。
次に食べるときに、保存容器ごと電子レンジに入れて温め直しもできる、
優れものレシピです。
都度作ることなく、いつでもすぐに食べられるおかずがあるのは心強い。
容器のサイズは、2人(食)分で、主菜なら700mℓ、
副菜なら300〜480mℓがおすすめです。

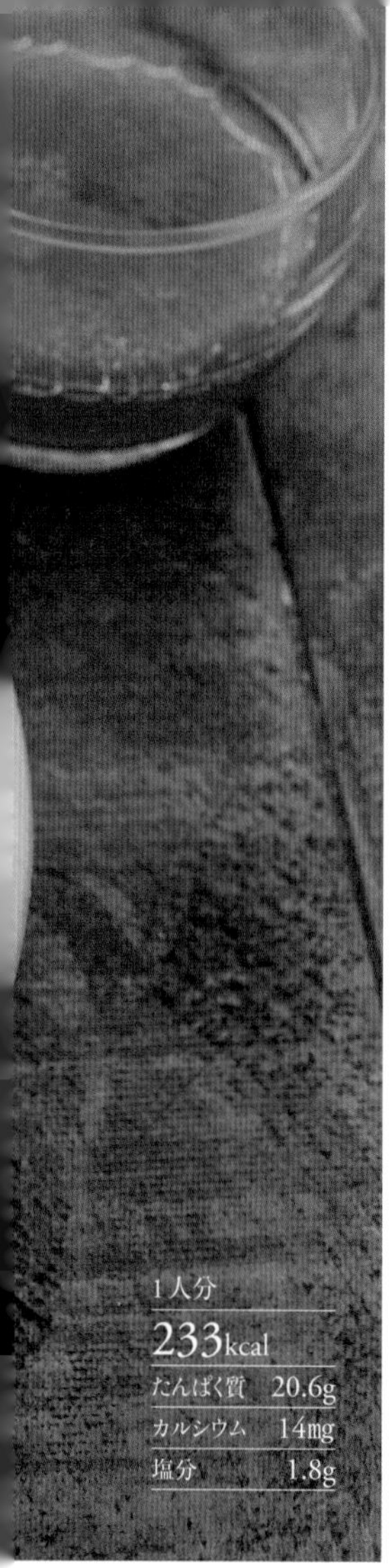

■主菜

「レンジ蒸し鶏」

鶏もも肉を使って、電子レンジで5分。
余熱で蒸らすことで、やわらかく仕上がります。

700mℓ コンテナ

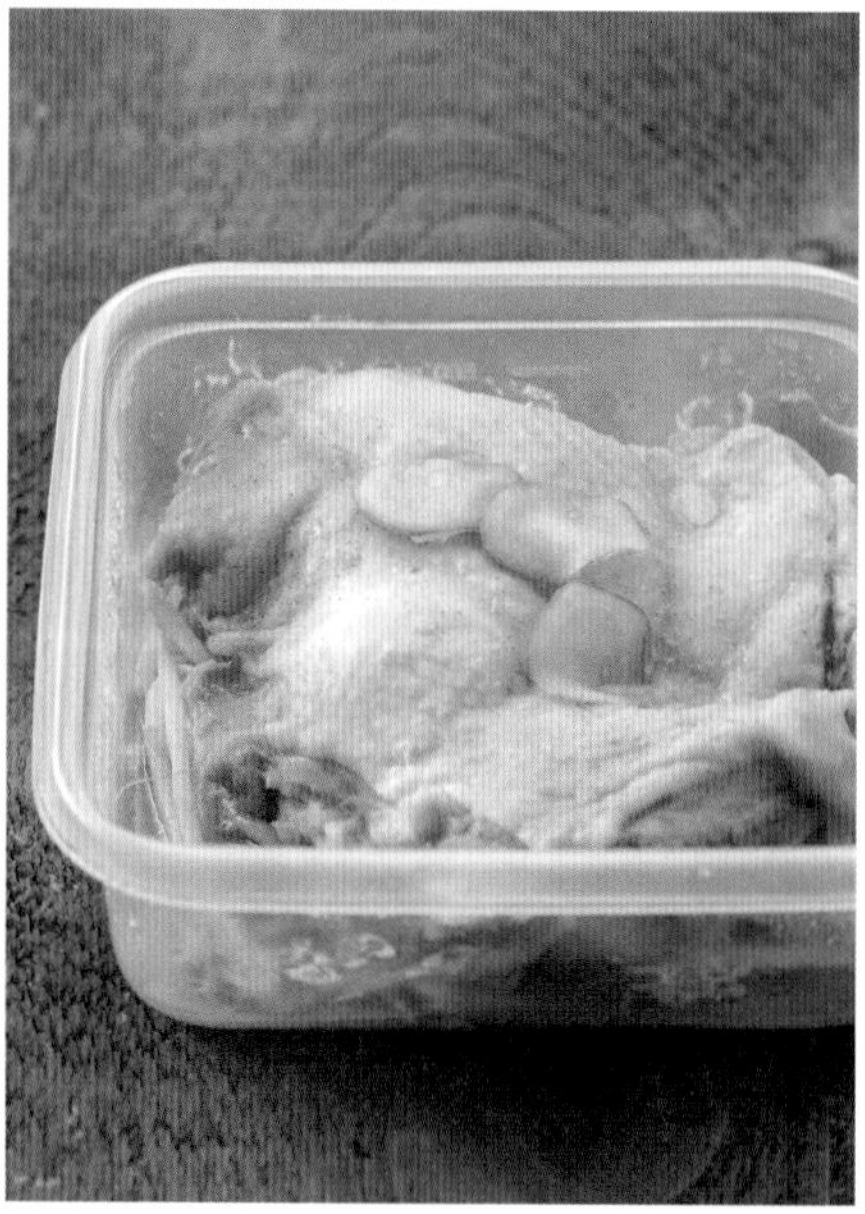

材料(2〜3人分)

鶏もも肉——1枚(200〜250g)
塩——小さじ¼
こしょう——少々
しょうが——1かけ
酒——大さじ1
もやし——100g
しょうゆ——小さじ2

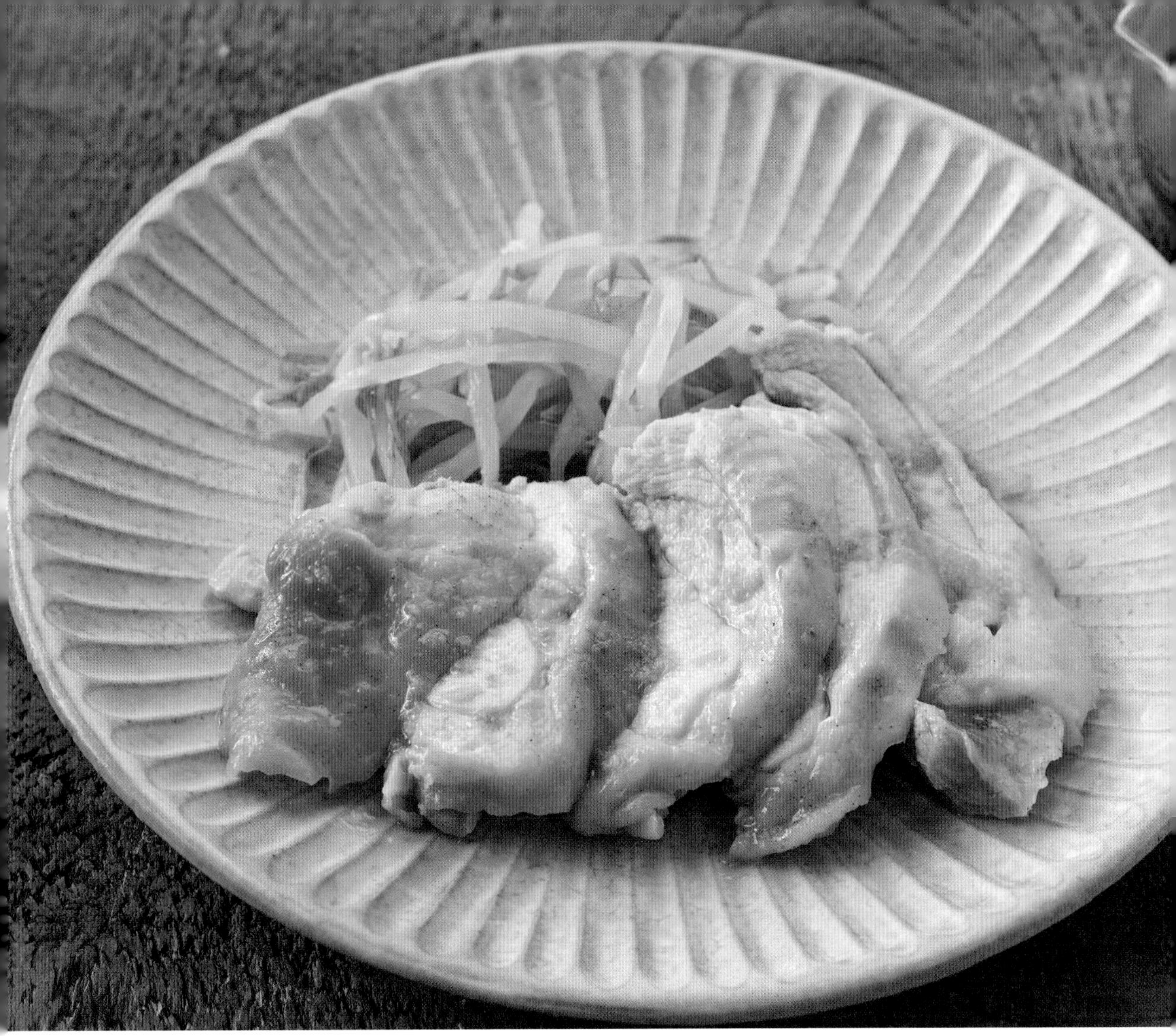

作り方

1 鶏肉は厚みを均一にしてフォークで数か所さし、塩、こしょうする。

2 しょうがは、2〜3枚を薄切りにし、残りはすりおろす。

3 保存容器にもやしを入れ、鶏肉をのせ、しょうがをのせて酒をふる（写真❶）。

4 保存容器のふたを軽くのせ（写真❷）、電子レンジで5分ほど加熱し、そのまま蒸らす。

5 蒸し汁に、おろししょうが、しょうゆを入れて、たれにする。

Point

4で保存容器のふたを閉めてしまうと、蒸気の逃げどころがなく、ふたが飛んでしまうことがあります。軽くのせましょう。

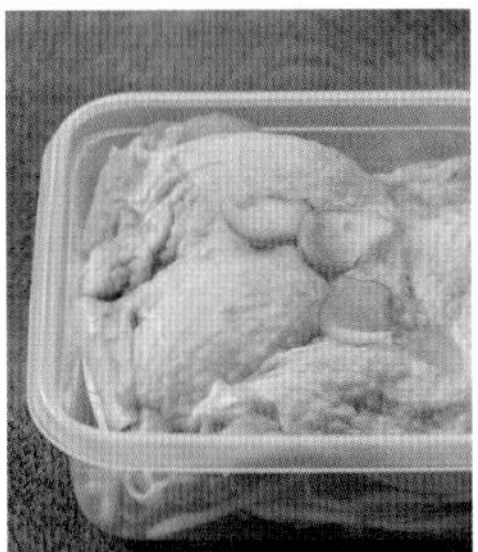

❶

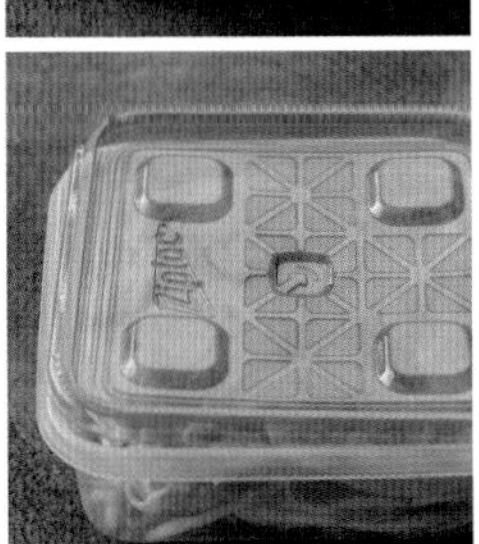

❷

■主菜

「牛肉とかぼちゃの焼き肉風」

700㎖コンテナ

複数の調味料を使わずに、焼肉のたれを使って味つけ。超・時短調理です。

材料（2人分）

牛もも焼き肉用肉——160g
焼き肉のたれ——大さじ2
サラダ油——小さじ2
かぼちゃ——150g

作り方

1 かぼちゃは1cm厚さのいちょう切りにする。
2 牛肉は、焼き肉のたれとサラダ油をからめる。
3 保存容器にかぼちゃを入れ、2の牛肉をのせる。
4 保存容器のふたを軽くのせ、電子レンジで5分加熱し、全体を混ぜる。

Point
かぼちゃは1cmほどの厚さであれば、5分で食べ頃のやわらかさに加熱できます。

1人分	
274kcal	
たんぱく質	14.3g
カルシウム	17mg
塩分	1.6g

■副菜

「白菜のラーパーツァイ」

700㎖コンテナ

ピリ辛味とごま油のコクがあとをひく、中華風甘酢づけです。箸休めとして重宝します。

材料（4人分）

白菜——300g
にんじん——⅓本
A 市販のすし酢、ごま油——各大さじ1
唐辛子——1本

作り方

1 白菜はざく切り、にんじんはせん切り、唐辛子は小口切りにする。
2 保存容器に白菜、にんじん、唐辛子を入れ、ふたを軽くのせ、電子レンジで3分加熱する。
3 水気をきって、Aを加えて和え、なじませる。

Point
にんじんはせん切りにして使うことで、短時間の加熱でやわらかく調理できます。

1人分	
47kcal	
たんぱく質	0.5g
カルシウム	34mg
塩分	0.3g

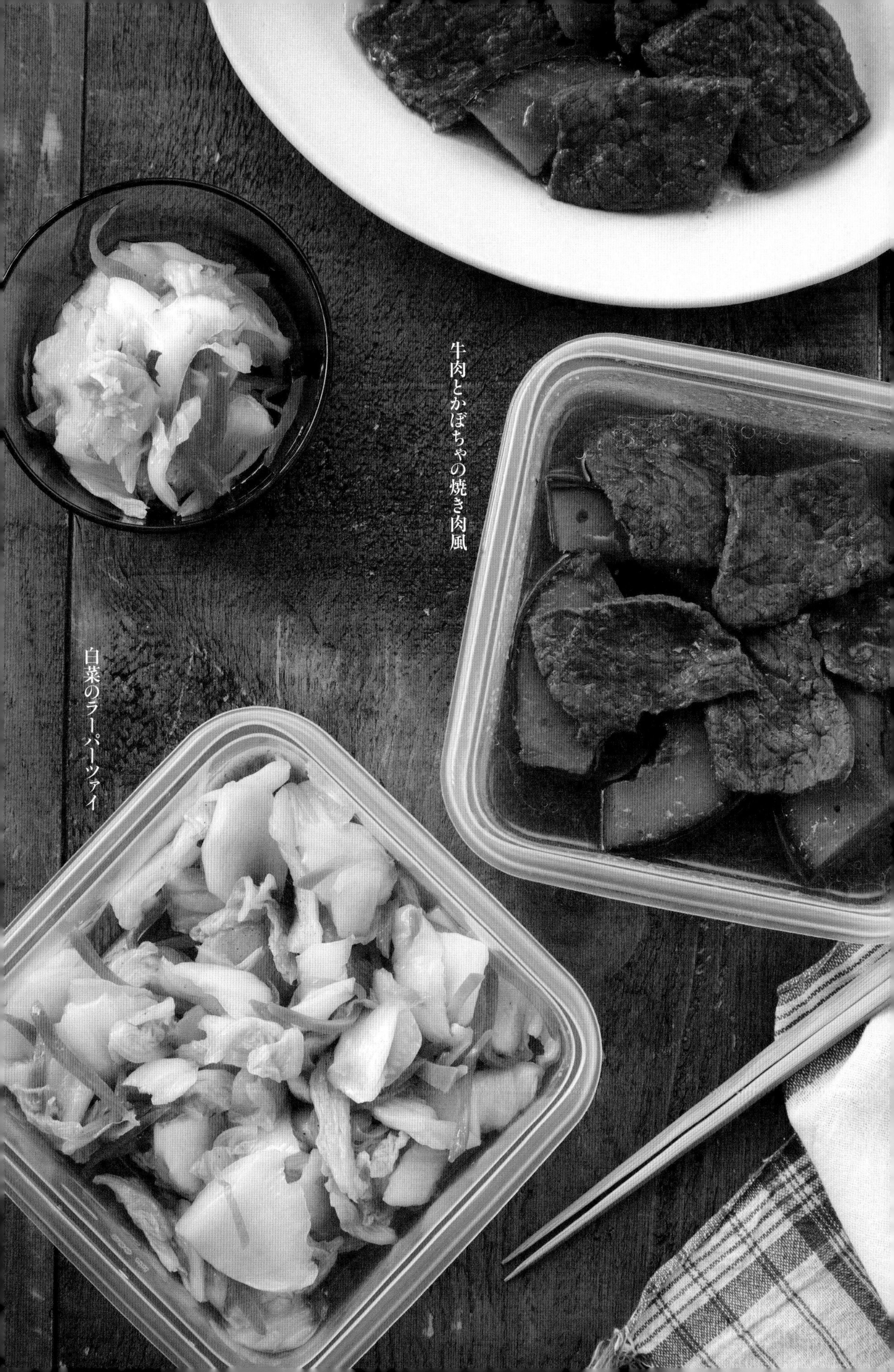

牛肉とかぼちゃの焼き肉風

白菜のラーパーツァイ

■副菜

青菜の塩昆布和え

300mℓ コンテナ

塩昆布は調味料がわりに使えて便利。
ほどよい塩気と昆布の旨味が小松菜に移ります。

材料（2人分）

小松菜――150g
塩昆布――5g
ごま油――小さじ1

作り方

1 小松菜はざく切りにして保存容器に入れ、電子レンジで2分加熱する。

2 水気をきって、塩昆布、ごま油と和える。

Point
小松菜は、えぐみのおもな成分であるシュウ酸が少なく、下ゆでしなくても調理できます。青菜はチンゲン菜でもOK。

1人分

31kcal	
たんぱく質	1.3g
カルシウム	122mg
塩分	0.5g

■主菜

なすの肉巻き

700mℓ コンテナ

野菜を芯にした肉巻きも、フライパンで焼かずに作れます。
油を使わない分、ヘルシーな仕上がりに。

材料（2人分）

なす――2本
豚しゃぶしゃぶ用薄切り肉――160g
塩、こしょう――各少々
片栗粉――適量
ポン酢しょうゆ――大さじ2
おろしにんにく（チューブ可）――少々
ラー油――好みで
貝割れ菜――½パック

作り方

1 なすはたてに4等分に切り、たてに1本切れ目を入れる。貝割れ菜は長さを半分に切る。

2 豚肉を広げ、塩、こしょうし、片栗粉を薄くふって、なすに巻きつける。

3 2を保存容器に入れ、保存容器のふたを軽くのせ、電子レンジで5分加熱する。

4 ポン酢しょうゆ、おろしにんにく、ラー油を合わせてたれを作り、3にからめる。貝割れ菜を添える。

Point
芯にする野菜は短時間で加熱できるものを選びます。肉もしゃぶしゃぶ用の薄切り肉で。

1人分

240kcal	
たんぱく質	15.1g
カルシウム	26mg
塩分	1.8g

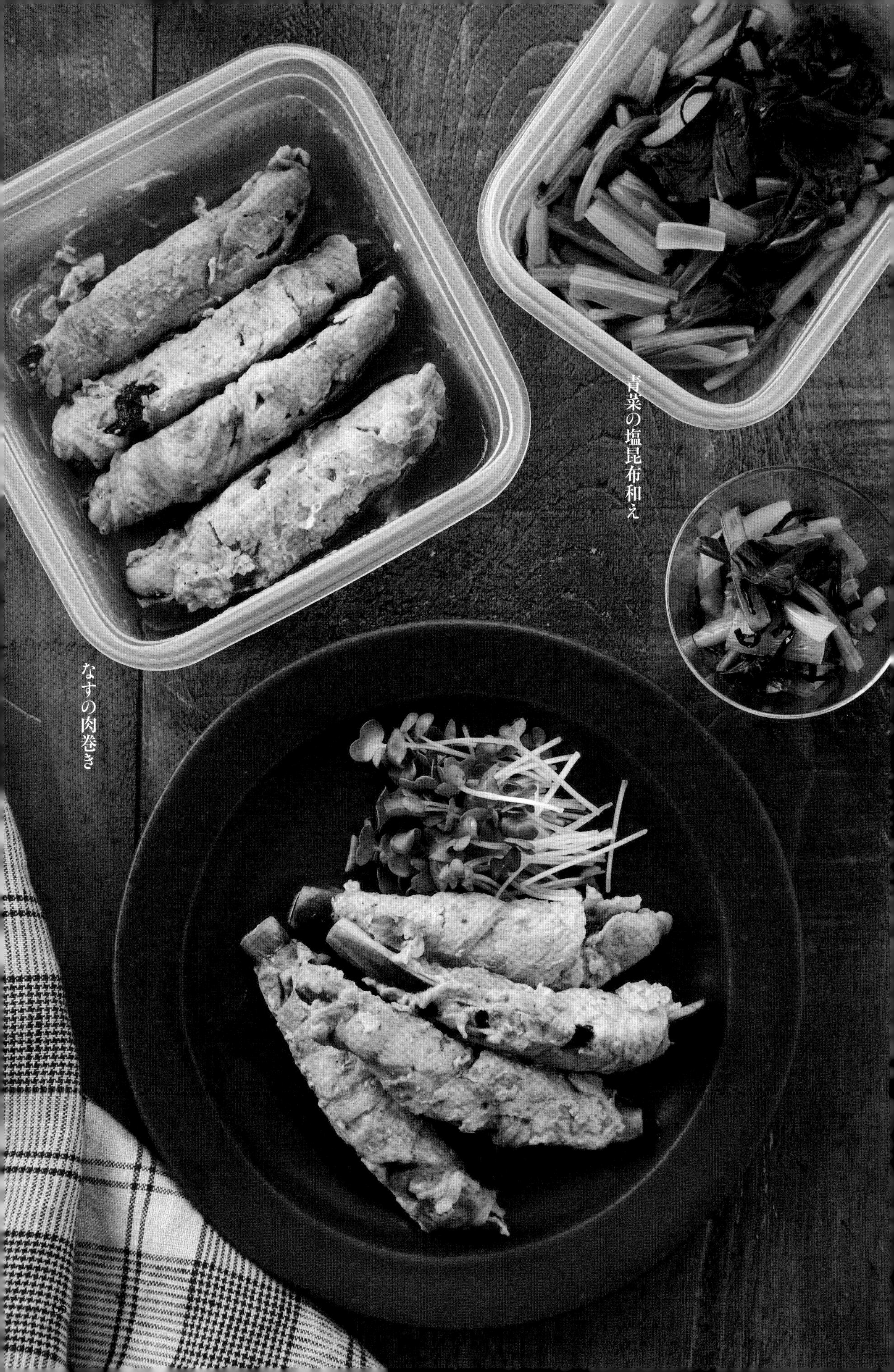

青菜の塩昆布和え

なすの肉巻き

材料（2人分）
ゴーヤ――½本（100g）
厚揚げ――150g
豚バラ肉――100g
植物油――大さじ1
めんつゆ（3倍濃縮）――大さじ1
卵――1個
かつお節――小1パック

作り方

1 ゴーヤはたて半分に切って種とわたを取り、3㎜厚さに切る。厚揚げは半分に切って1㎝厚さに切る。

2 豚肉は2～3㎝幅に切り、めんつゆをからませる。

3 保存容器に厚揚げ、ゴーヤを入れ、2の豚肉をのせる。

4 保存容器のふたを軽くのせて電子レンジで4分加熱し、卵を割りほぐして加え、全体を混ぜる。

5 再びふたをのせ、電子レンジで1分加熱し、かつお節をふる。

Point
卵は加熱しすぎると固くなるので、最後の仕上げに入れるようにします。

■主菜

「チャンプルー」

700㎖
コンテナ

ゴーヤの苦みがきいている沖縄料理。
油を使って炒めることなく作れます。
味つけはめんつゆで。

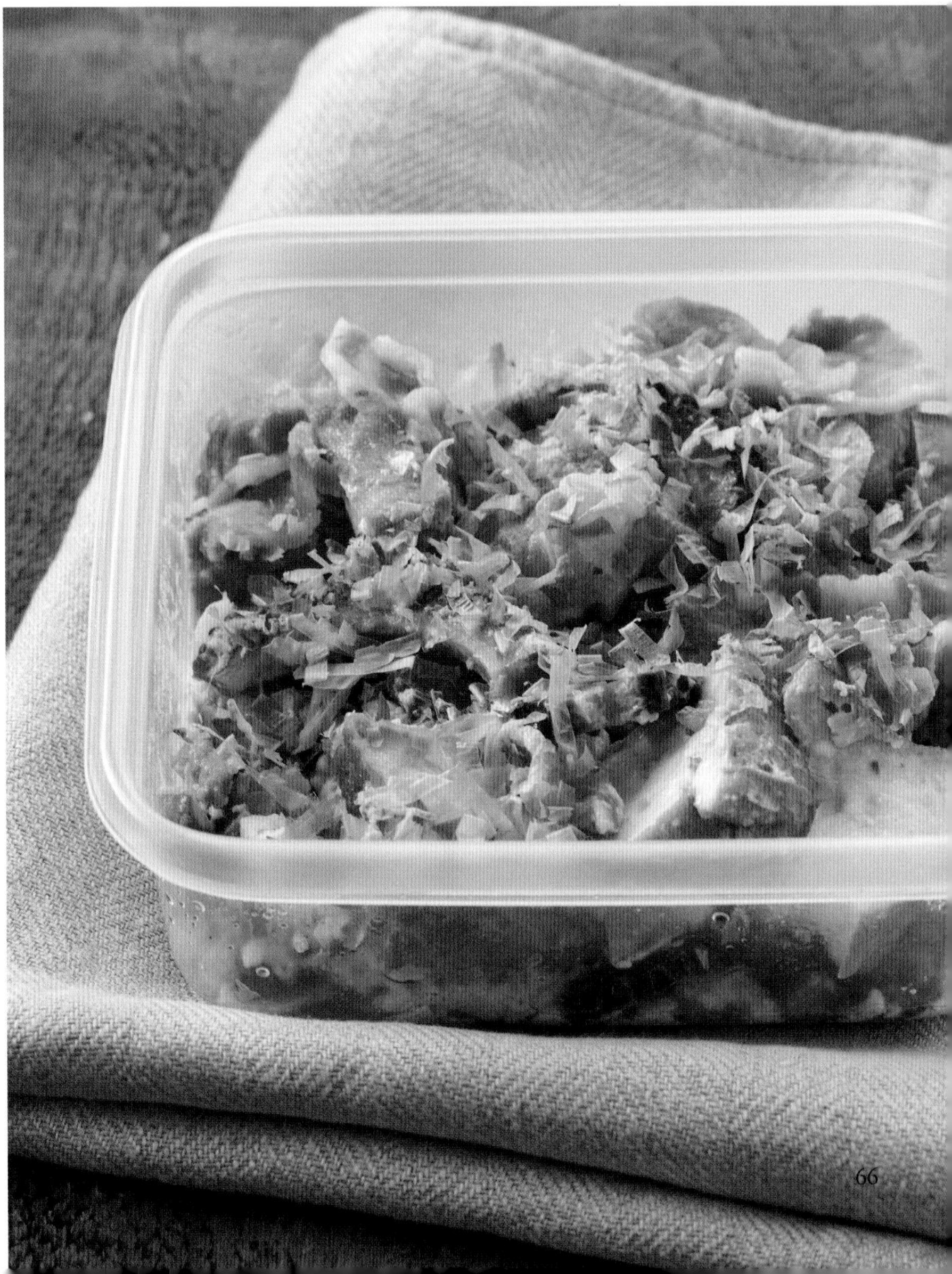

1人分	
402kcal	
たんぱく質	18.7g
カルシウム	202mg
塩分	1.2g

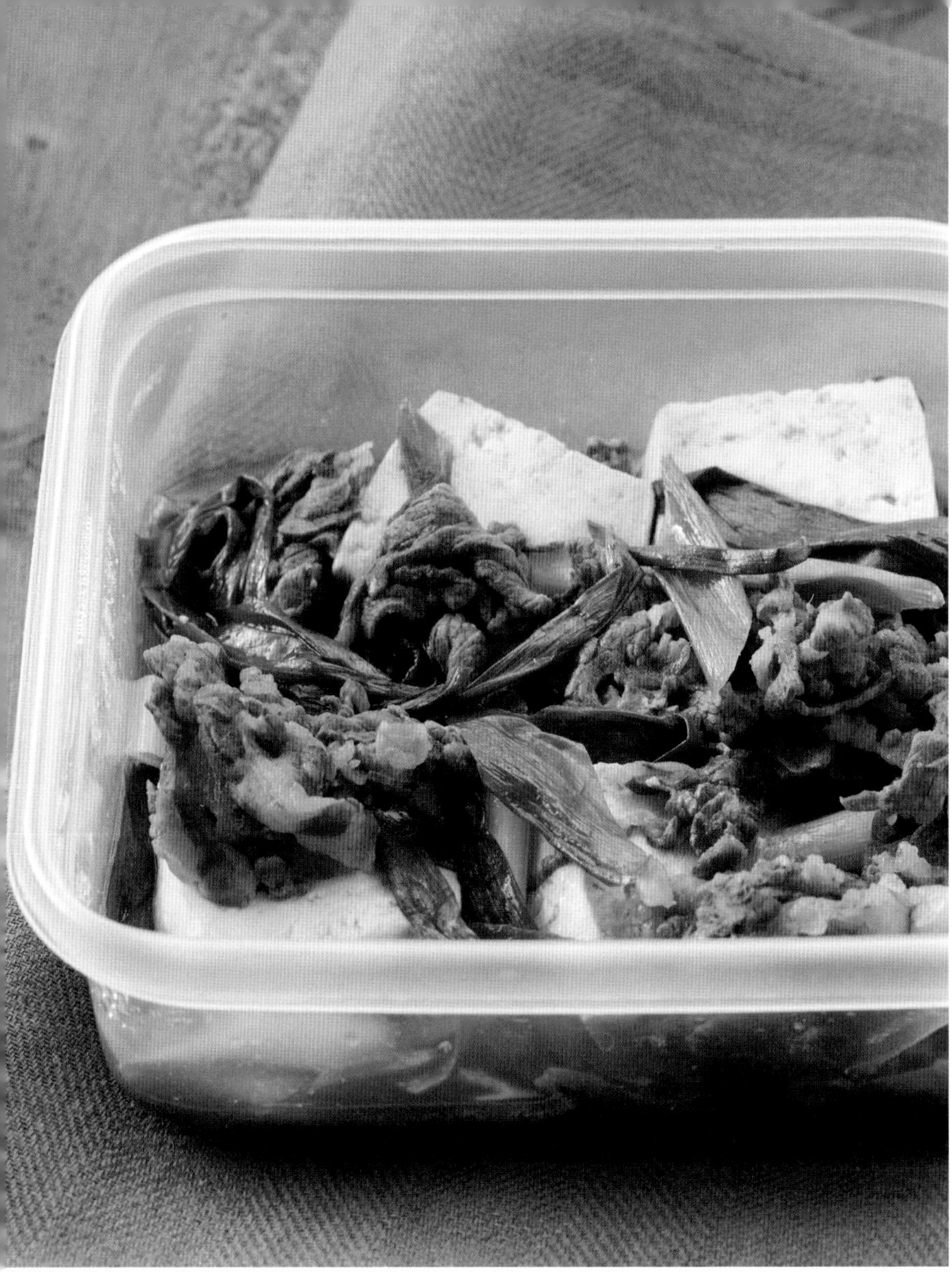

■主菜

「肉豆腐」

700㎖ コンテナ

長く煮なくても、味がよく染みます。

1人分	
220kcal	
たんぱく質	12.6g
カルシウム	87㎎
塩分	1.4g

材料（2人分）

木綿豆腐――½丁（150g）
牛切り落とし肉――100g
A［しょうゆ、酒――各大さじ1
　砂糖――小さじ1
九条ねぎ――2本
七味唐辛子――少々

作り方

1 牛肉にAをもみこむ。
2 九条ねぎは斜め切り、豆腐は奴に切る。
3 保存容器の中央に豆腐をおき、まわりに1の牛肉を並べ、豆腐の上に九条ねぎをのせる。
4 保存容器のふたを軽くのせ、電子レンジで4分加熱し、全体を混ぜる。
5 再びふたをして1分加熱。食べるときに七味唐辛子をふる。

Point
途中で全体を混ぜることで、全体に煮汁をいきわたらせます。

■主食

「フレンチトースト」

700mℓ
コンテナ

パンメニューも保存容器で調理可能。
ふわふわとやわらかく仕上がります。
前日の夜に卵液に漬けておいて、朝食にするのもおすすめです。

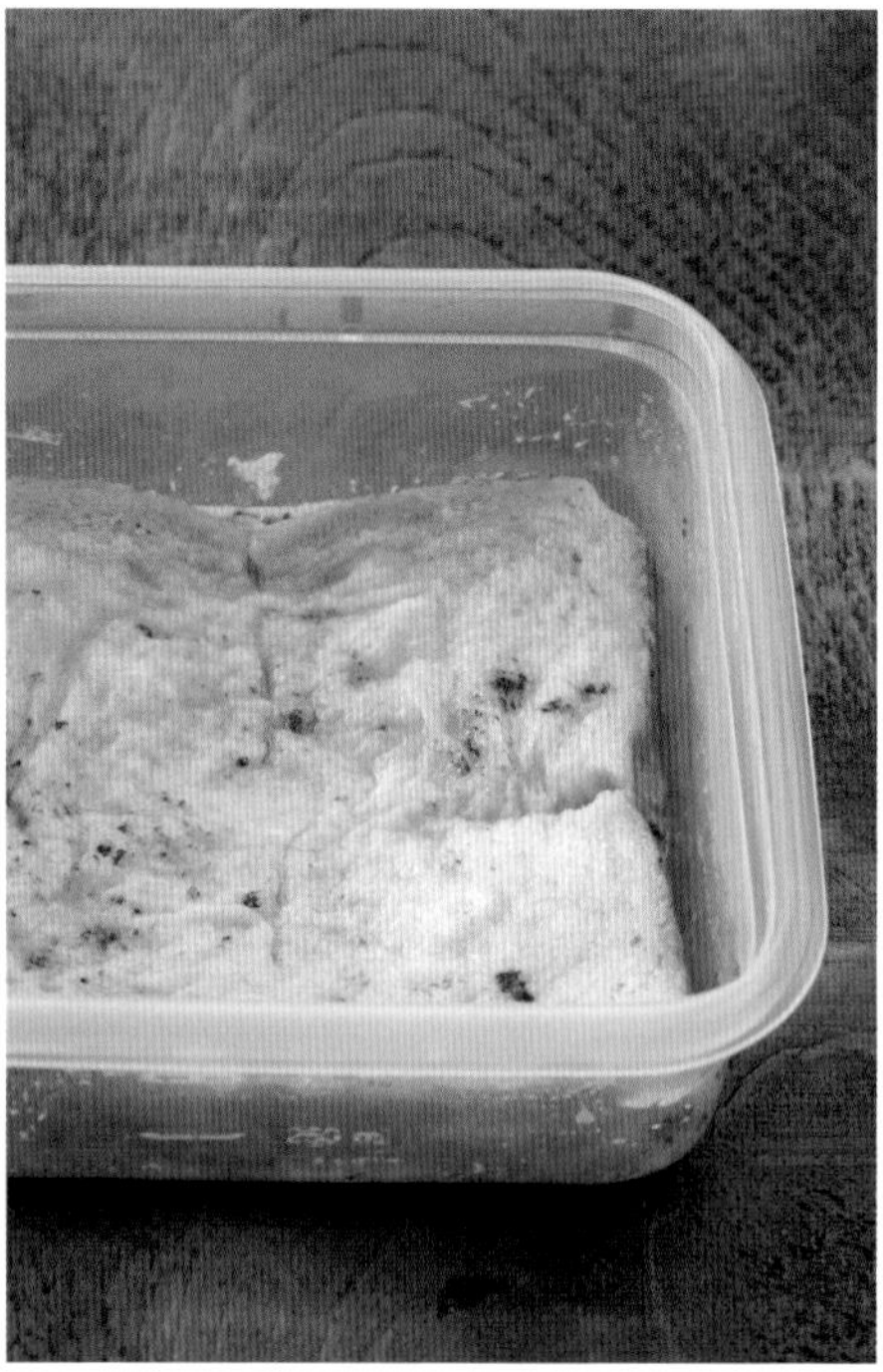

1人分	
387kcal	
たんぱく質	12.5g
カルシウム	141mg
塩分	1.1g

材料（1人分）

食パン（6枚切り）――1枚
卵――1個
牛乳――75mℓ
砂糖――大さじ1
バター――小さじ1（4g）
メープルシロップ――適宜
シナモンパウダー（あれば）――少々

作り方

1 食パンは4つに切る。卵は割りほぐす。

2 保存容器の中で、卵、砂糖、牛乳、シナモンパウダーを混ぜて食パンをなじませる。

3 ちぎったバターをちらし（写真❶）、保存容器のふたを軽くのせて（写真❷）、電子レンジで3分～3分30秒加熱する。

4 好みでメープルシロップをかける。

Point

保存容器にパンを詰め、表面を覆うように少し押しながらラップをかけると、液がしっかり染み込みます。

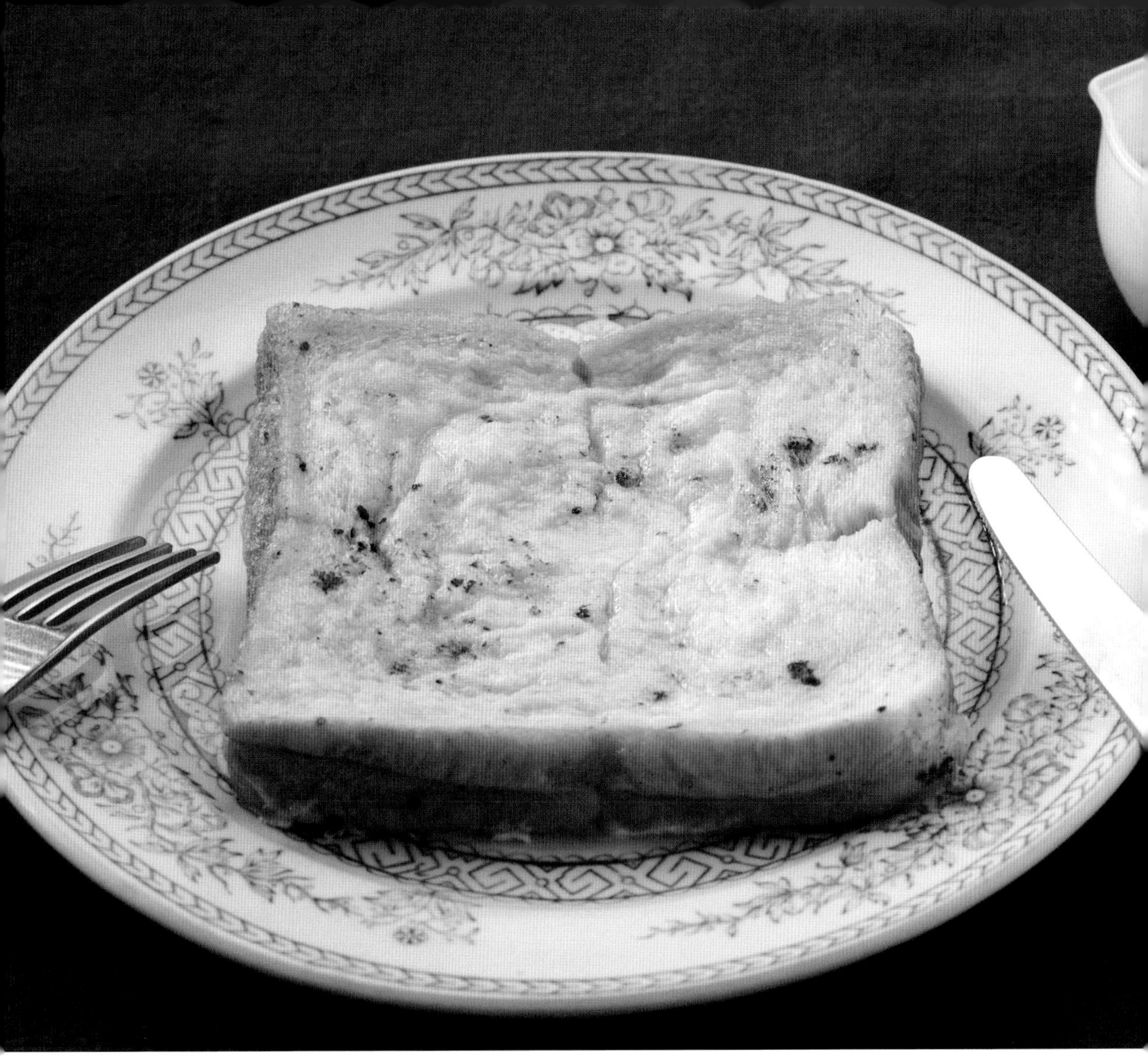

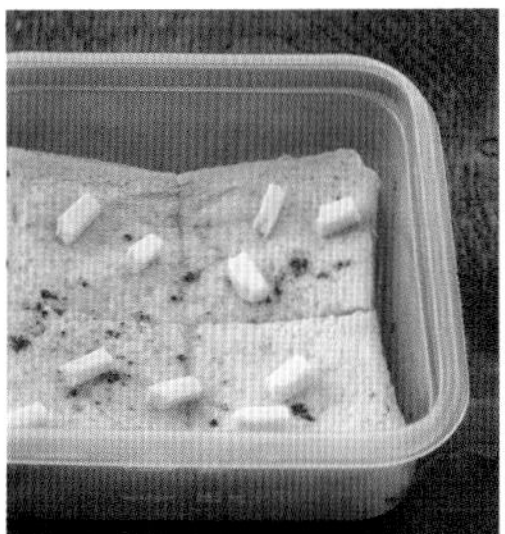
❶

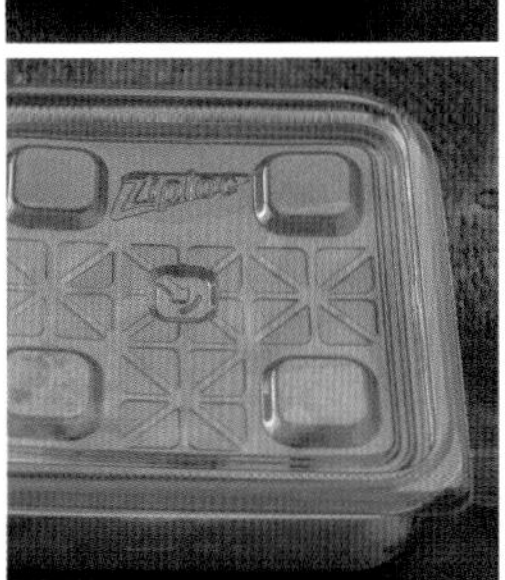
❷

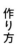

アレンジレシピ

トマトフレンチトースト

材料（1人分）

食パン（6枚切り）――1枚
卵――1個
トマトジュース（無塩）――75㎖
塩――少々
バター――小さじ1（4g）
粗びきこしょう――少々
粉チーズ――適量

作り方

P68フレンチトーストの1〜3と同様にして作り、仕上げにこしょうと粉チーズをふる。

■副菜

「いんげんのごまみそ和え」

300mℓ コンテナ

和え物を保存容器ひとつで作ります。

材料（2人分）

いんげん――150g

〈ごまみそ〉

みそ、すりごま――各大さじ½

砂糖――小さじ½　しょうゆ――少々

作り方

1 いんげんはへたと筋を取って、3〜4㎝長さに切る。ごまみその材料を混ぜる。

2 いんげんを保存容器に入れ、電子レンジで1分30秒加熱する。

3 水気をきって、ごまみそと和える。

1人分	42kcal
たんぱく質	1.9g
カルシウム	67mg
塩分	0.6g

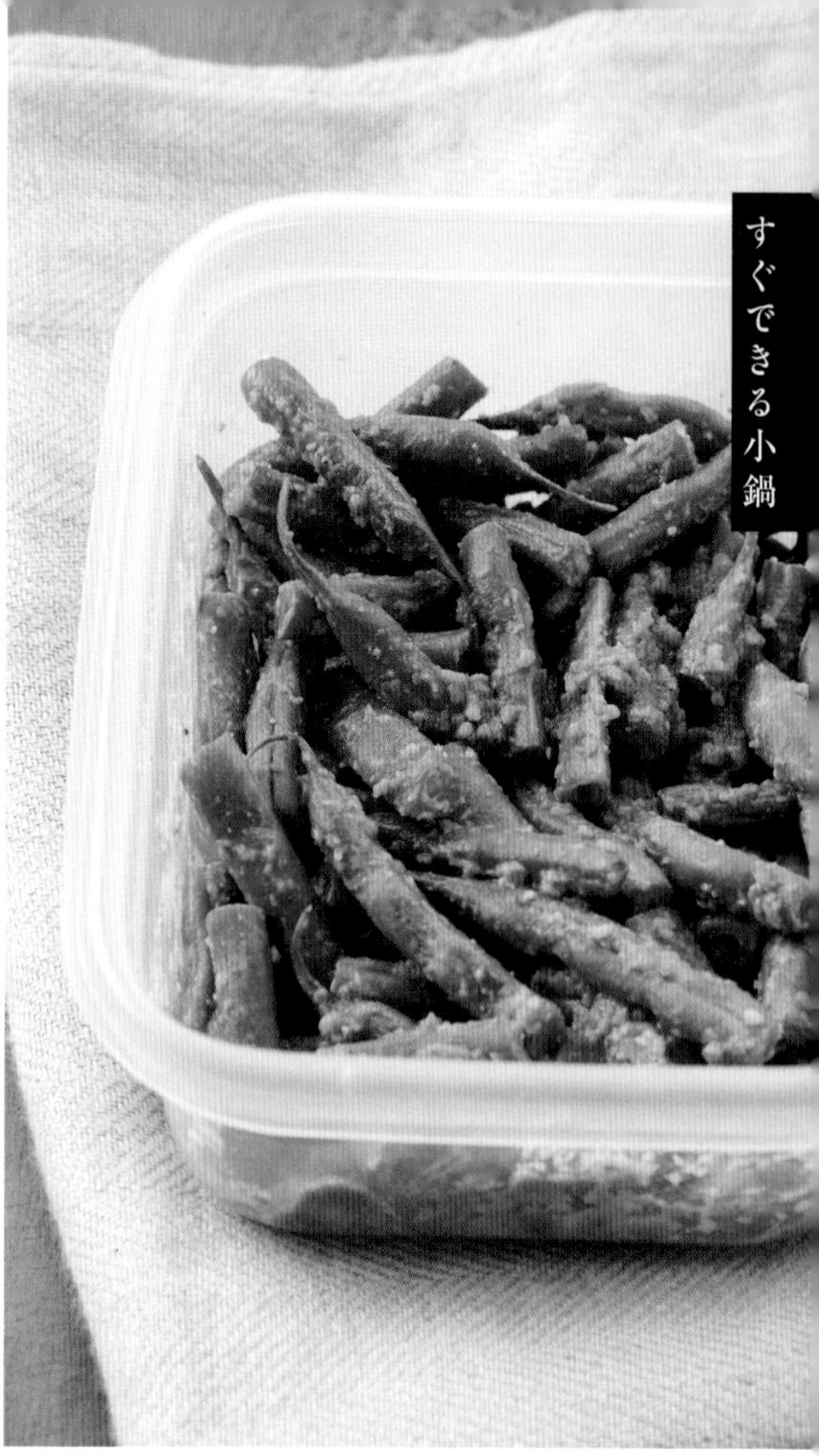

■副菜

「れんこんの梅おかか和え」

300mℓ コンテナ

歯ごたえが楽しいれんこんに、梅味がきいています。

材料（2人分）

れんこん――100g

梅干し――1個

みりん――小さじ1

かつお節――小1パック

作り方

1 れんこんはいちょう切りにする。梅干しは種をとって果肉をたたく。

2 れんこんを保存容器に入れ、電子レンジで2分加熱し、梅肉、みりん、かつお節で和える。

1人分	41kcal
たんぱく質	1.5g
カルシウム	11mg
塩分	1.0g

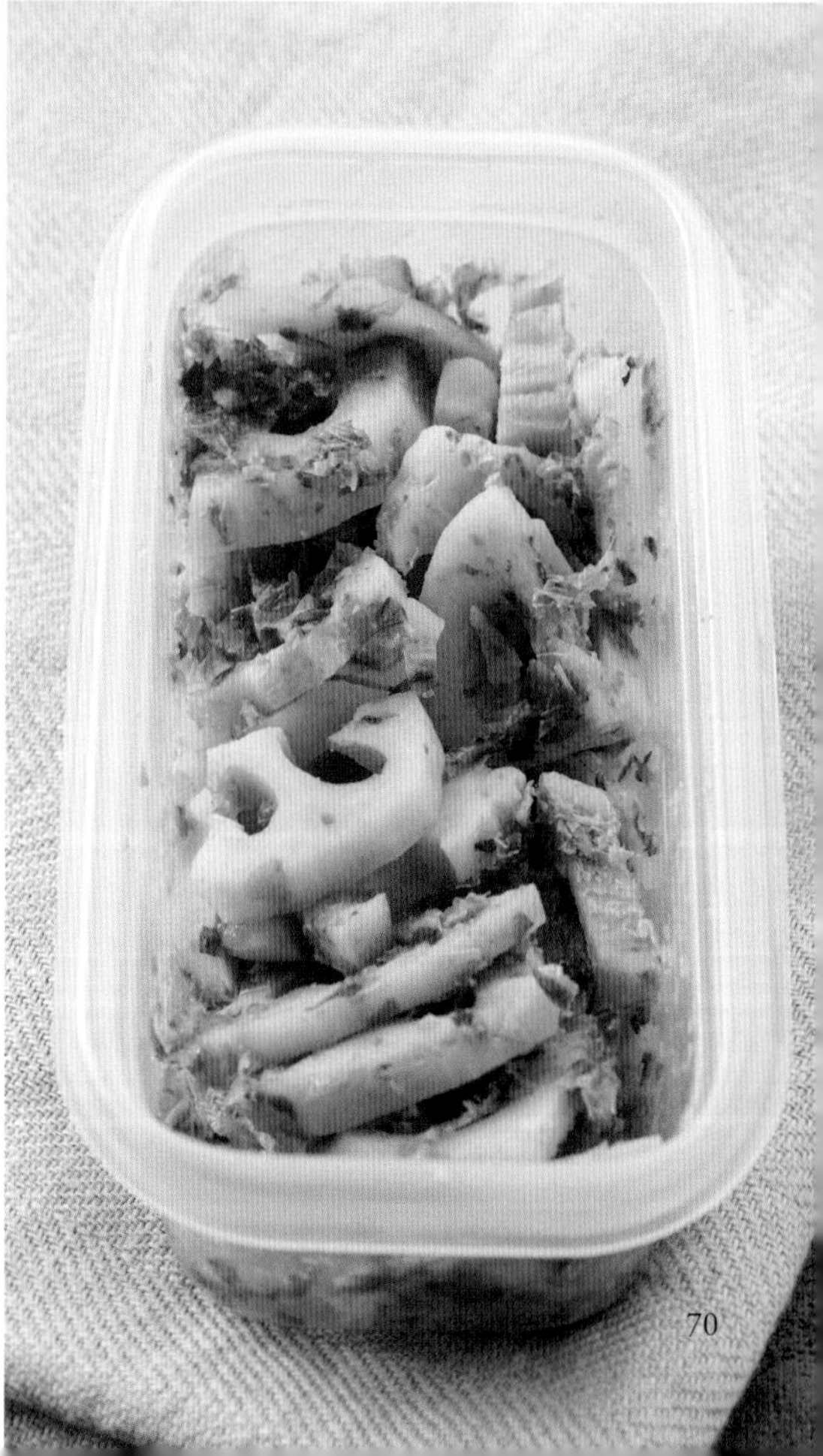

■副菜

［ブロッコリーのしらす和え］

300mℓ コンテナ

しらすの塩分で十分、味がつきます。

1人分

51kcal	
たんぱく質	3.1g
カルシウム	42mg
塩分	0.3g

材料（2人分）

ブロッコリー――½株（120g）
しらす干し――15g
オリーブ油――大さじ½

作り方

1 ブロッコリーは小房にわけて保存容器に入れ、ふたを軽くのせ、電子レンジで2分半加熱する。

2 水気をきって、しらす干し、オリーブ油と和える。

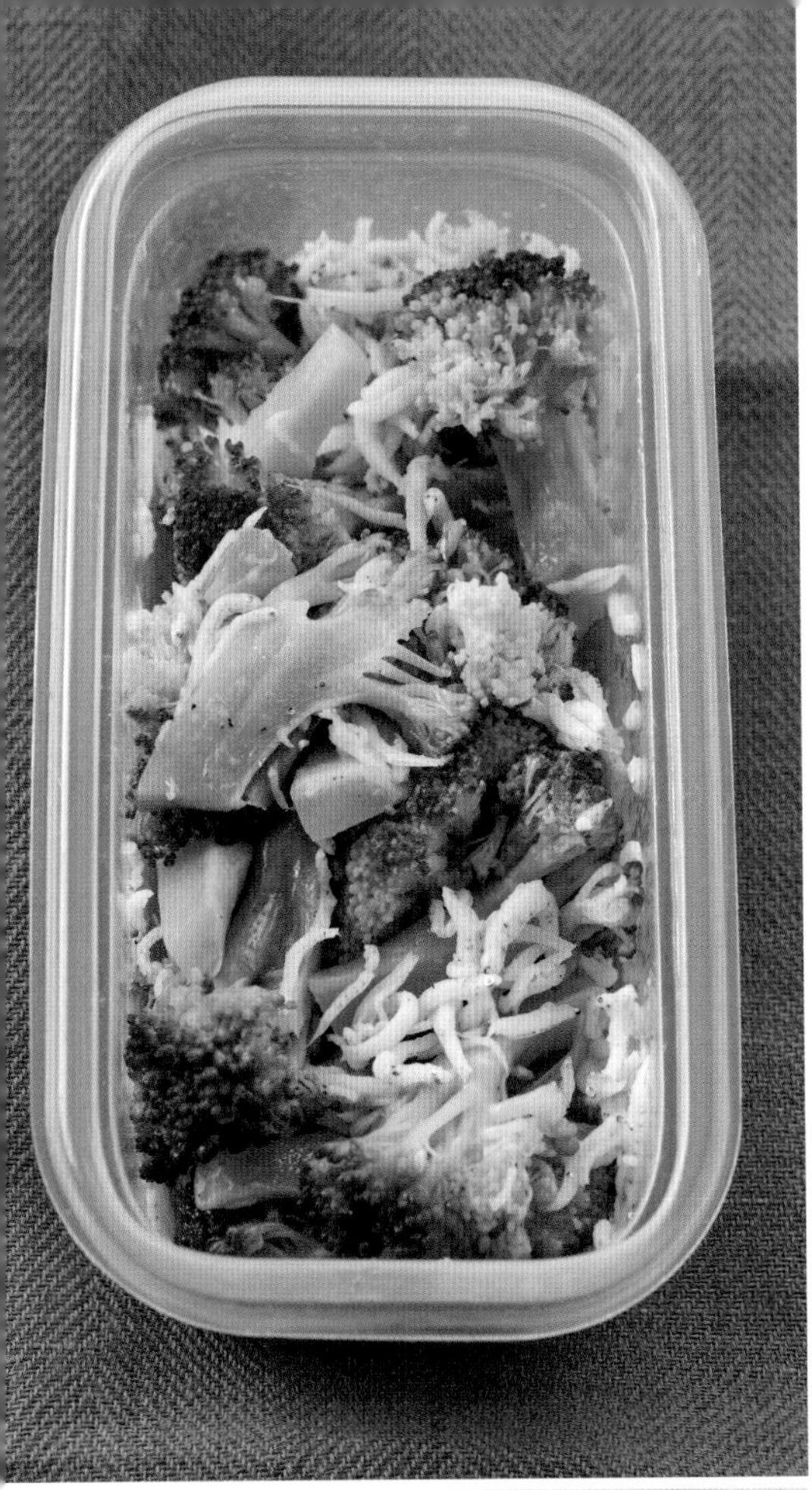

■副菜

［きのこのしぐれ煮］

700mℓ コンテナ

そのまま食べても、きのこそばにしたり、豆腐にのせたり、青菜と和えたり。常備菜としておすすめ。

1人分

106kcal	
たんぱく質	4.7g
カルシウム	10mg
塩分	2.6g

※全量

材料（作りやすい分量）

えのきだけ――小1束（100g）
なめこ――1袋
しめじ――小1パック（100g）
しょうが――小1かけ
A［しょうゆ、酒、みりん――各大さじ1

作り方

1 えのきだけは2cm長さに切る。なめこはさっと洗う。しめじは石づきを取ってほぐす。しょうがはせん切りにする。

2 保存容器に1とAを入れる。保存容器のふたを軽くのせ、電子レンジで4分加熱する。

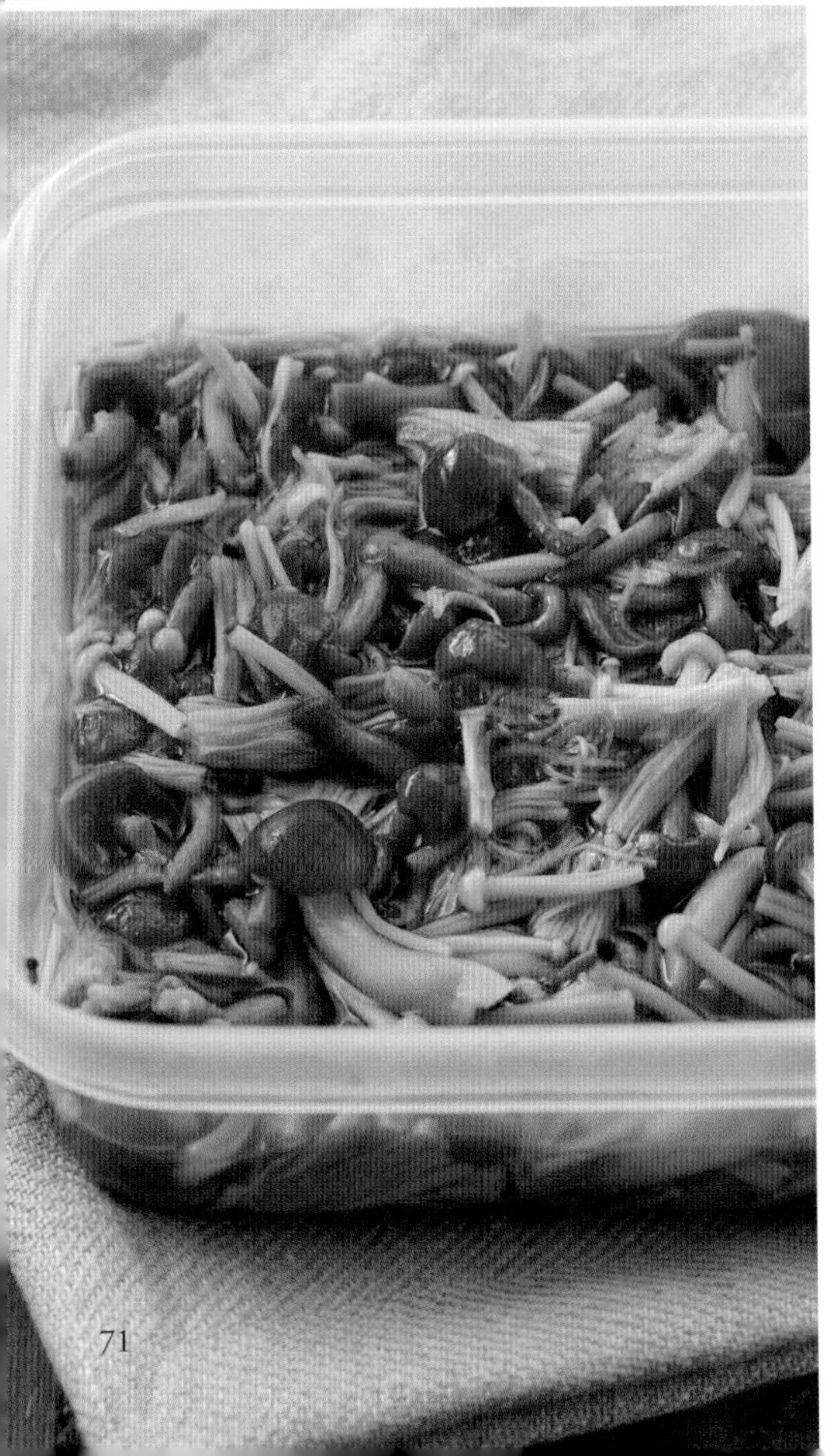

魚を日持ちさせて楽しむコツ&レシピ

元気のもとであるたんぱく質は肉だけに頼らず、魚からもしっかりいただきたい。

刺身や塩焼きとは、ちょっと目先を変えたいときや、旬の時季にお値頃の魚を見かけたときは、食べ切れないかも…、などと気にせず、多めに手に入れておくのがおすすめです。

冷蔵庫において3日ほど、楽しむことができるおかずを紹介します。

「南蛮漬け」

レシピはあじを使っていますが、鮭、かじきまぐろ、さわらなど、そのとき手に入るものに代えてOKです。

1人分	
183kcal	
たんぱく質	12.2g
カルシウム	55mg
塩分	2.1g

※漬け汁全量を食した場合

材料（2人分）

あじ —— 2尾（3枚おろし）
片栗粉 —— 適量
玉ねぎ —— ¼個
ピーマン —— 2個
すし酢 —— ¼カップ
赤唐辛子 —— ½本分
揚げ油 —— 適量

作り方

1 あじ1枚を2～3等分する。

2 玉ねぎは薄切り、ピーマンはせん切り、赤唐辛子は小口切りにする。

3 すし酢に赤唐辛子を加え、玉ねぎ、ピーマンと合わせる。

4 あじに片栗粉を薄くまぶし、170℃の揚げ油で両面を香ばしく揚げ、熱いうちに3に漬けてなじませる。

※フライパンで揚げるなら、油の量は底から2cmくらいが目安。

Point
あじも野菜も、揚げたらすぐに漬け汁に漬けることで味がよく染みこみます。一晩おけば、よりなじみます。

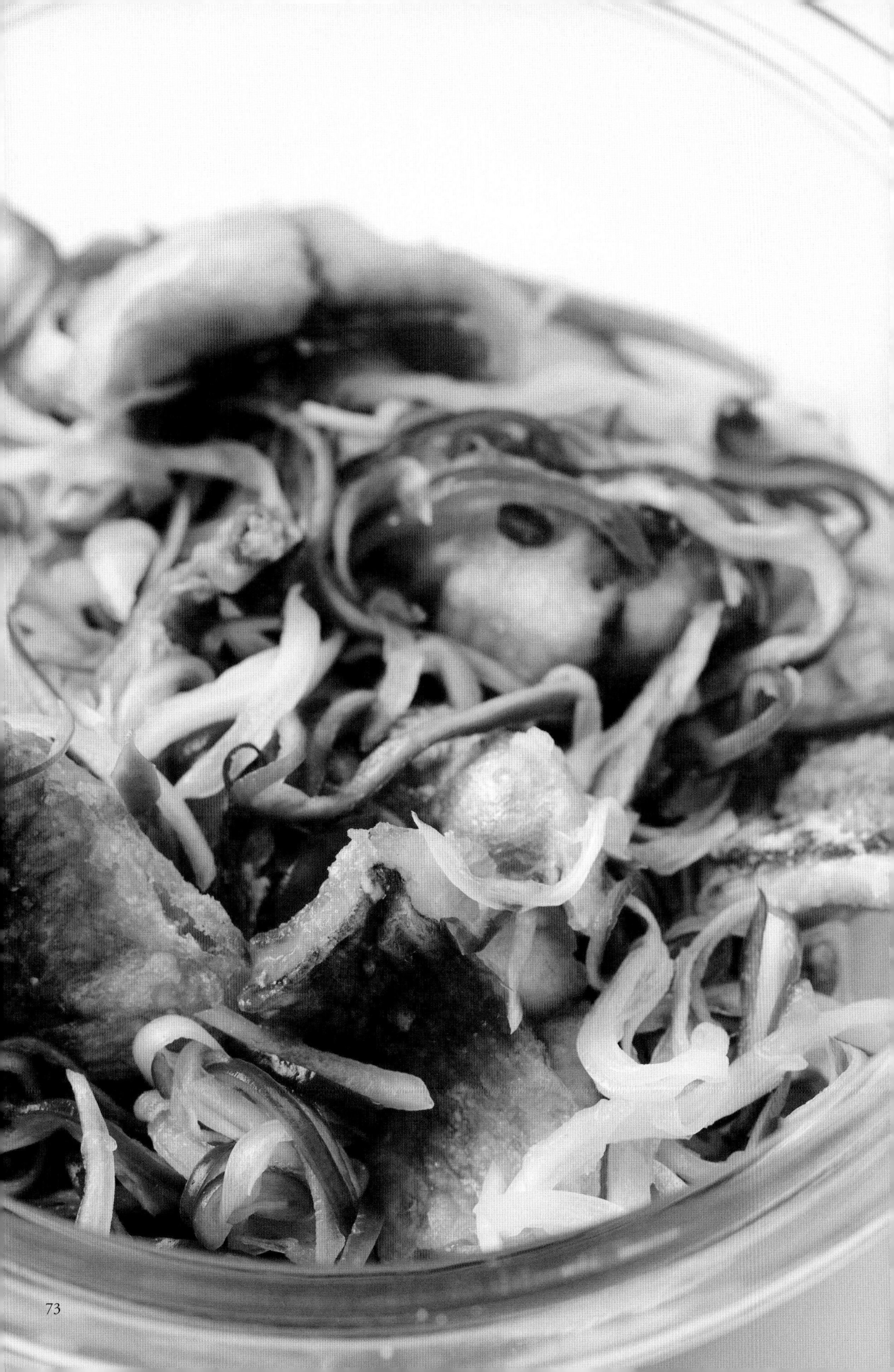

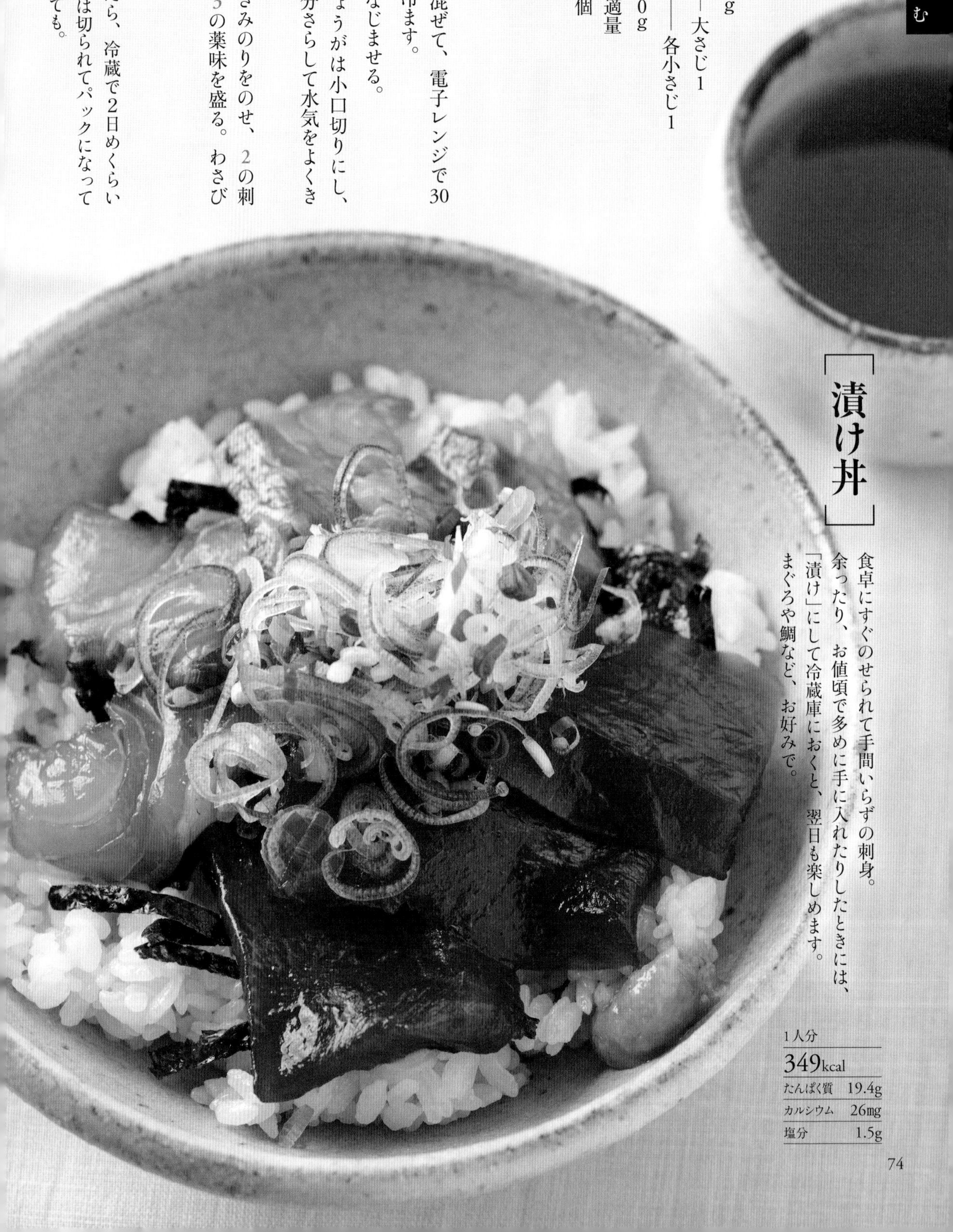

漬け丼

食卓にすぐのせられて手間いらずの刺身。余ったり、お値頃で多めに手に入れたりしたときには、「漬け」にして冷蔵庫におくと、翌日も楽しめます。まぐろや鯛など、お好みで。

1人分	
349kcal	
たんぱく質	19.4g
カルシウム	26mg
塩分	1.5g

材料（2人分）

刺身——150g
A ┌ しょうゆ——大さじ1
　 └ 酒、みりん——各小さじ1
ごはん——300g
きざみのり——適量
みょうが——1個
小ねぎ——適量
わさび——少々

作り方

1 Aの材料を混ぜて、電子レンジで30秒加熱し、冷ます。
2 Aに刺身をなじませる。
3 小ねぎ、みょうがは小口切りにし、水に2～3分さらして水気をよくきる。
4 ごはんにきざみのりをのせ、2の刺身をのせ、3の薬味を盛る。わさびを添える。

Point

漬けだれに漬けたら、冷蔵で2日めくらいまではOK。薬味は切られてパックになっているものを利用しても。

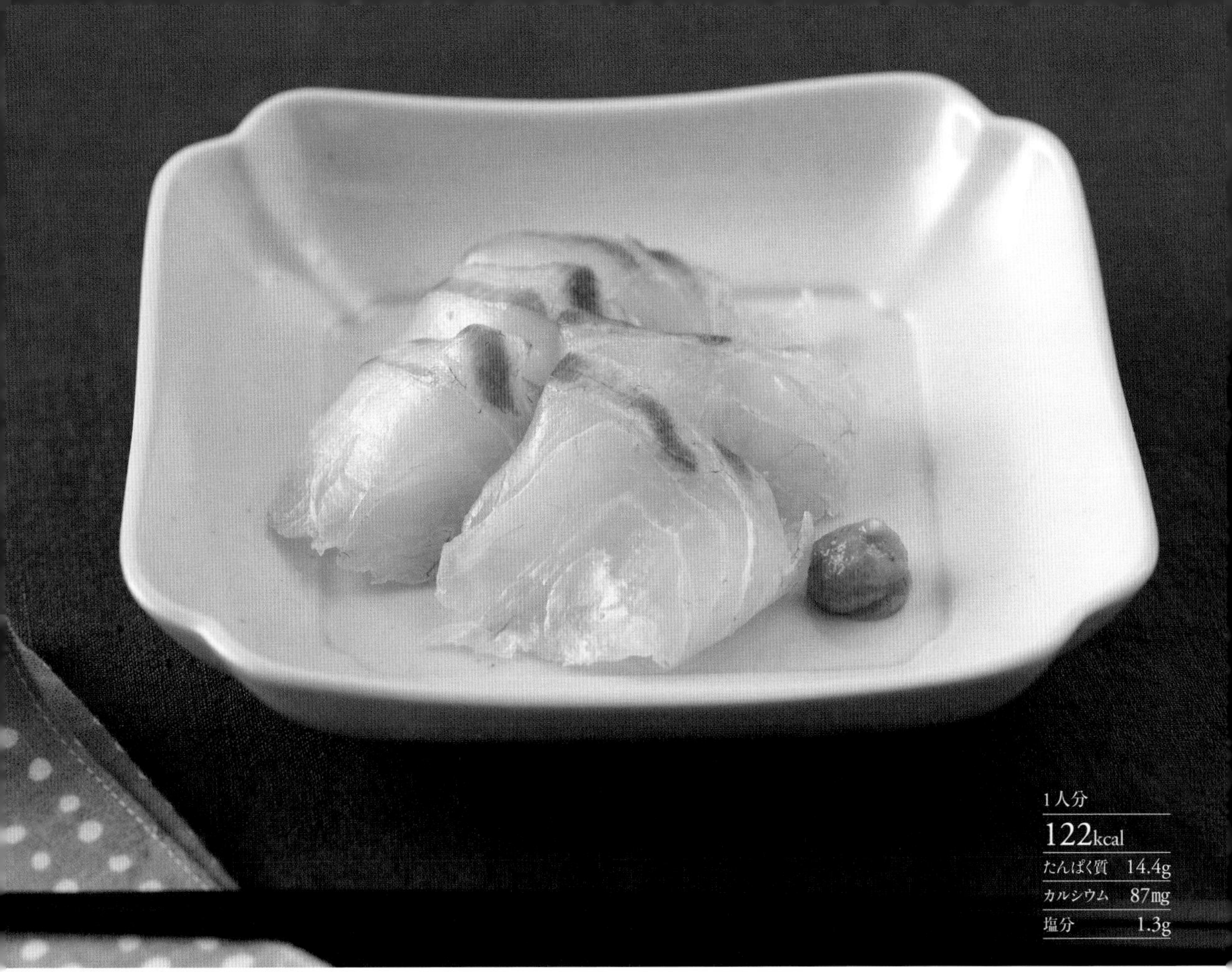
1人分
122kcal
たんぱく質 14.4g
カルシウム 87mg
塩分 1.3g

昆布〆

昆布が魚の水分を吸収して、日持ちがよくなります。刺身に、ほどよい弾力が生まれ、昆布の旨味も染み込みます。

材料（2人分）
鯛の刺身（柵の場合）——150g
塩——少々
昆布——2枚
わさび——少々

作り方

1 鯛に塩をふって昆布ではさみ（写真❶）、ラップでぴったりと包んで（写真❷）冷蔵庫で1〜2晩なじませる。

2 1の鯛をそぎ切りにして、わさびを添える。

Point
丸まった昆布はあぶると開いてきます。（写真❸）IH調理器の場合は、さっと水にくぐらせて開き、水気をよくふいてから使います。使った昆布は細切りにして、炒め煮や佃煮に。

❶
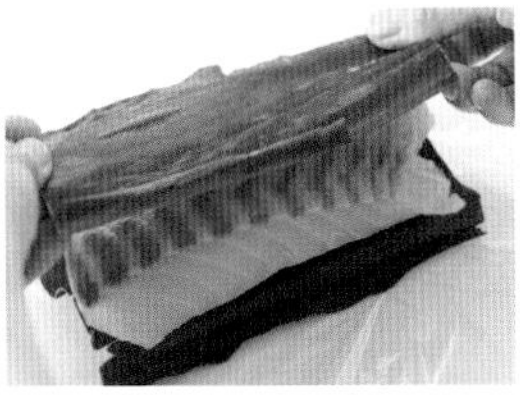
❷
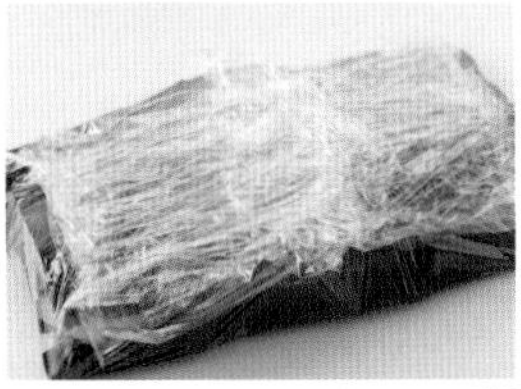
❸
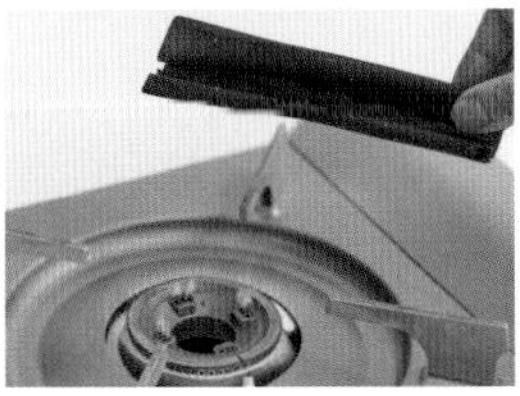

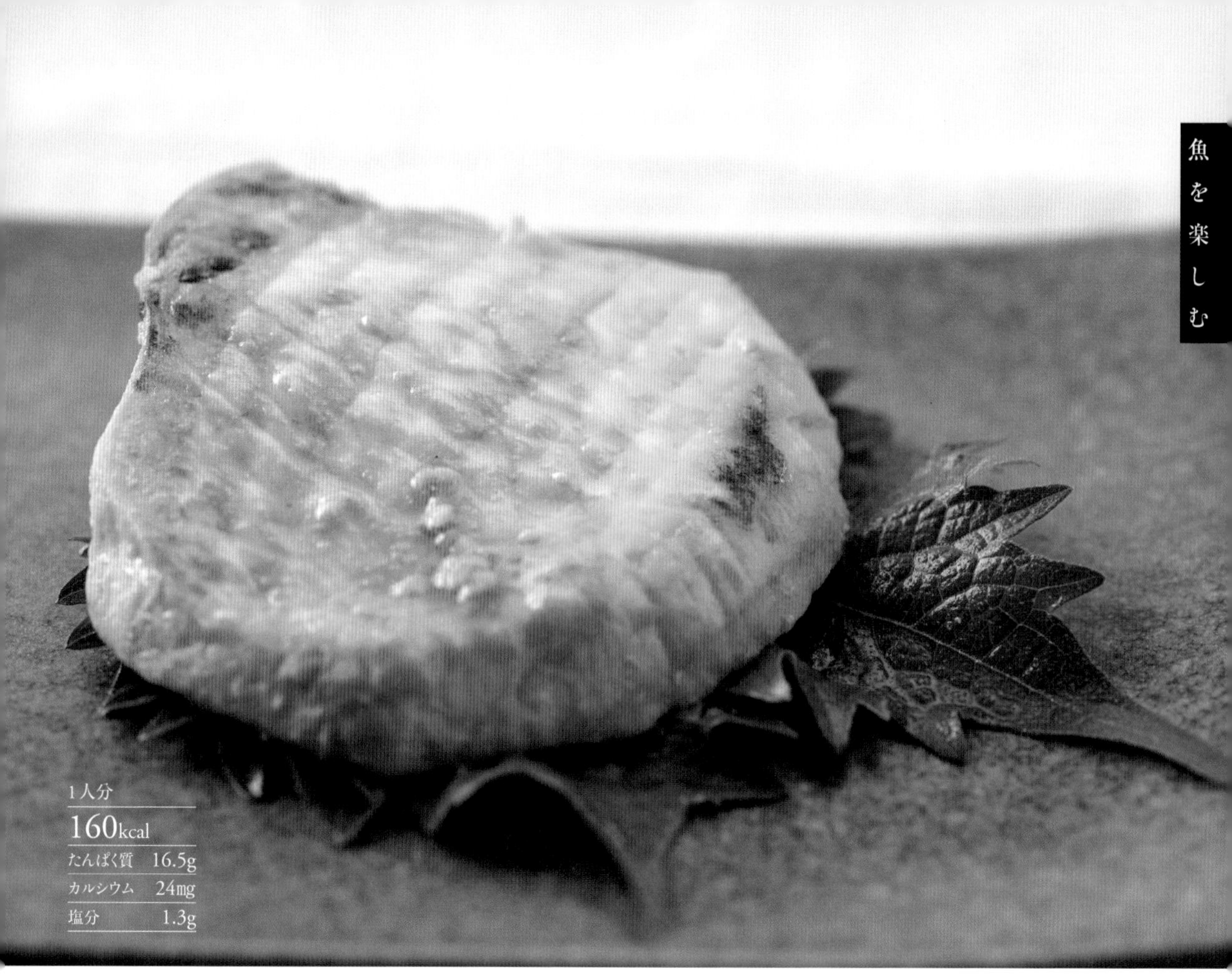
1人分
160kcal
たんぱく質 16.5g
カルシウム 24mg
塩分 1.3g

［みそ漬け］

味が淡泊な魚は旨味が増し、しっとり、ふっくら仕上がるみそ漬け。ヨーグルトを足すことでみその量が減り、減塩につながります。写真はかじきまぐろですが、鯛、鮭、さわら、銀だらなど、お好みの魚でどうぞ。

材料（2人分）
かじきまぐろ ―― 2切れ
みそ、ヨーグルト（1：1の割合）―― 各大さじ1
しそ ―― 4枚

作り方

1 みそ、ヨーグルトを合わせ、かじきまぐろになじませて（写真❶）（写真❷）、冷蔵庫で半日以上おく。

2 フライパンにクッキングシートをしいて、1の皮を下にしてのせる。ふたをして弱火で10分焼き、ひっくり返して2～3分焼く。しそを添える。

Point

●漬けだれは、まずラップにのばし、その上に魚をのせて包むと、いい塩梅につかります。冷蔵なら2～3日、冷凍なら1か月保存可。冷凍した場合は冷蔵庫で解凍してから焼きます。

●皮つきの魚は、2でまず皮を下にしてのせます。

❶
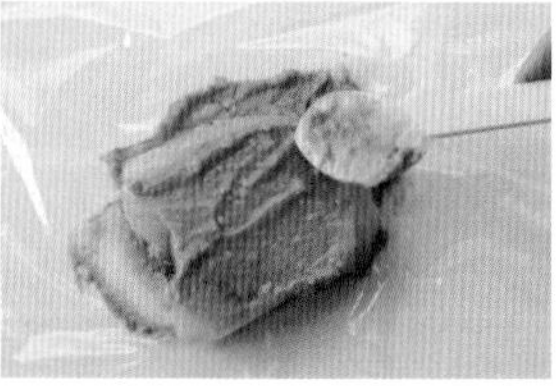

❷
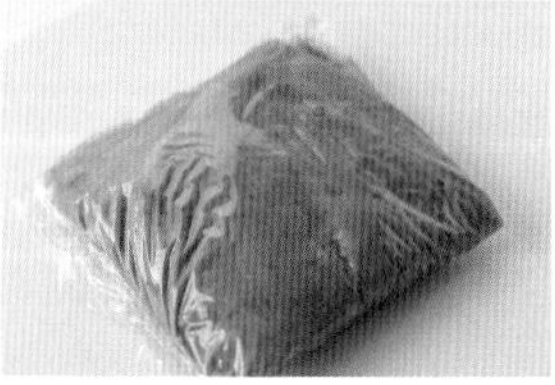

全量

450kcal

たんぱく質	41.1g
カルシウム	143mg
塩分	4.5g

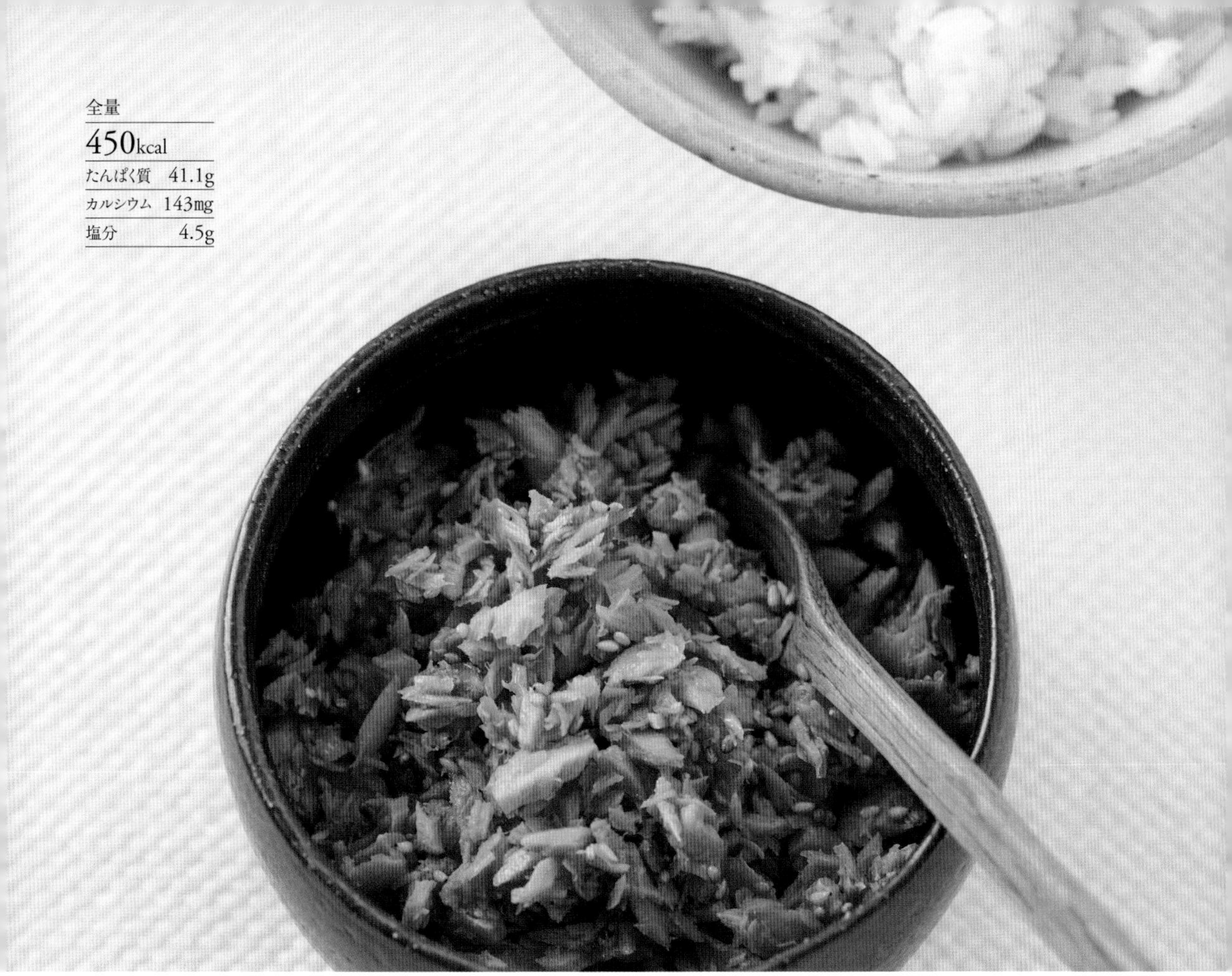

［自家製フレーク］

甘塩鮭やあじなどお好みの干物で作ります。
ちょっと食べたいときや、おにぎりの具にも便利。

材料（作りやすい分量）

甘塩鮭――2切れ
酒――大さじ2
A［みりん――大さじ1
しょうゆ――小さじ1］
いりごま――大さじ1

作り方

1 耐熱皿に鮭を入れて酒をふり、ラップをして電子レンジで3分加熱する。粗熱を取り、皮、骨を取ってほぐす。

2 フライパンに、Aと1の鮭を蒸し汁ごと入れて、汁気がなくなるまで炒りつけ、ごまを加えて混ぜる。

Point

冷蔵で3日、冷凍で1か月保存可。冷凍の場合は、小分けにするか平らに広げて冷凍を。必要な分を割って取りだして電子レンジで加熱するか、凍ったまま、あたたかいご飯にのせてもすぐ溶けて食べられます。

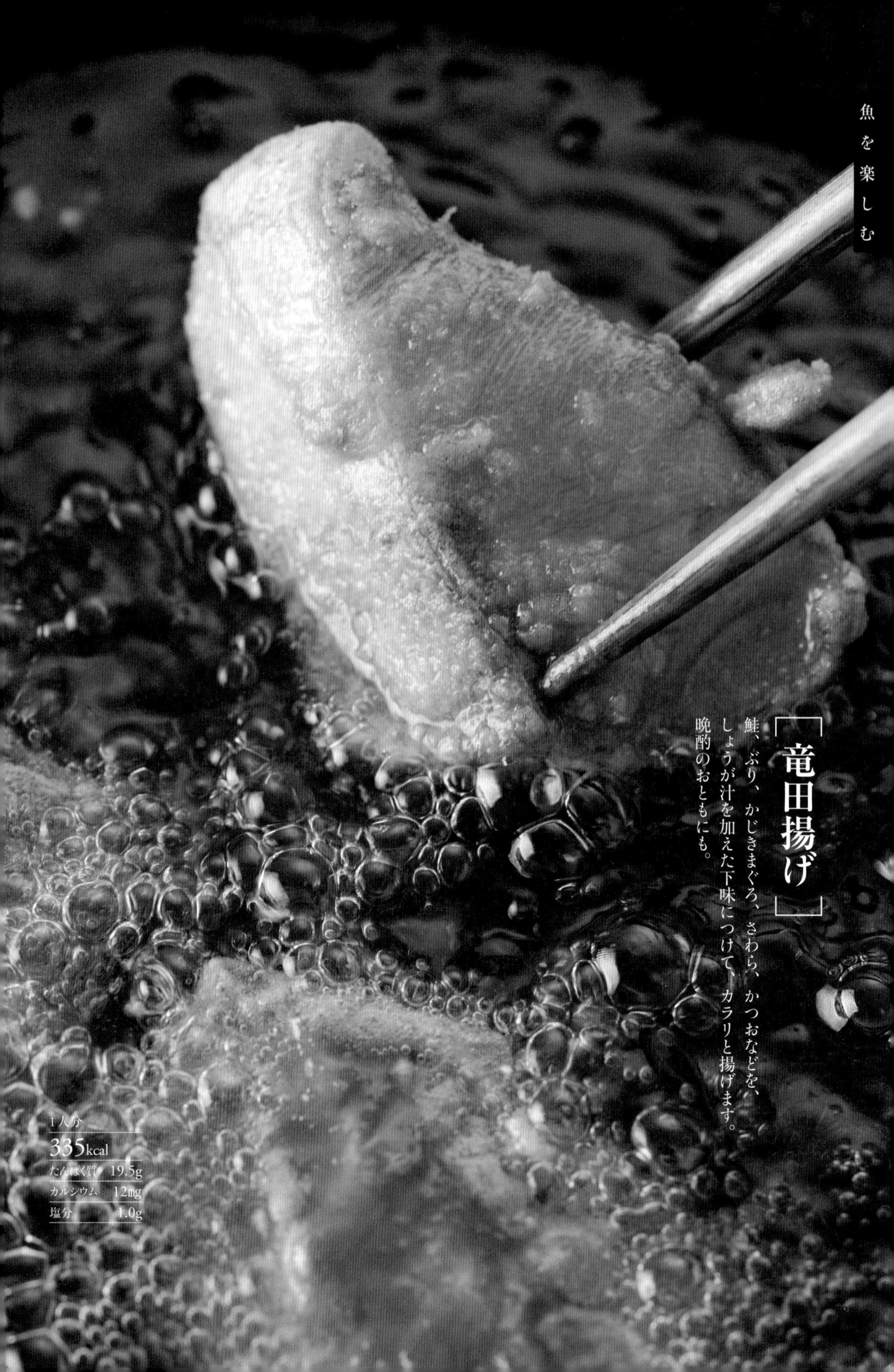

竜田揚げ

鮭、ぶり、かじきまぐろ、さわら、かつおなどを、しょうが汁を加えた下味につけて、カラリと揚げます。晩酌のおともにも。

1人分
335kcal

たんぱく質	19.5g
カルシウム	12mg
塩分	1.0g

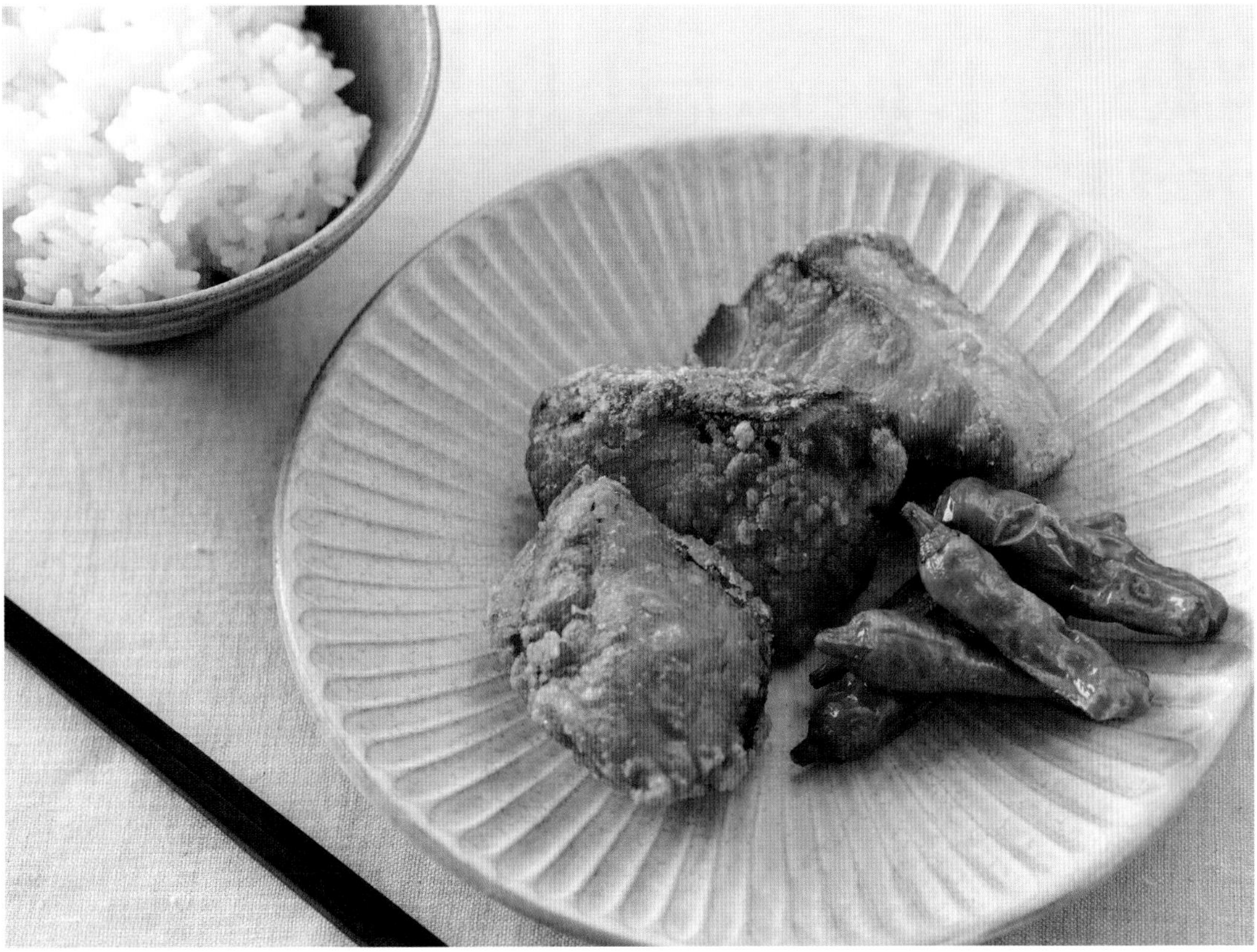

材料（2人分）
ぶり――2切れ
A
しょうゆ――小さじ2
酒――小さじ1
しょうが汁――小さじ1
おろしにんにく――少々
片栗粉――適量
ししとう――10本
揚げ油――適量

作り方
1 ししとうは穴をあける（写真❶）。
2 ぶりはそぎ切りにする。食品保存袋にAを合わせ（写真❷）、ぶりを入れてなじませる。
3 ししとうを150℃の揚げ油で素揚げする。
4 2のぶりに片栗粉をまぶし（写真❸）、170℃の揚げ油でカラリと揚げ、3と盛り合わせる。
※フライパンで揚げるなら、油の量は底から2㎝くらいが目安。

Point
下味に漬けたぶりに片栗粉をしっかりまぶすと、身はふっくら、衣はカリッと揚がり、冷めてもおいしいです。

❶
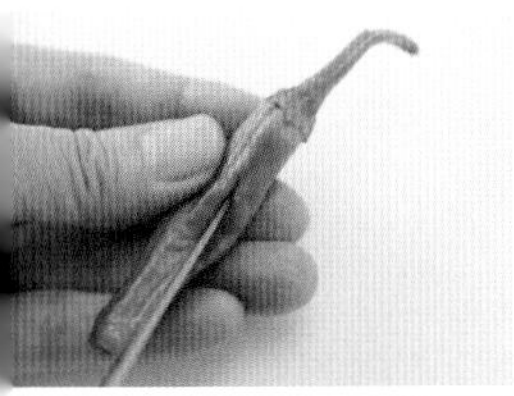

❷
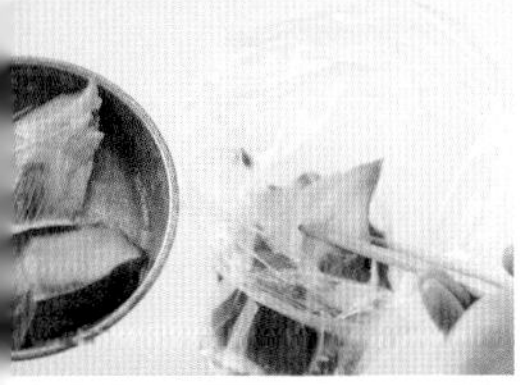

❸
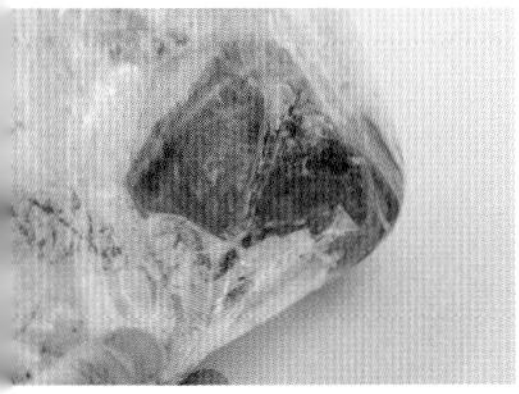

肉のやわらかレシピ

肉はたんぱく質を十分摂るには必要な食材。脂の少ない部位を中心に選ぶと安心です。
肉をやわらかく、ジューシーに仕上げるには、
繊維を断つように切る、余熱で仕上げる、小麦粉で口当たりをよくする、
卵液でコーティングするなど、少しのコツで、よい塩梅に仕上がります。

［煮豚］

余熱で火を通すので、肉が固くならない作り方です。
残った煮汁はとっておいて、次に作るときに注ぎ足して使うと、
「我が家の秘伝の味」になっていきます。

材料（作りやすい分量・5〜6人分）

豚肩ロース塊肉――500〜600g

A
- しょうゆ――⅔カップ
- 酒、水――各½カップ
- 砂糖――100g
- オイスターソース――大さじ2⅓

にんにく――1かけ

ねぎの青い部分――1本分

ねぎ――½本

ゆで卵――4個

※肉が400gくらいの場合のAの煮汁は、しょうゆ½カップ、酒・水各150㎖、砂糖75g、オイスターソース大さじ2弱。

作り方

1 にんにくは皮付きのままつぶす。

2 豚肉は熱湯でさっとゆで、水に取って、浮いてくる脂を洗い流す（写真❶）。

3 鍋にAを入れて沸騰したら、にんにく、ねぎの青い部分を鍋に入れて煮立て、肉を入れて（写真❷）ふたをする。

4 煮立ったら弱火にして15〜20分煮て、肉の上下を返す。

5 再びふたをして15〜20分煮て火を止め、そのまま冷ます。粗熱が取れたら、ゆで卵を一緒に漬ける（写真❸）。

6 ねぎは細切りにして水にさらし、水気をよくきる。5を食べやすく切って器に盛りつけ、ねぎ、漬け汁をかける。

❶
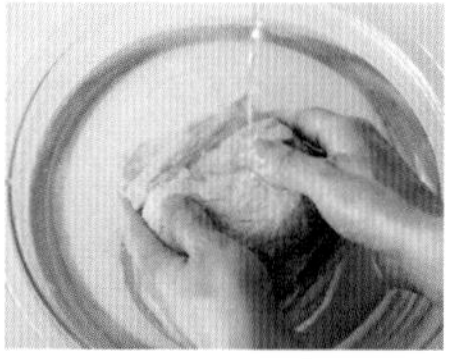

❷

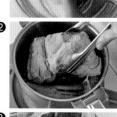

❸
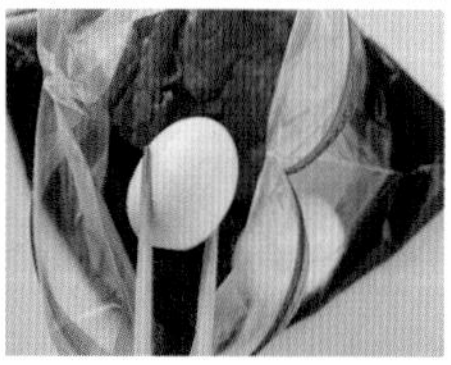

Point

煮汁が残るので冷凍保存。次に煮るときは、煮汁1と½カップ、しょうゆ・酒・水各¼カップ、砂糖大さじ3、オイスターソース大さじ1を足して作りましょう。

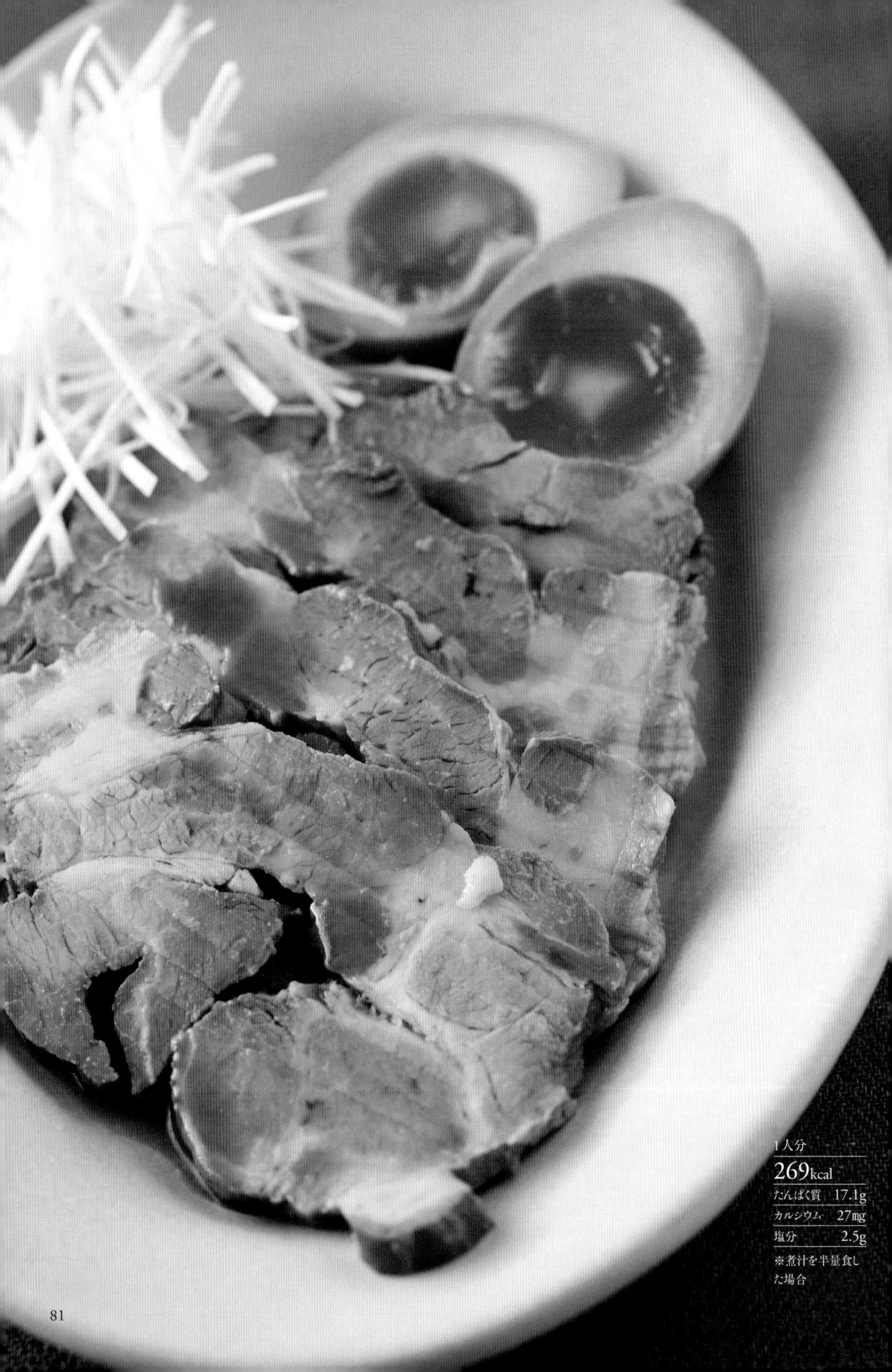

1人分
269kcal

たんぱく質	17.1g
カルシウム	27mg
塩分	2.5g

※煮汁を半量食した場合

［豚肉の玉ねぎたっぷりしょうが焼き］

豚肉は1枚ずつ並べて焼き、焼きムラを防ぎます。しょうが焼きのたれには玉ねぎで、旨味、甘味をプラスします。

材料（2人分）

豚ロースしょうが焼き用肉――4〜5枚（180g）
小麦粉――適宜
玉ねぎ――1個
A［しょうゆ、みりん、酒――各大さじ1½
　おろししょうが――1かけ分
カットキャベツ（せん切り）――80g
植物油――大さじ1

作り方

1 玉ねぎは薄切りにし、ラップで包んで（写真❶）、電子レンジで2分加熱する。
2 豚肉に小麦粉を薄くまぶす。フライパンに油を熱し、中火で両面を焼く（写真❷）。
3 玉ねぎを加え、Aをまわし入れてからめる（写真❸）。キャベツをしいた皿に盛る。

Point
小麦粉は薄くまぶすようにすると、口当たりよく、たれもよくからまります。

❷
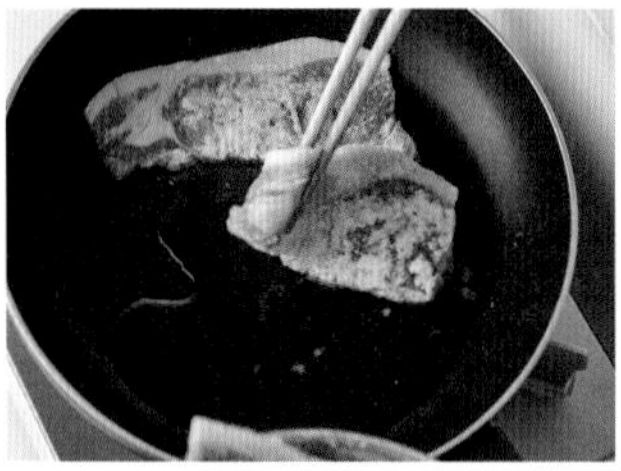
❶
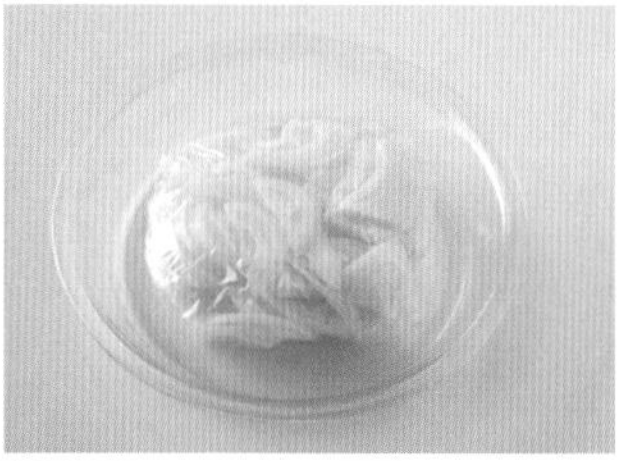
❸
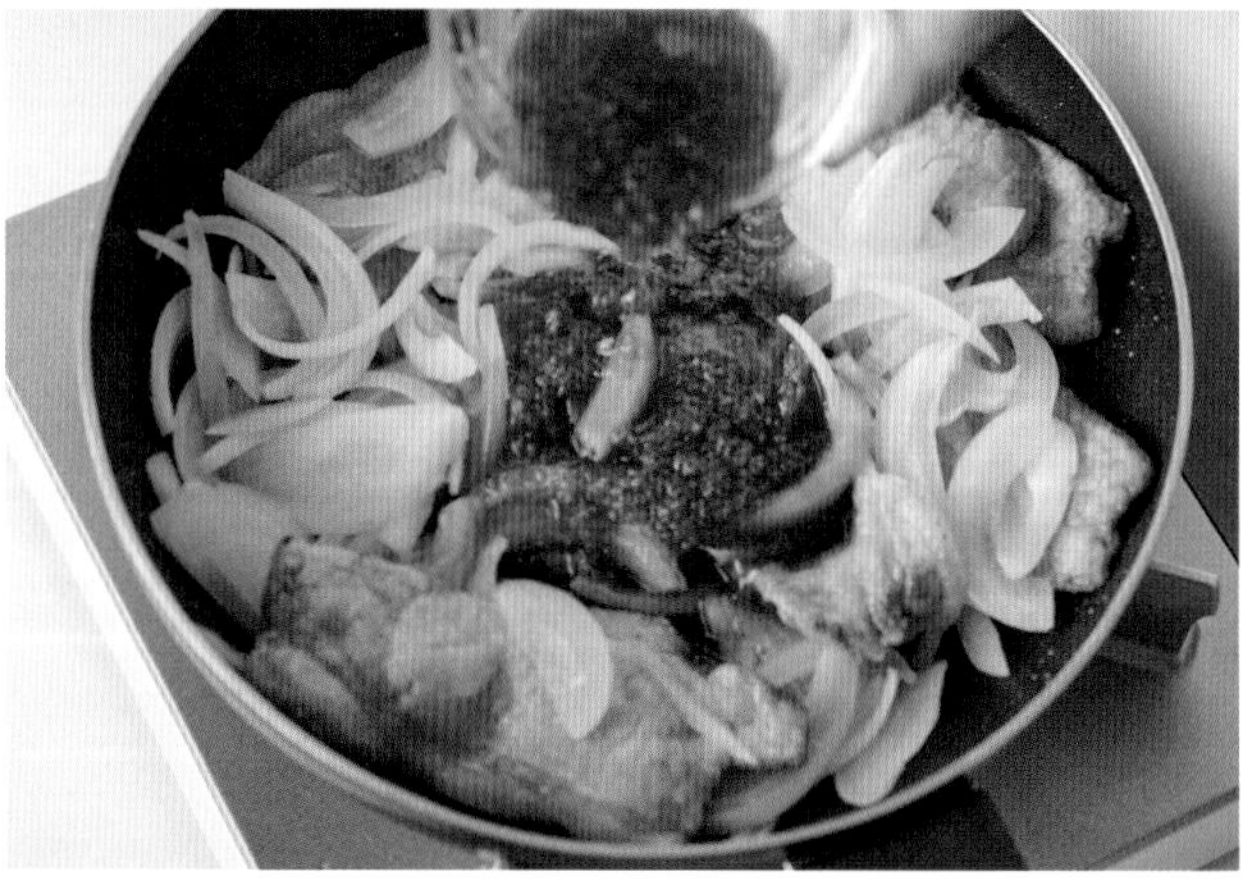

1人分
351kcal

たんぱく質	16.3g
カルシウム	41mg
塩分	2.0g

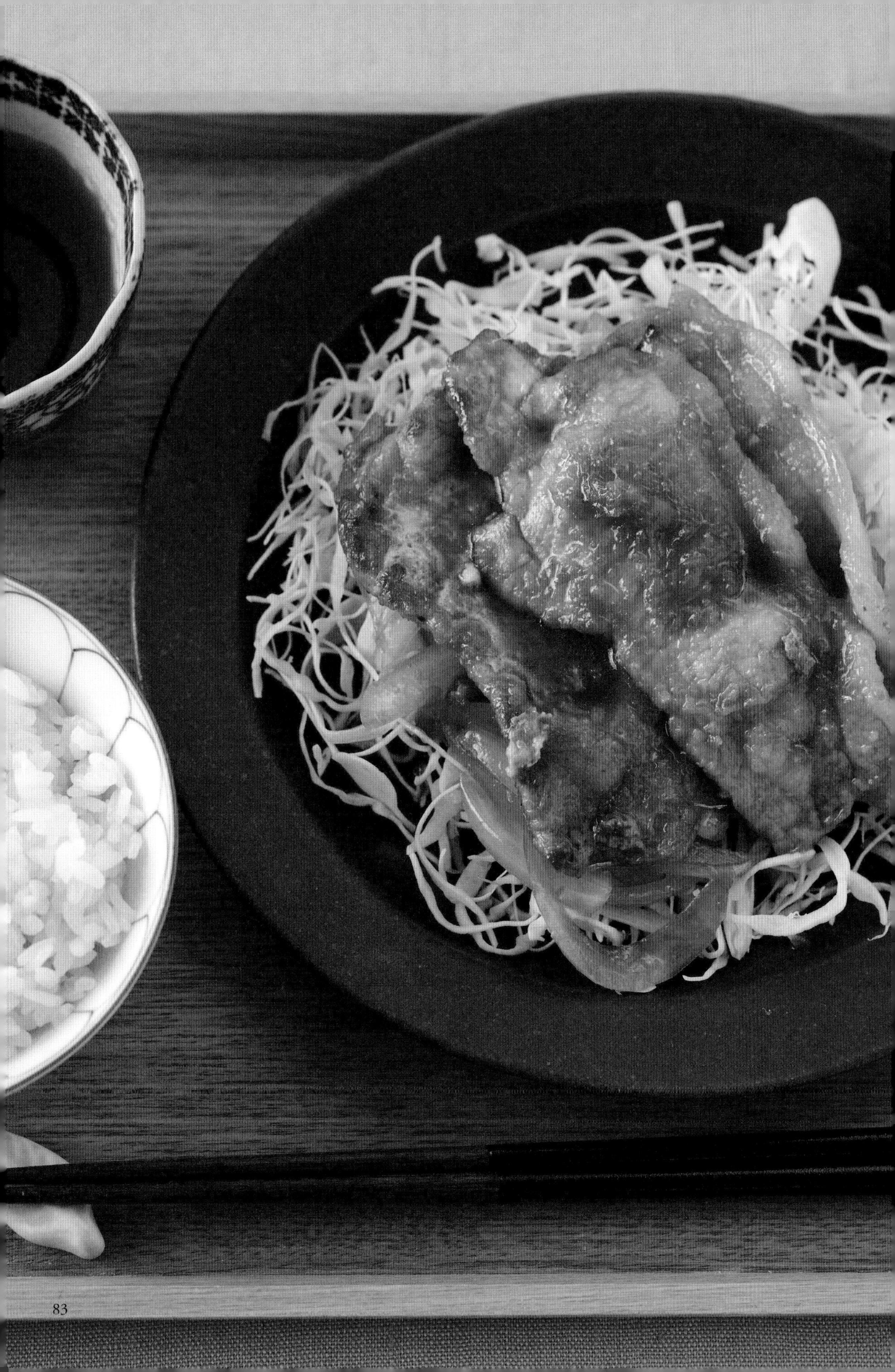

豚肉のアボカド巻き焼き ポン酢しょうゆ仕立て

アボカドとの組み合わせでしっとり、ポン酢でさっぱりいただきます。

材料（2人分）

豚しゃぶしゃぶ用肉――120g
小麦粉――少々
アボカド――1個
ポン酢しょうゆ――大さじ1½
植物油――小さじ2

作り方

1 アボカドはたて半分に切って種を取り（写真❶）、皮を取り、たて8等分に切る。

2 豚肉を広げ、小麦粉を薄くふり、アボカドに巻く（写真❷）。

3 フライパンに油を熱し、巻き終わりを下にして焼き始め（写真❸）、全体を香ばしく焼き、ポン酢しょうゆを加えてからめる。

Point
巻いた肉がほどけないように、巻き終わりを下にして焼きます。

❶
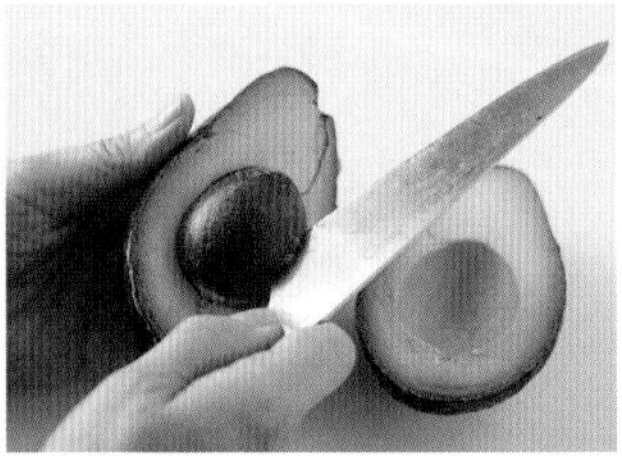

❷
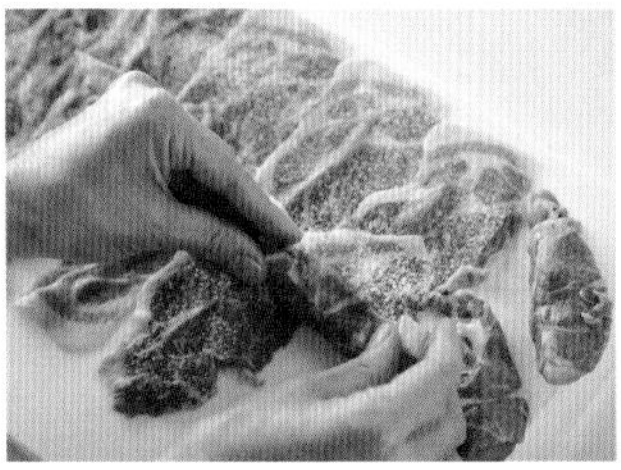

❸
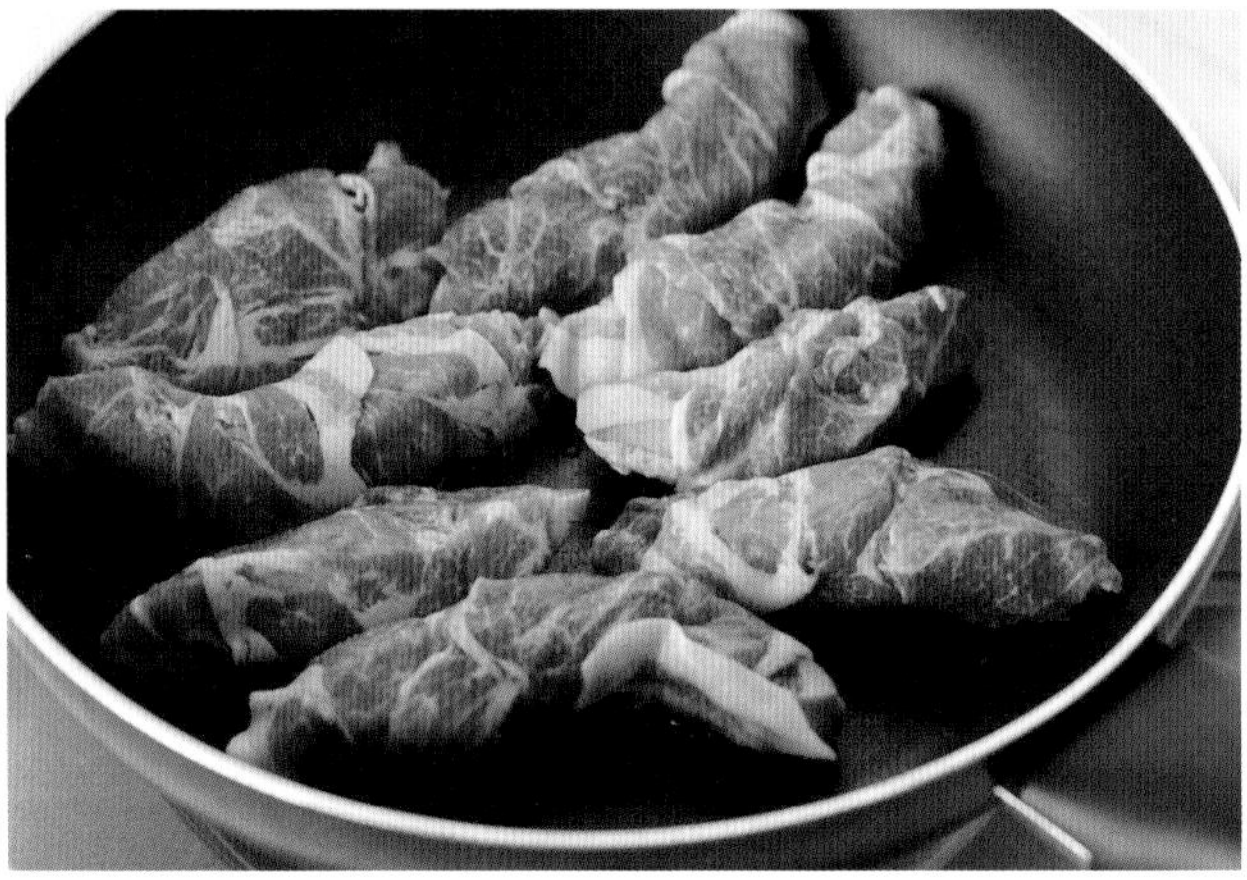

1人分	
327kcal	
たんぱく質	12.1g
カルシウム	11mg
塩分	1.1g

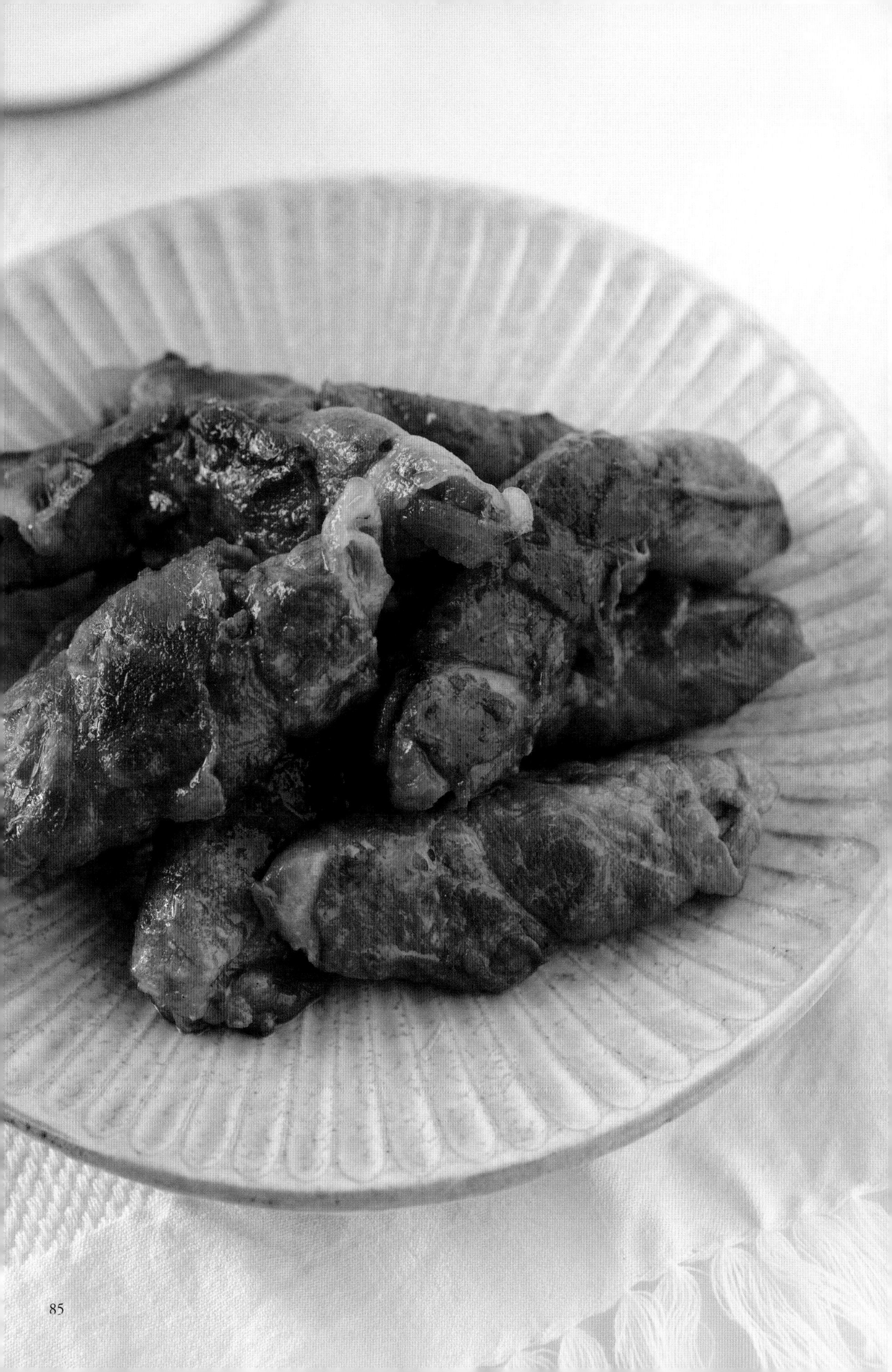

［ローストビーフ］

低温調理器がなくても、しっとりやわらかく作れます。手作りのソース以外にも、わさびじょうゆで食べてもおいしい。

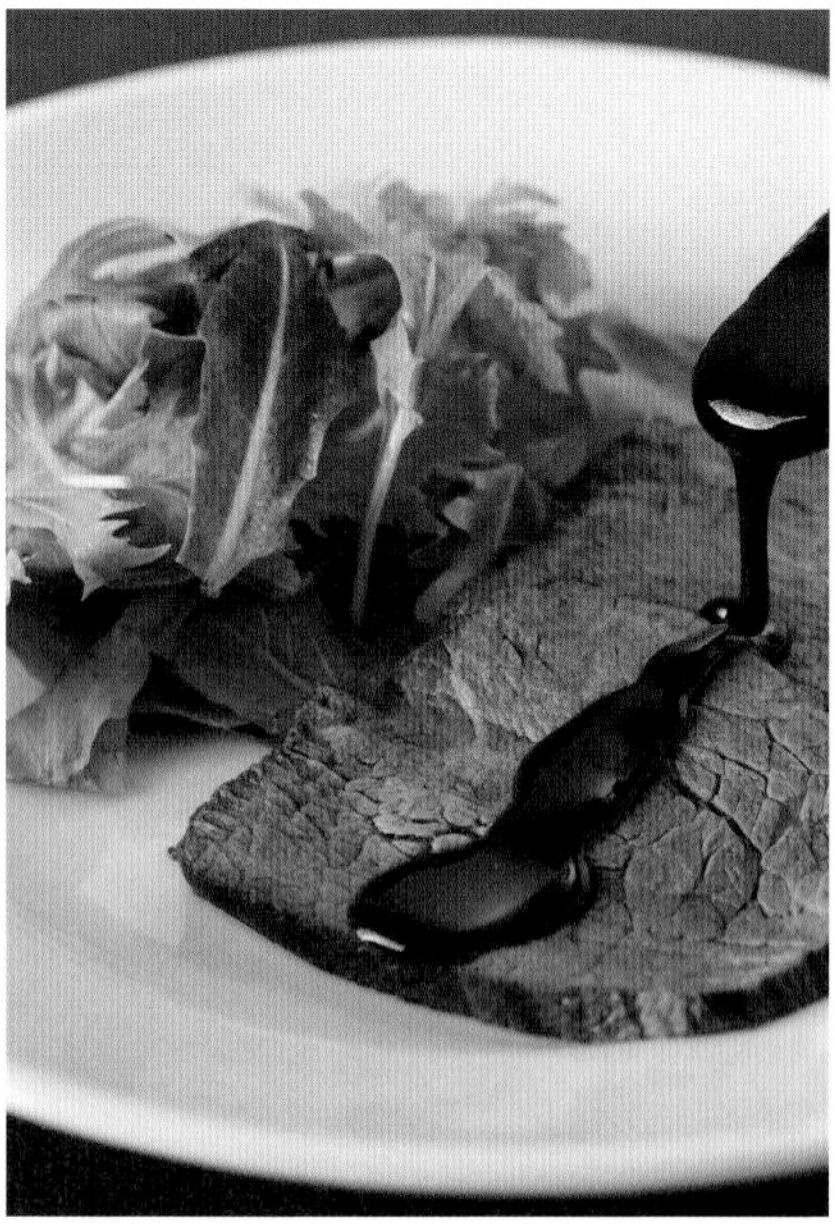

材料（作りやすい分量・4～5人分）

牛もも塊肉——約500g
しょうゆ——大さじ1
A　しょうゆ、赤ワイン、みりん——各大さじ3
ベビーリーフ——適宜
植物油——大さじ1

Point
厚手の鍋がなければ、5の火を止めたあと、鍋を毛布や厚手のタオルでくるんでもできます。そのまま冷めるまで待ちます。

❶
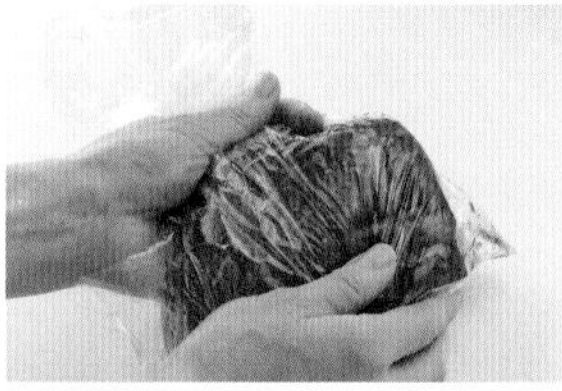
❷
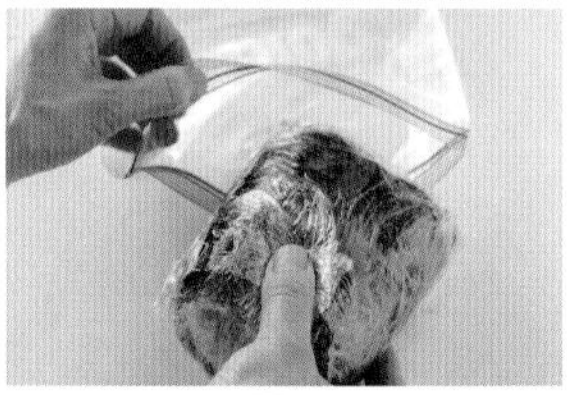
❸
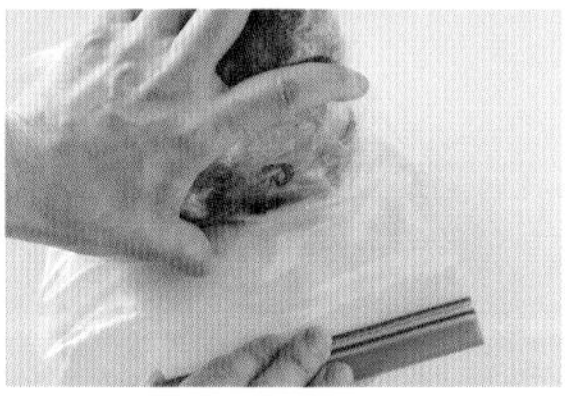
❹
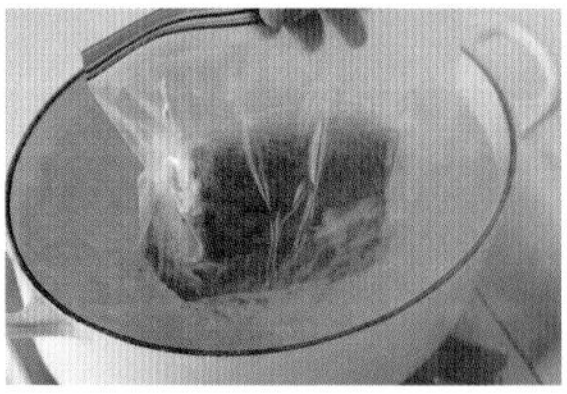

作り方

1 ポリ袋に牛肉、しょうゆを入れて、できるだけ空気をぬいて（写真❶）、冷蔵庫で一晩おく。
2 1を冷蔵庫から出して、室温にもどす。
3 フライパンに油を熱し、2の肉の汁気をきって、表面を1分ずつ焼く。
4 焼き色がついたら、ラップでぴったりと2重に包み、保存袋に入れて空気をしっかり抜く（写真❷）（写真❸）。
5 厚手の鍋に湯を沸かし、4を沈める（写真❹）。ふたをして火を止め、そのまま冷ます。
6 肉を焼いたフライパンにAを入れて、アルコール分をとばし、少しトロっとするくらいに煮詰める。ソースは作りやすい分量なので、余ったら、冷蔵で4～5日保存可。
7 5の肉を薄切りにし、ベビーリーフ、6のソースを添える。

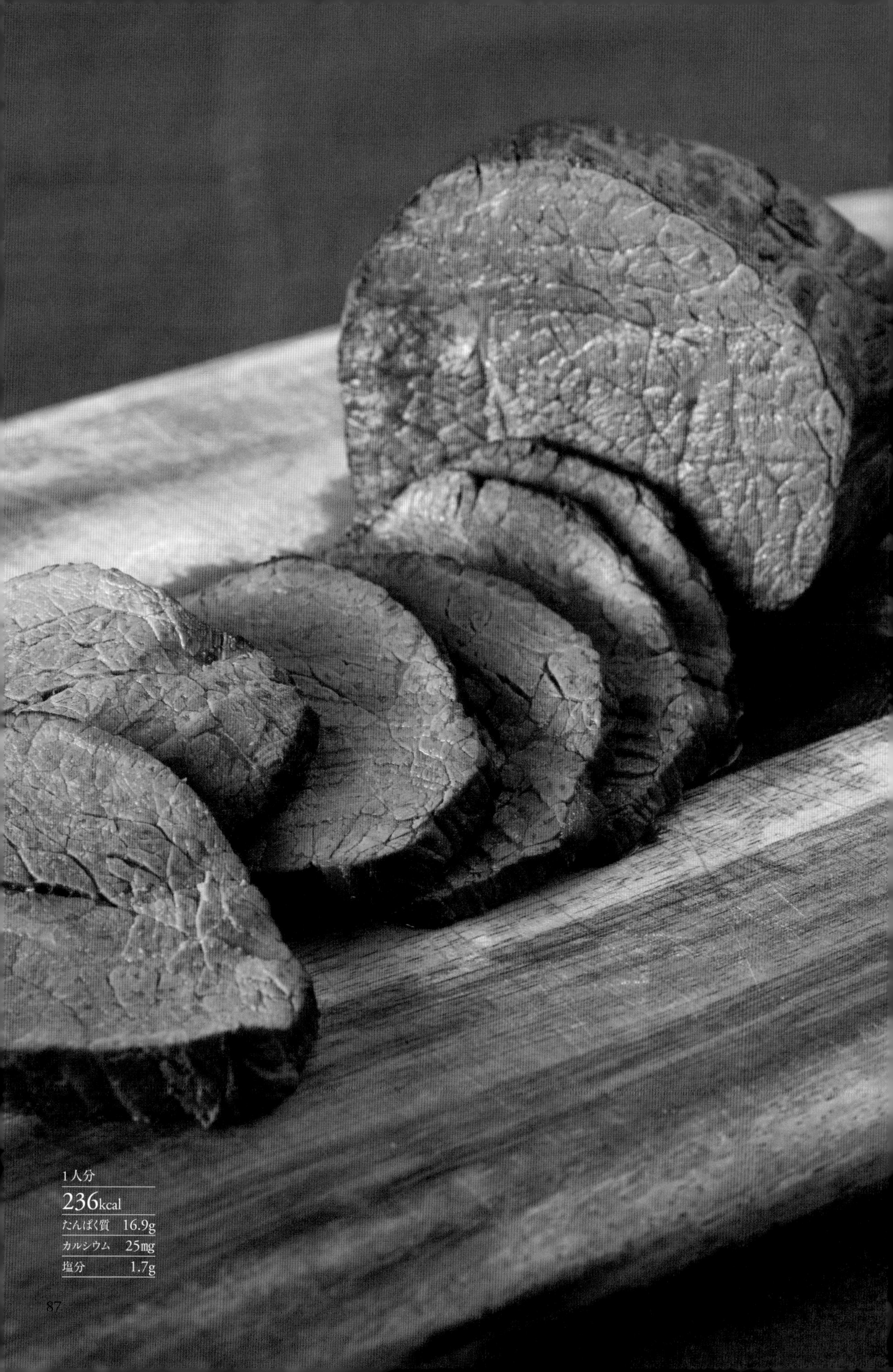

1人分

236kcal

たんぱく質	16.9g
カルシウム	25mg
塩分	1.7g

ハッシュドビーフ

小麦粉をまぶすことで肉の旨味を閉じ込め、やわらかく仕上げます。煮込んだときのとろみにも。豚こま切れ肉で作れば、ハッシュドポークになります。

材料（2人分）

牛切り落とし肉——150g
塩、こしょう——各少々
小麦粉——適量
玉ねぎ——¼個
マッシュルーム——4個
デミグラスソース——70g
ケチャップ、ウスターソース——各大さじ½
パセリのみじん切り（あれば）——少々
植物油——大さじ1

作り方

1 玉ねぎ、マッシュルームは薄切りにする。

2 牛肉は1cm幅に切り、塩、こしょうをなじませ、菜箸で混ぜるようにして、小麦粉を薄くまぶす（写真❶）。

3 フライパンに油を熱し、玉ねぎ、マッシュルームをしんなりするまで炒め、2の肉を加えてさらに炒める（写真❷）。

4 肉の色が変わったら、ケチャップ、ウスターソース、デミグラスソース（写真❸）を入れて煮る。塩、こしょうで味を調える。パセリをふる。

❶
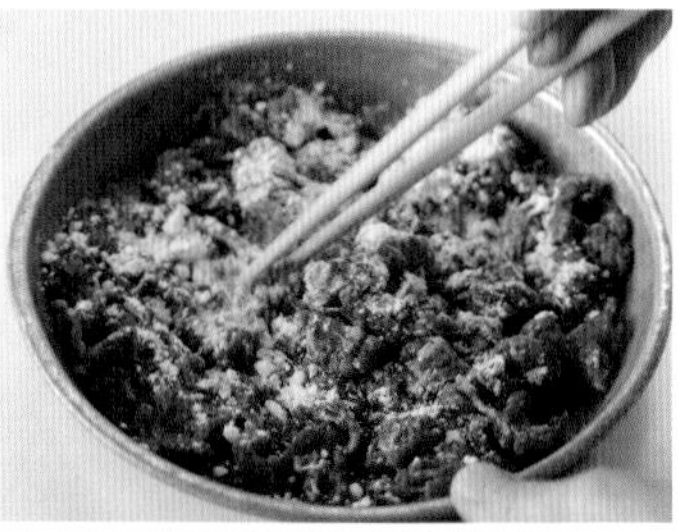

❷
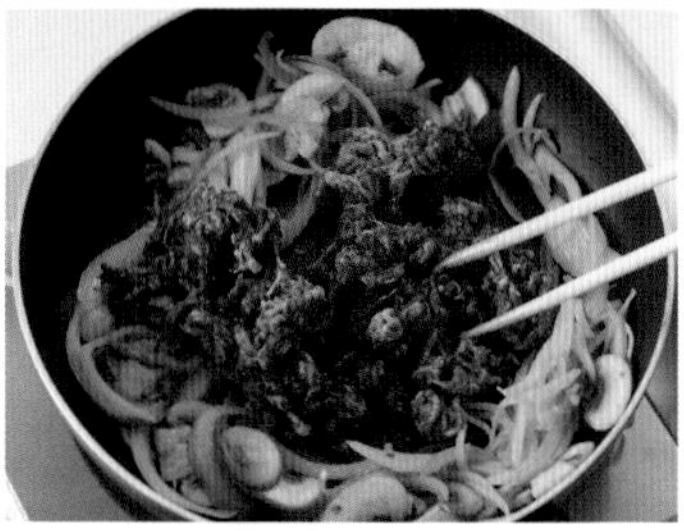

❸
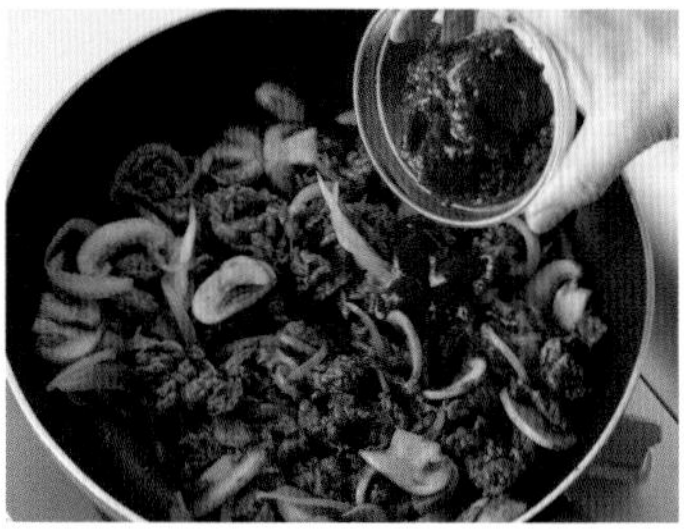

Point

●残ったデミグラスソースは、食品保存袋に入れて冷凍保存を。薄くのばして保存すると、必要な分だけ折って使えます。

●ペンネなどのショートパスタをつける場合は、150gのパスタを1%の塩を加えた湯で、袋の表示どおりゆでます。

1人分	
355kcal	
たんぱく質	12.7g
カルシウム	18mg
塩分	1.3g

※ペンネは含まず。

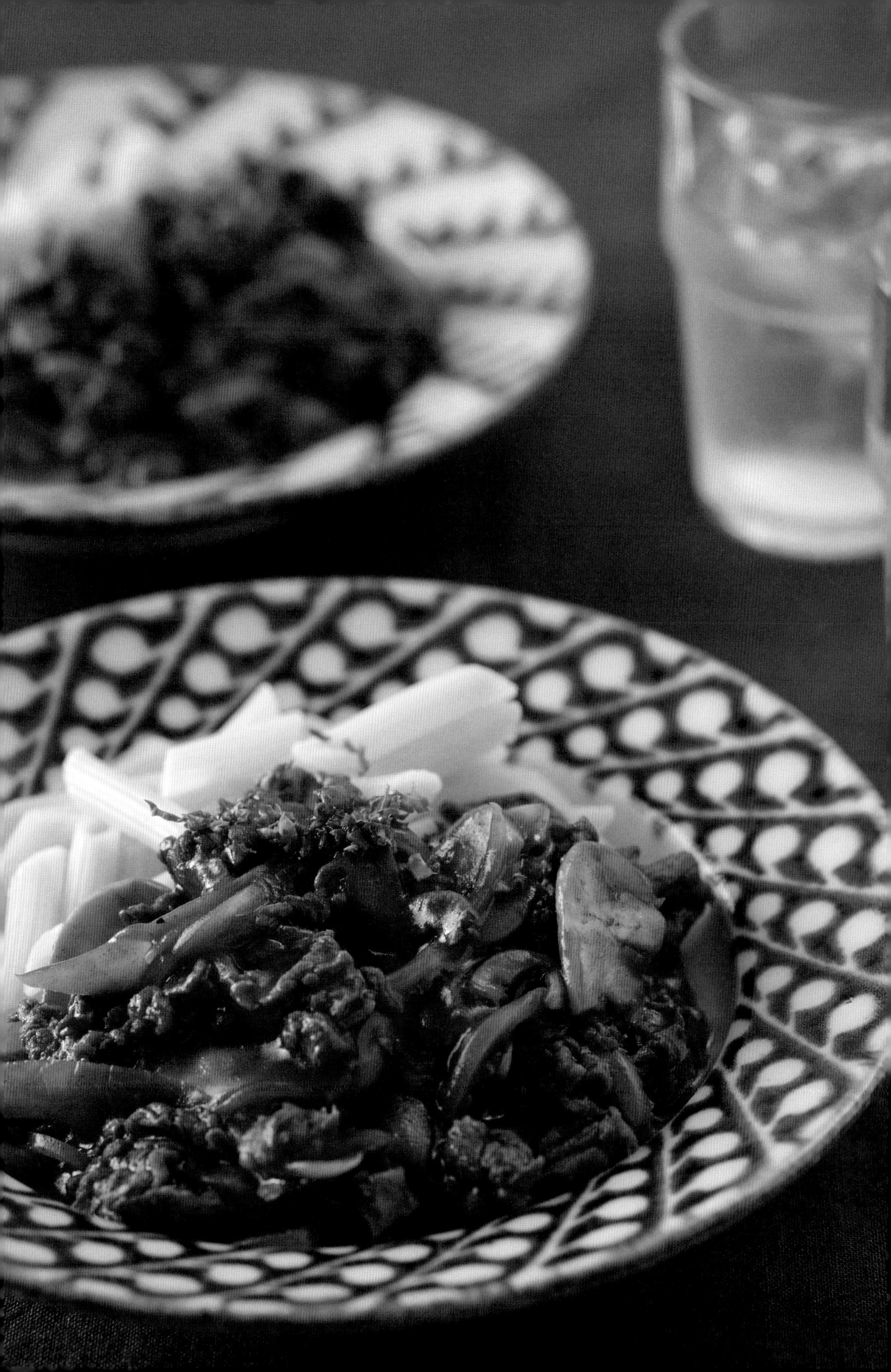

「鶏肉のゆずこしょう焼き」

鶏肉は皮を下にして焼くと、皮はパリッとして、肉汁が外に出るのを防ぎ、身はジューシーに焼き上がります。

材料（2人分）

鶏もも肉——小1枚（200g）
ゆずこしょう——小さじ1
ポン酢しょうゆ——小さじ1
大根——150g
植物油——小さじ1

作り方

1 大根はおろして水気をきる。

2 ポリ袋に鶏肉、ゆずこしょうを入れて（写真❶）、もみこむ。

3 フライパンに油を中火で熱し、2の肉を皮を下にして焼き（写真❷）、仕上げにポン酢しょうゆをからめる（写真❸）。

4 器に盛り、大根おろしを添える。

Point
大根おろしがよく合います。ゆずこしょうの辛味もやわらげます。

❶
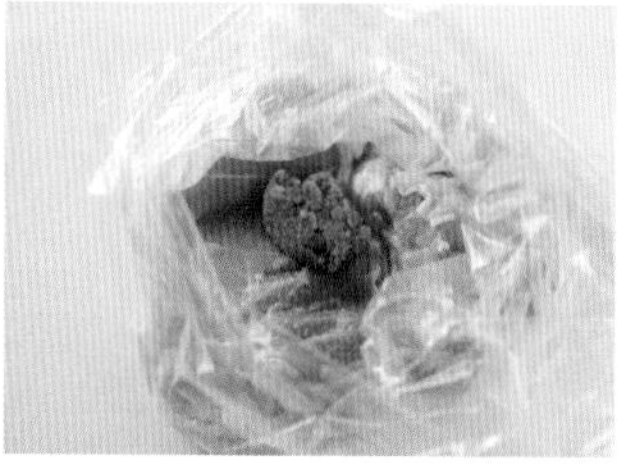

❷
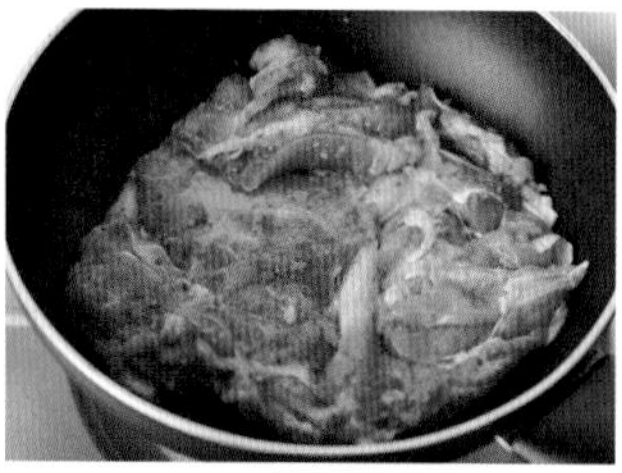

❸
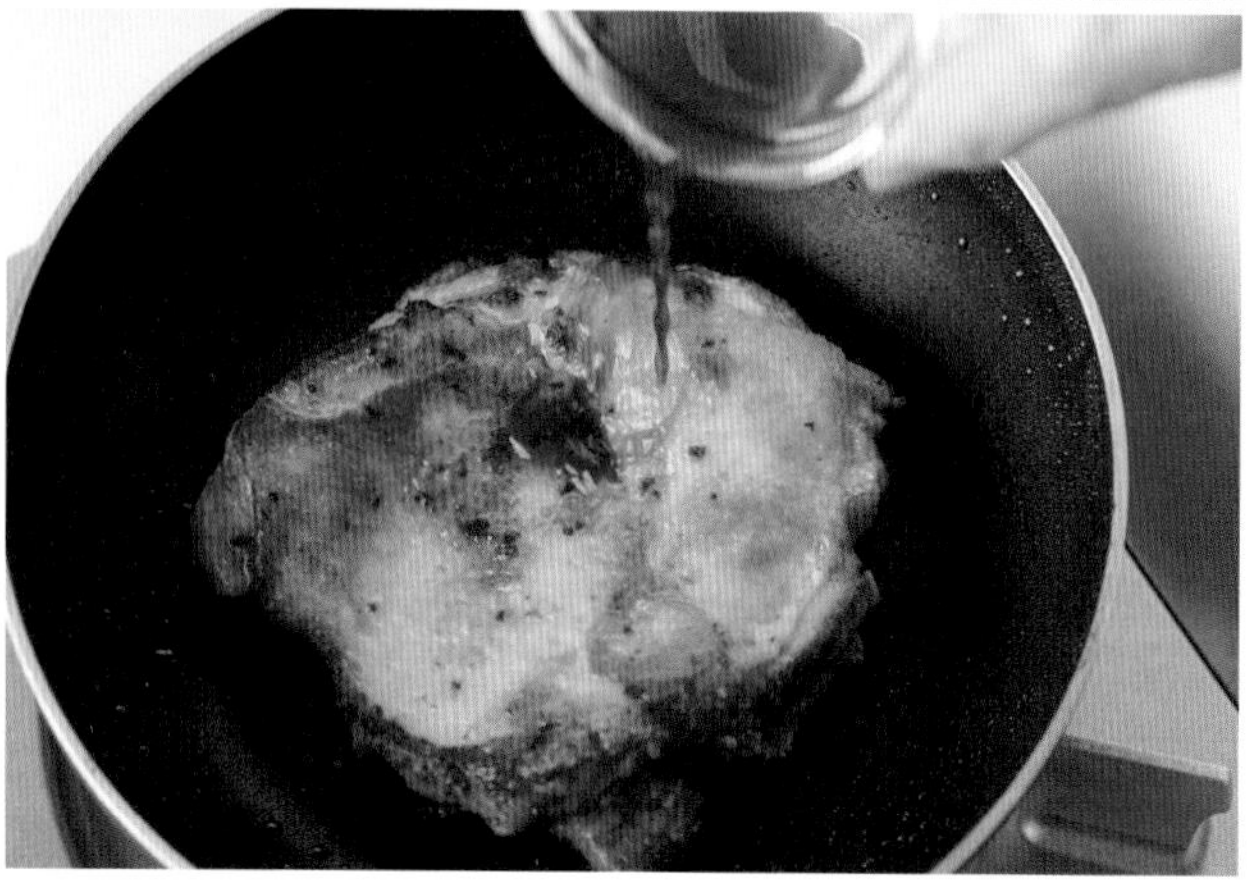

1人分	
220kcal	
たんぱく質	17.3g
カルシウム	22mg
塩分	1.2g

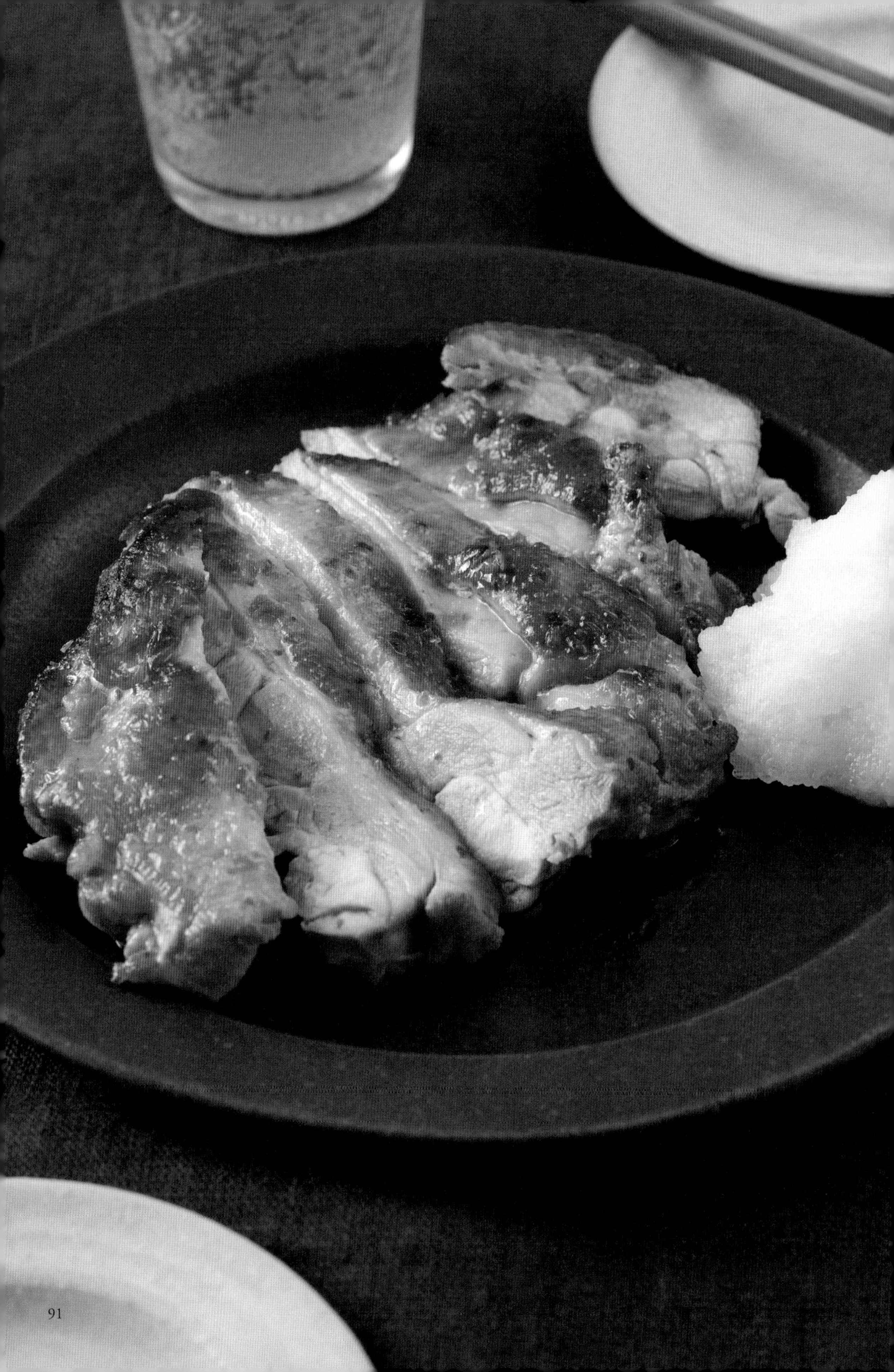

鶏ささみのピカタ

卵の衣でしっとり仕上がります。
衣が焦げないよう、早く火が通るように、ささみ肉をそぎ切りにするのがコツ。

1人分

167kcal

たんぱく質	16.6g
カルシウム	42mg
塩分	0.7g

※3人分としたときの1人分

材料(2～3人分)

鶏ささみ肉――4本(200g)
塩・こしょう――各少々
小麦粉――適宜
卵――1個
粉チーズ――大さじ1
サラダほうれん草――20g
ケチャップ――適宜
オリーブ油――大さじ1

❶
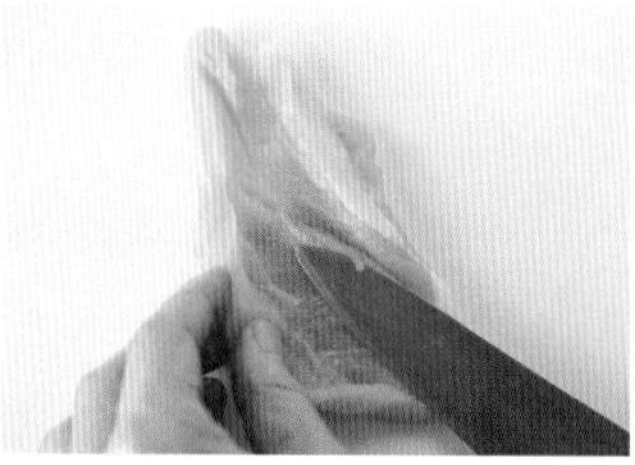
❷
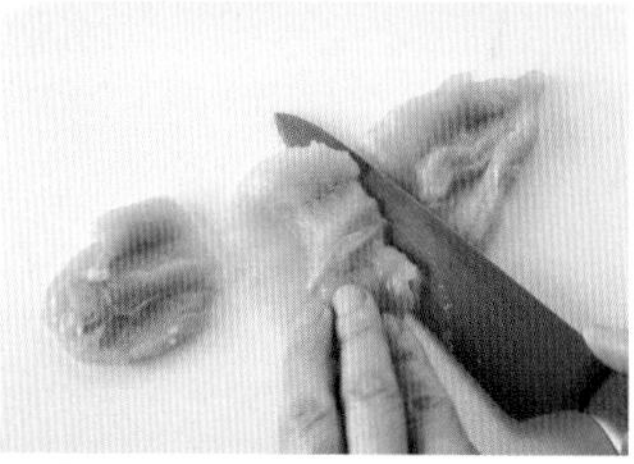
❸
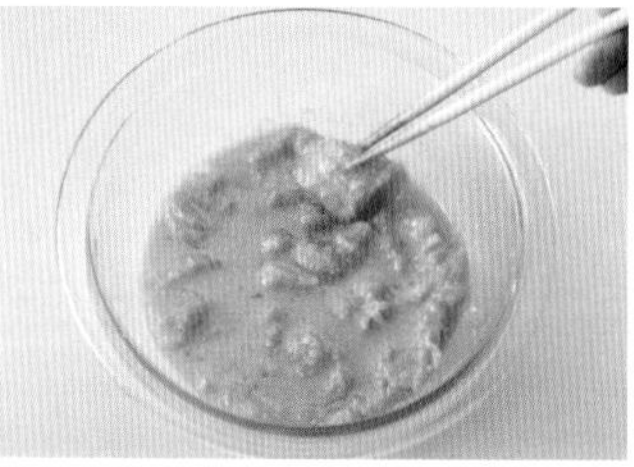
❹
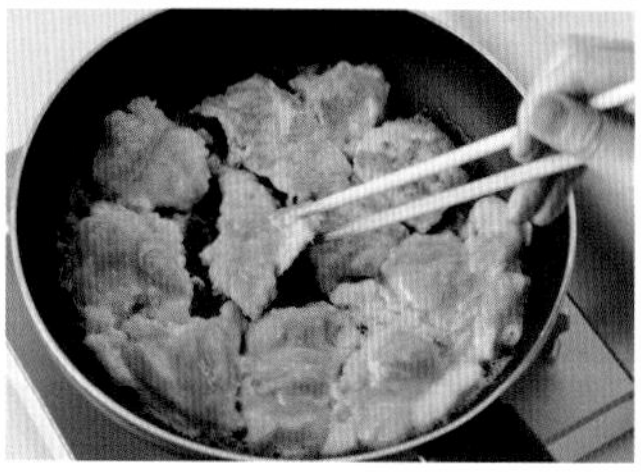

作り方

1 サラダほうれん草はざく切りにする。

2 ささみは観音開きにし(写真❶)、繊維を断つようにそぎ切りにする(写真❷)。塩、こしょうをふって小麦粉をまぶし、卵と粉チーズを合わせた中にくぐらせる(写真❸)。

3 フライパンにオリーブ油を熱し、2を両面焼く(写真❹)。

4 サラダほうれん草を添えた器に盛りつけ、ケチャップを添える。

Point

- 焼きすぎないように、卵液の衣に焼き色がついたら、すぐ皿に取ります。
- 鶏ささみのかわりに、鮭やかじきまぐろなどの魚にしてもおいしい。

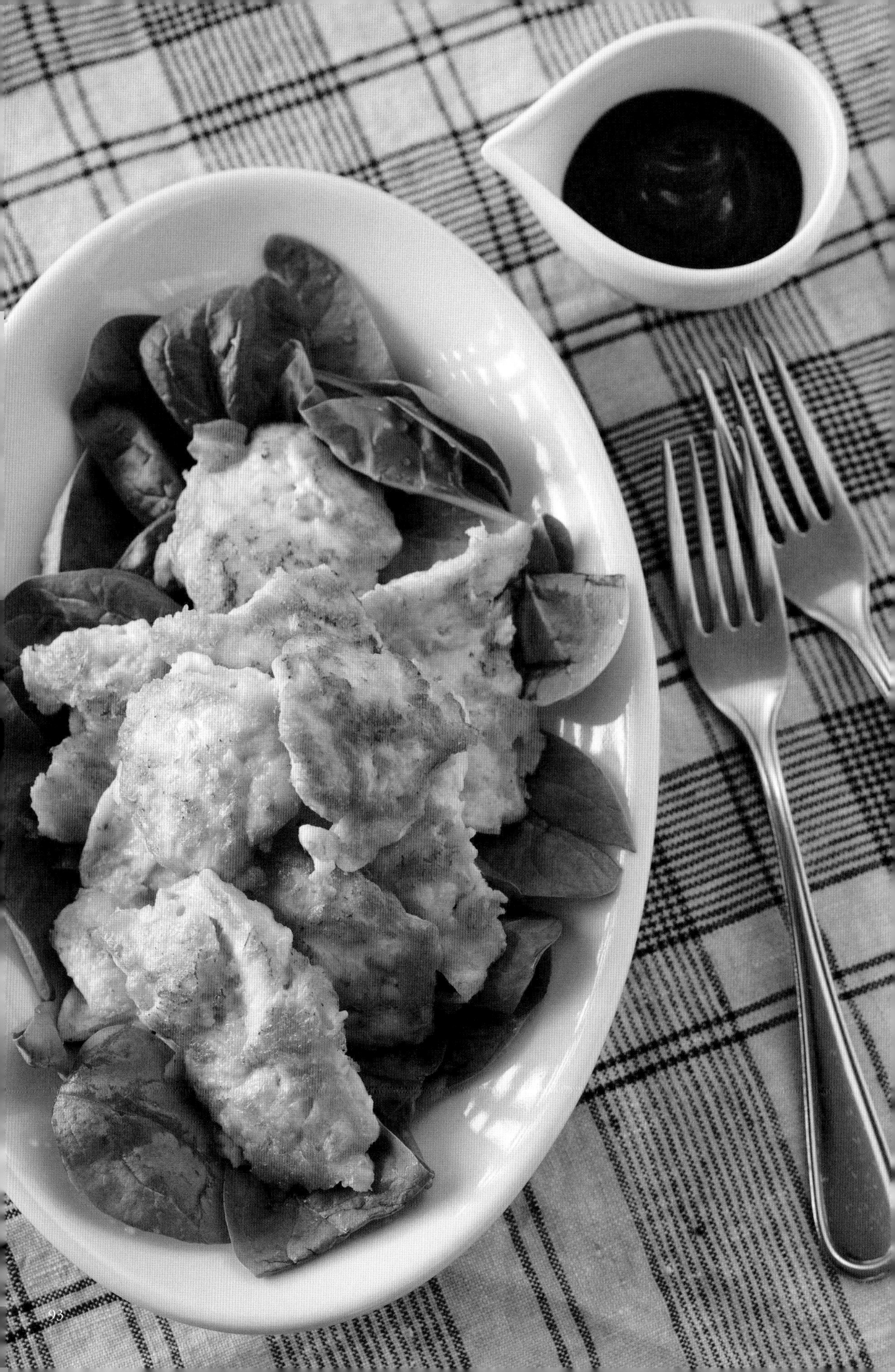

鶏むね肉と白菜の重ね蒸し 粒マスタード仕立て

パサパサになりがちな鶏むね肉を、白菜の水分でふっくら蒸しあげます。

材料（2～3人分）

鶏むね肉――1枚（230g）
白菜――1/6個（300g）
塩――小さじ1/4
白ワイン――1/4カップ
粒マスタード――大さじ1

作り方

1 白菜はざく切りにする。
2 鶏肉は一口大のそぎ切りにする。
3 フライパンに、白菜、肉を交互にのせ（写真❶）、塩、粒マスタード、白ワインをかけ（写真❷）、ふたをして強火にかける。
4 ふつふつしてきたら、弱火にして10分蒸し煮にし、ふたを取ってアルコールを飛ばす（写真❸）。

Point

● 煮汁も旨味がたっぷり。パンをつけて食べてもおいしい。
● 白菜をキャベツに代えてもOKです。

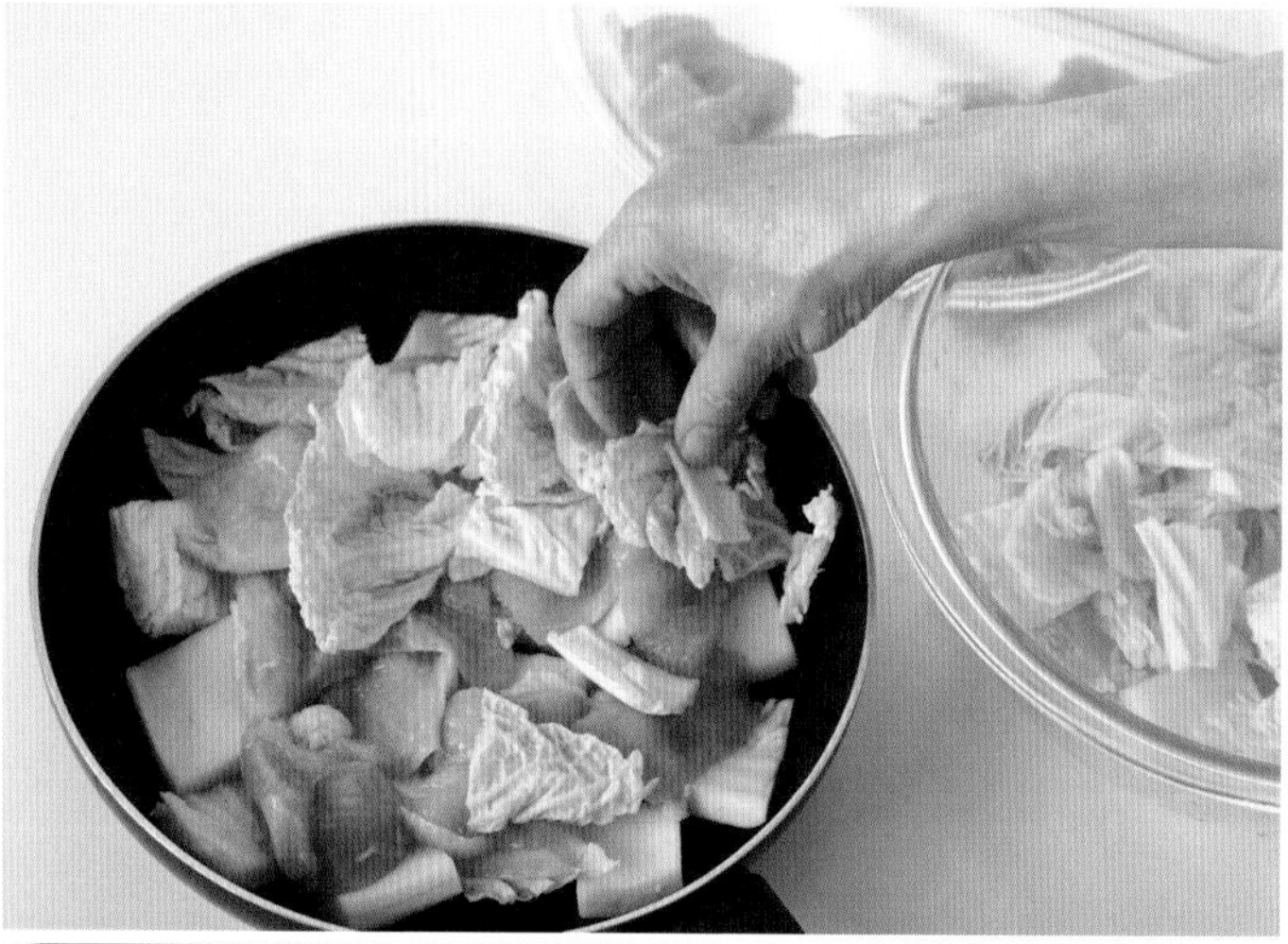
❶

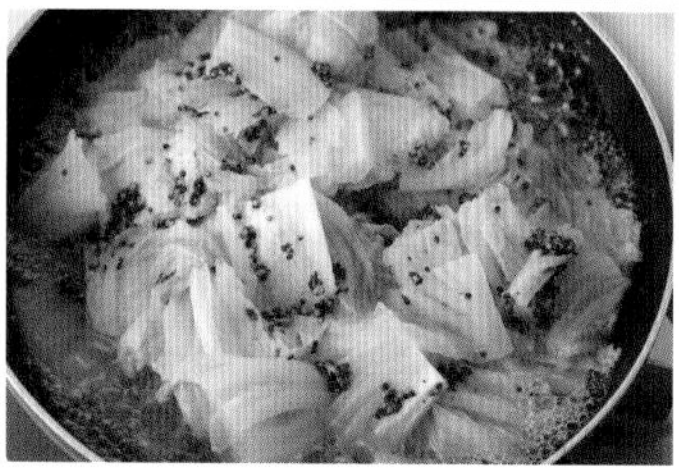
❸

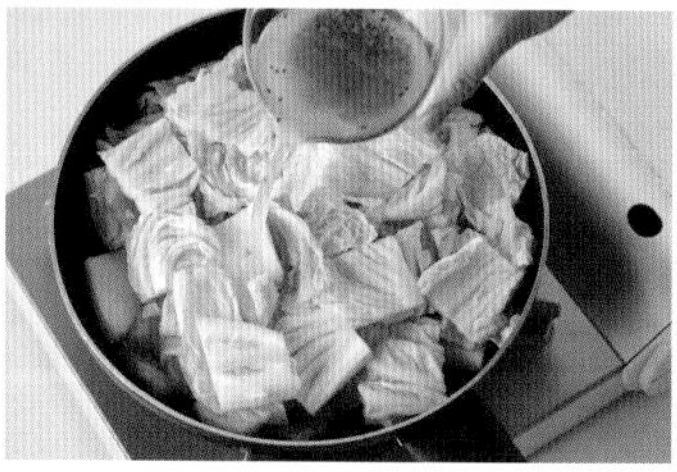
❷

1人分
126kcal
たんぱく質 14.2g
カルシウム 49mg
塩分 0.8g
※3人分としたときの1人分

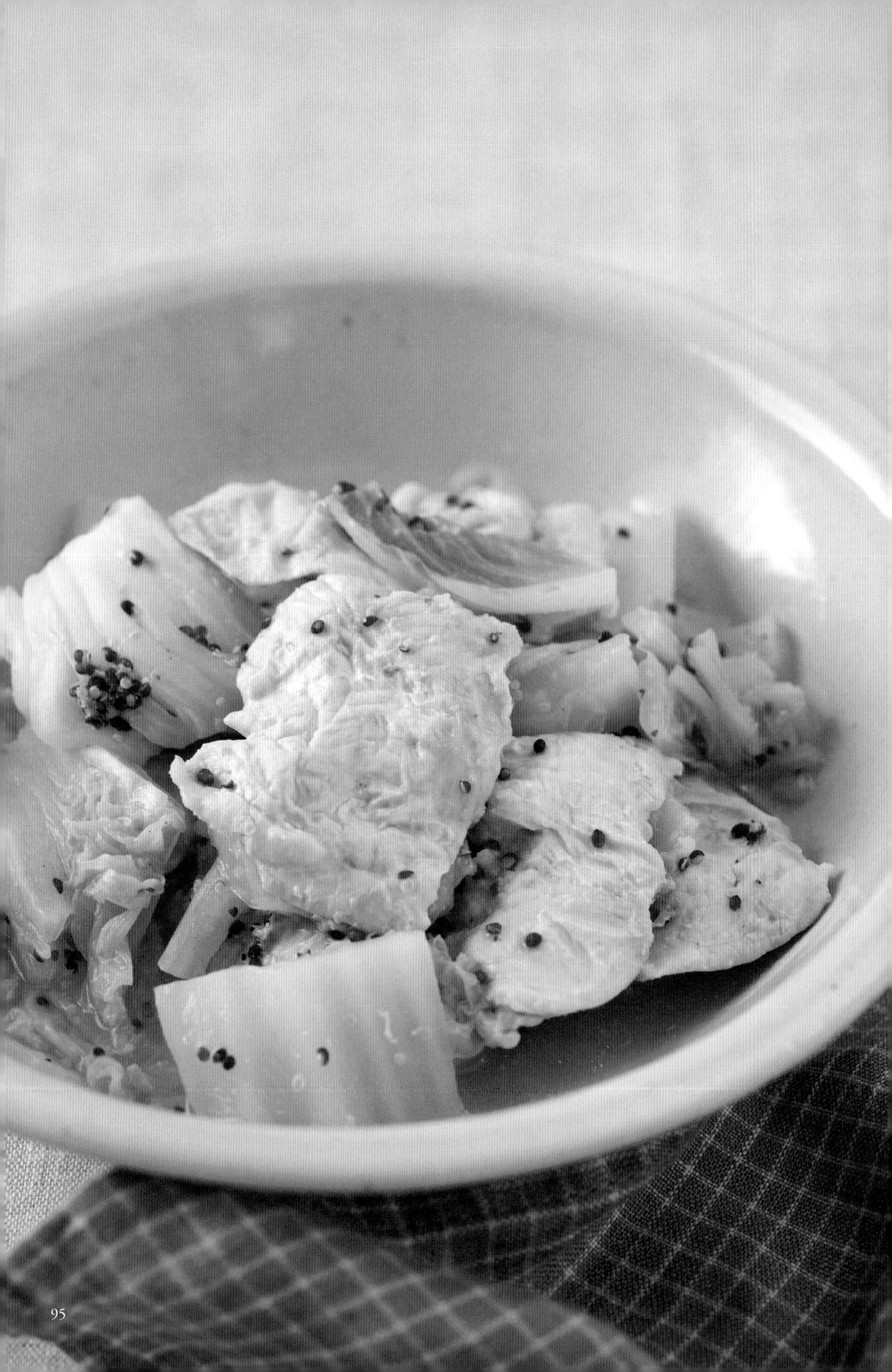

［鶏みそつくね］

鶏ひき肉はすりおろしたれんこんと混ぜてたねにします。
れんこんからねばりが出て、火を通すともちもちした味わいに。

材料（2人分）

鶏ひき肉——150g
おろししょうが——小1かけ分
れんこん——150g
みそ——小さじ2
しそ——6枚
植物油——大さじ1

作り方

1 れんこんはすりおろし、水気をきる（写真❶）。
2 鶏ひき肉、おろししょうが、1のれんこん、みそをよく混ぜ、小判型に成型する。
3 フライパンに油をひいて2を並べ（写真❷）、中火で焼く。厚みの半分が白くなったらひっくり返し（写真❸）、ふたをして蒸し焼きにする。
4 しそをしいて盛る。

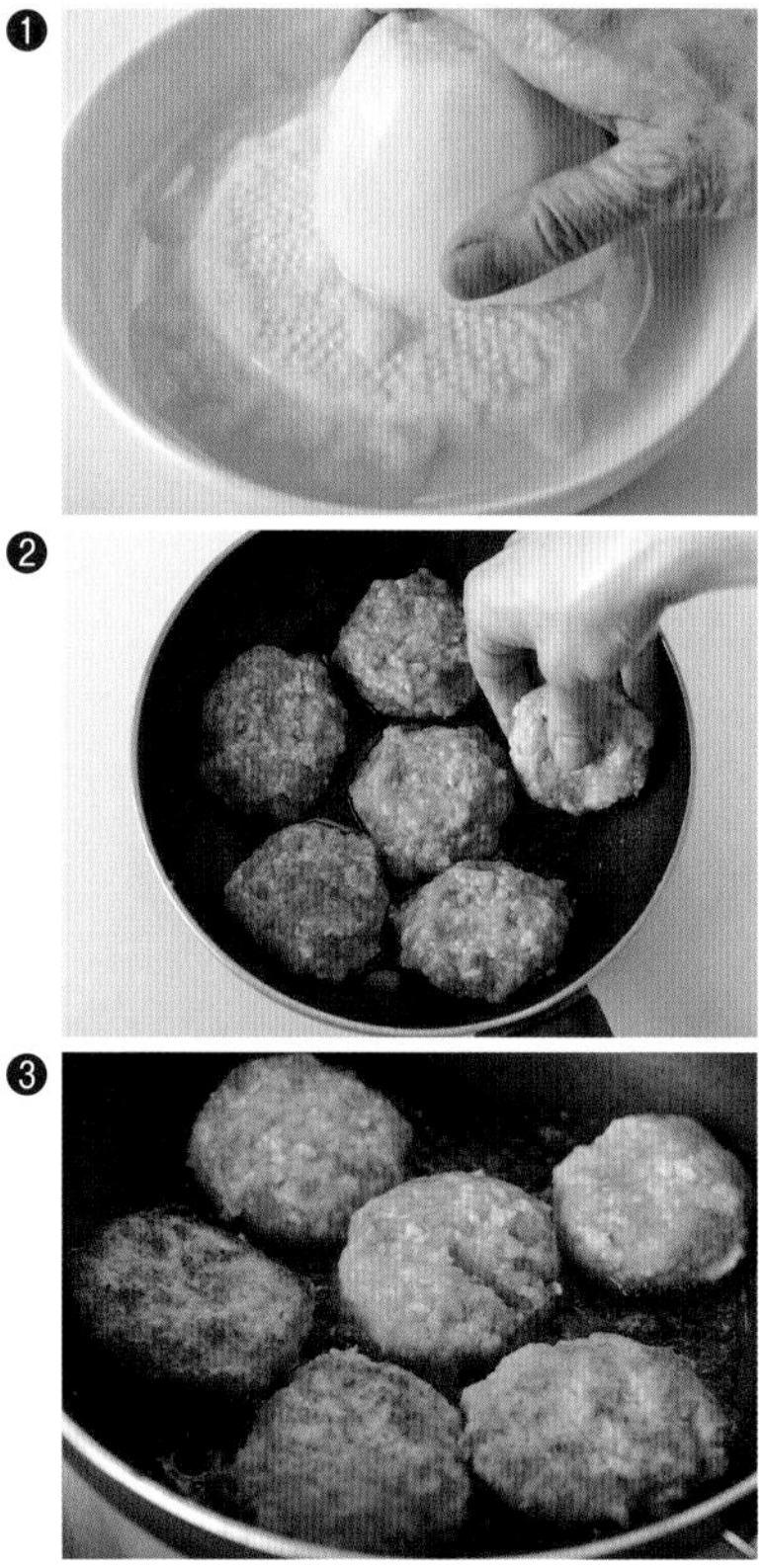

Point

●すりおろしたれんこんの水気のきり具合で、肉だねのやわらかさを加減することができます。まずはしっかり水気をきって加え、肉だねが固いようなら、汁気を加えて、まとまる程度に調整します。
●フライパンに肉だねを並べてから、火にかけます。火をつけてから並べると、焼きムラができてしまいます。

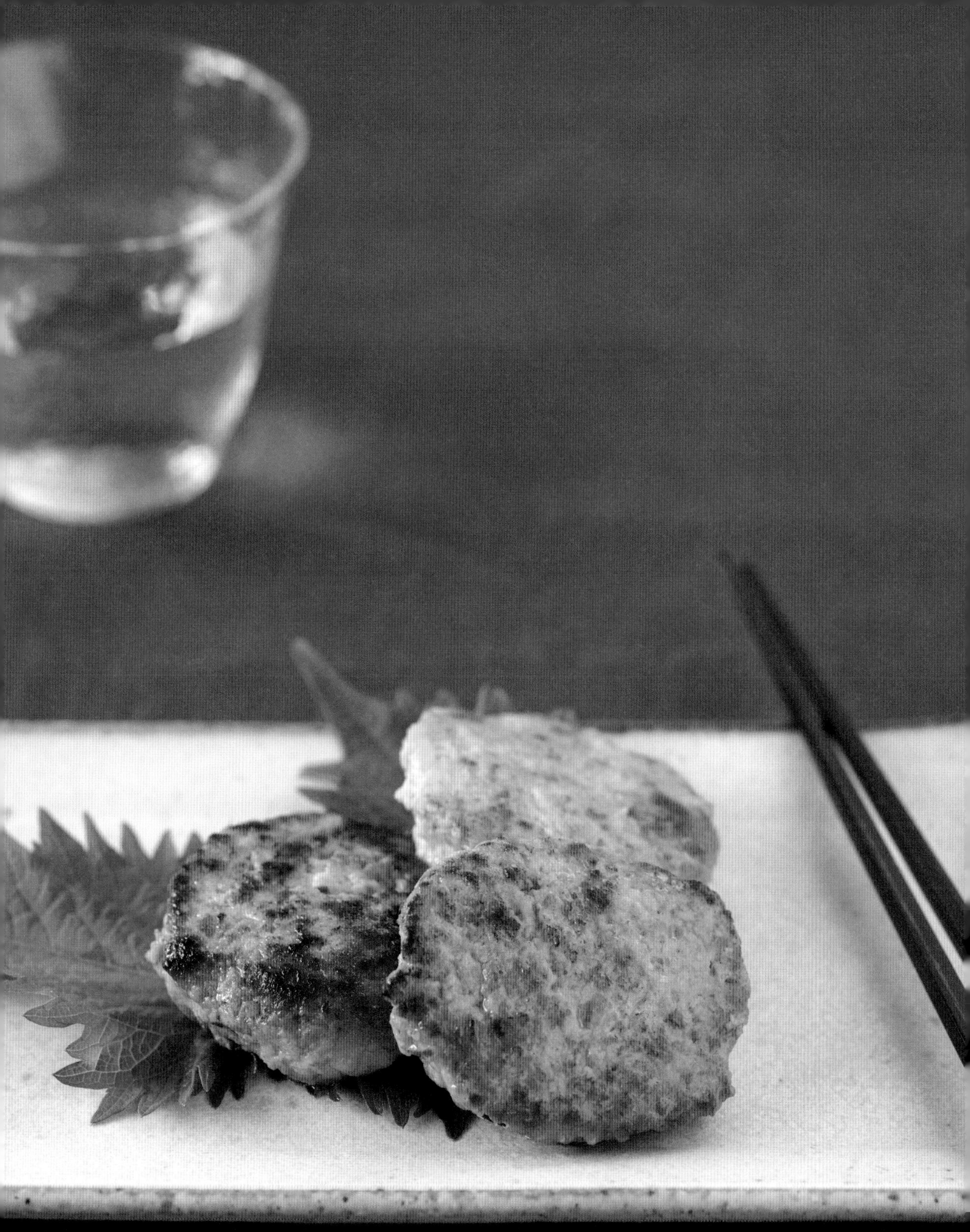

1人分	
244kcal	
たんぱく質	12.7g
カルシウム	32mg
塩分	0.9g

ふっくらハンバーグ

肉だねは、玉ねぎの水分でふっくらさせます。牛乳やパン粉をつなぎに加えない、肉感あふれるハンバーグです。

材料（2人分）

牛ひき肉 ―― 200g
玉ねぎ ―― 1/6個
塩 ―― 小さじ1/5
小麦粉 ―― 大さじ1
A ケチャップ、中濃ソース ―― 各大さじ1
ベビーリーフ ―― 適量
植物油 ―― 大さじ1

作り方

1 玉ねぎはみじん切りにして塩をまぶし、しばらくおく。水気がでたら、小麦粉を加えて（写真❶）よく混ぜ、牛ひき肉を加えてよくこねて（写真❷）2等分し、丸く成型する。

2 フライパンに油をひいて中火で熱し、1を焼く。厚みの半分の色が変わったらひっくり返し、ふたをして弱火で5分ほど焼く。

3 2のハンバーグを取りだし、**A**を加えて煮詰め（写真❸）、ハンバーグにかける。ベビーリーフを添える。

❶
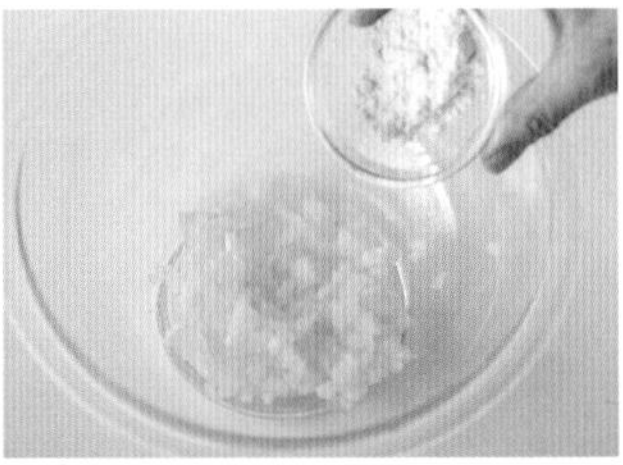

❷
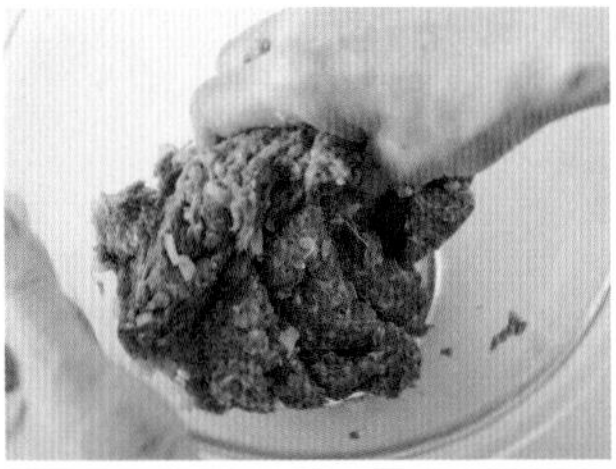

❸
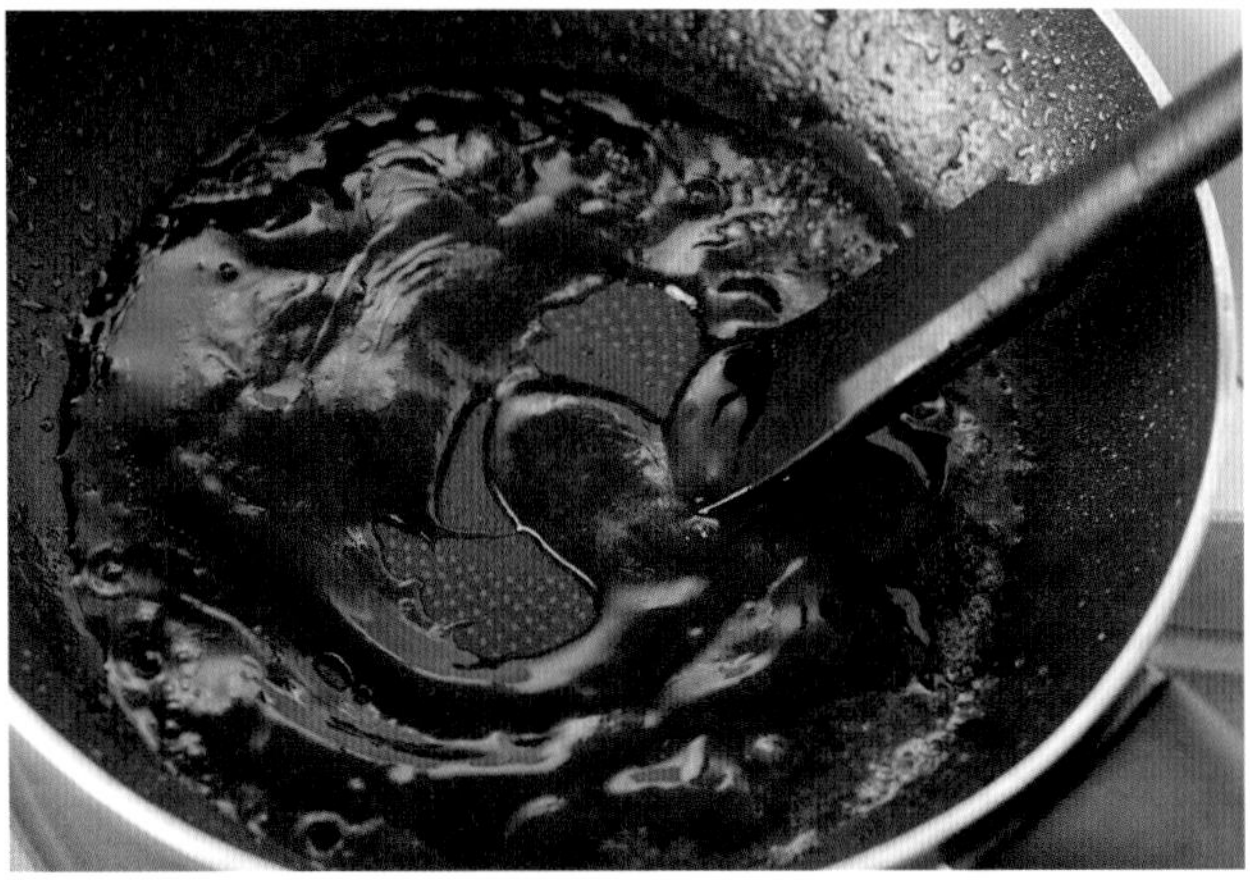

Point
焼くときは、肉の厚みが半分白くなるまで触らずに待ちます。焼き加減を見るために、肉をフライパンから浮かせると、火の通りが悪くなったり、焼き加減にムラが出たりします。

1人分	
350kcal	
たんぱく質	15.3g
カルシウム	39mg
塩分	1.7g

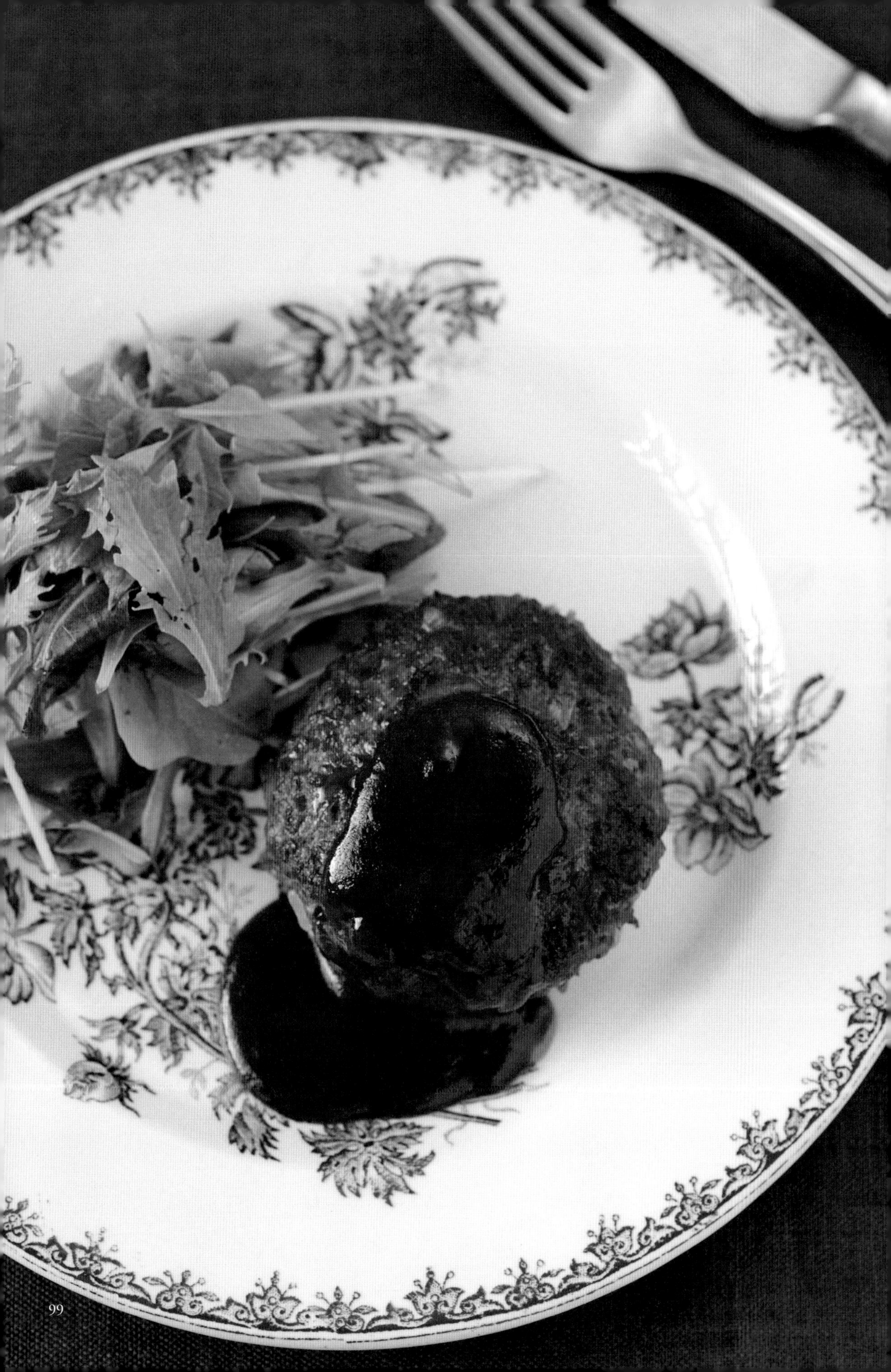

［ドライカレー］

市販のルーを使わず、カレー粉だけで作ります。ひき肉はあらかじめ塩をもみ込んでおくと、肉に弾力が出て、「肉感」を感じる仕上がりに。

材料（2人分）

豚ひき肉——150g
A 塩、カレー粉——各小さじ¼
玉ねぎ——½個
ピーマン——1個
B ［砂糖——小さじ½個　塩——各小さじ⅓
　 カレー粉——大さじ½
トマトジュース——½カップ
植物油——大さじ½

作り方

1 玉ねぎ、ピーマンはみじん切りにする。
2 豚ひき肉に、Aをもみこむ（写真❶）。
3 フライパンに油を熱し、玉ねぎ、ピーマンを入れて中火で炒める。
4 しんなりしたら、2を加えて大きめのかたまりが残るくらいのポロポロになるまで炒め（写真❷）、Bとトマトジュース（写真❸）を加えて汁気がなくなるまで弱めの中火で4～5分煮る。

❶
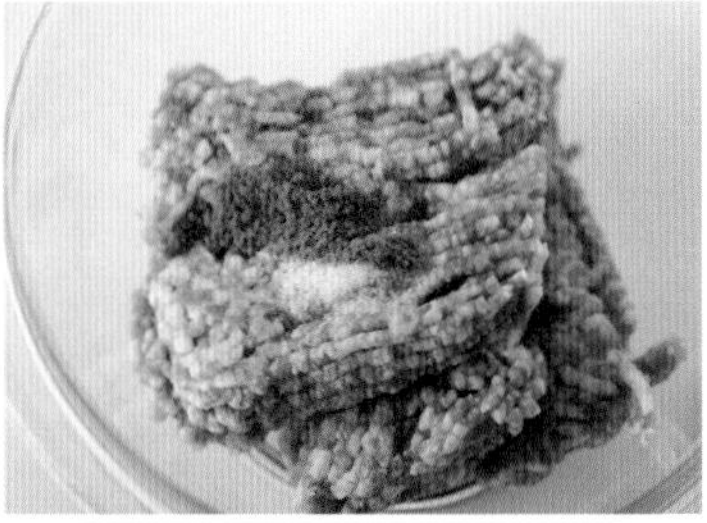
❷
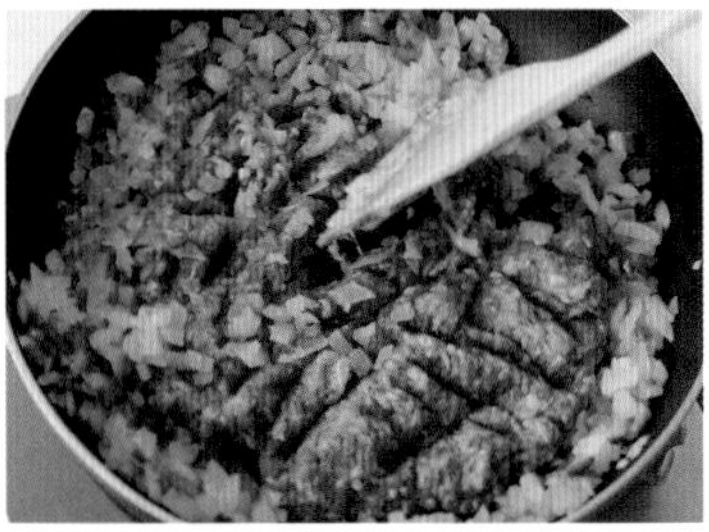
❸
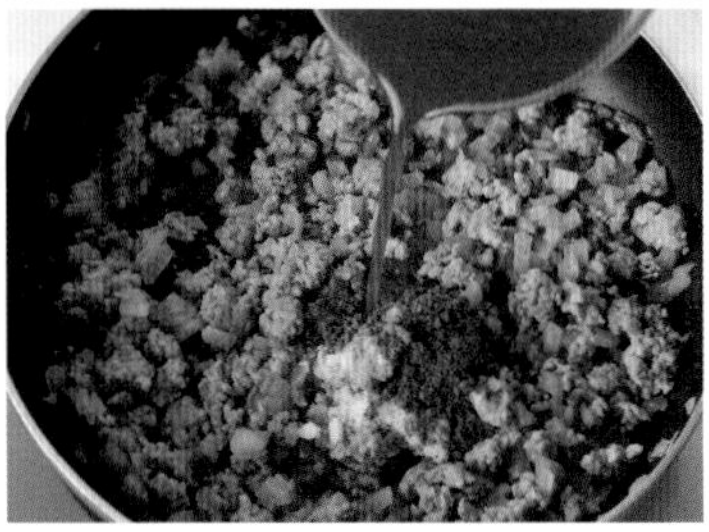

Point
お好みで、4のBとトマトジュースを加えるところでドライレーズン大さじ2（25g）を加えてもおいしい。

1人分	
220kcal	
たんぱく質	12.9g
カルシウム	27mg
塩分	1.8g

※ごはんを含まず。

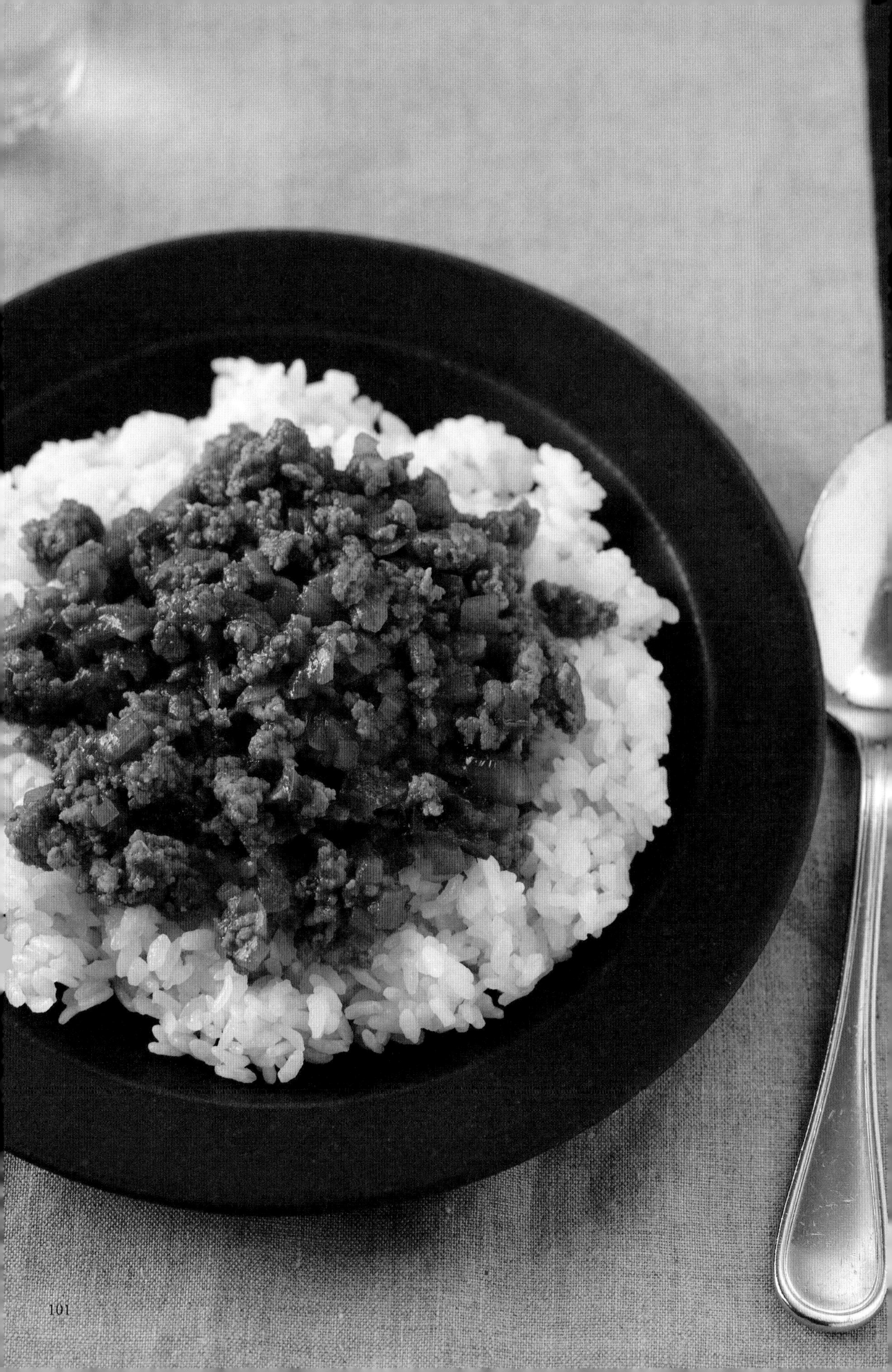

常備野菜でシンプルおかず

お値打ち価格で多めに入手できることも多い、じゃがいも、にんじん、白菜&キャベツ。
じゃがいもはゆでて、にんじんと葉ものは塩もみだけして冷蔵庫に入れておくと、
手軽に野菜のおかずを増やせて重宝します。

a 加熱したじゃがいも

材料

じゃがいも——大1個(170〜180g)

作り方

1 じゃがいもは皮をよく洗い、芽があれば取って1周ぐるりと包丁を入れる。水がついたままラップで包み、電子レンジで4〜5分加熱する。

2 粗熱が取れたら、皮をむく。

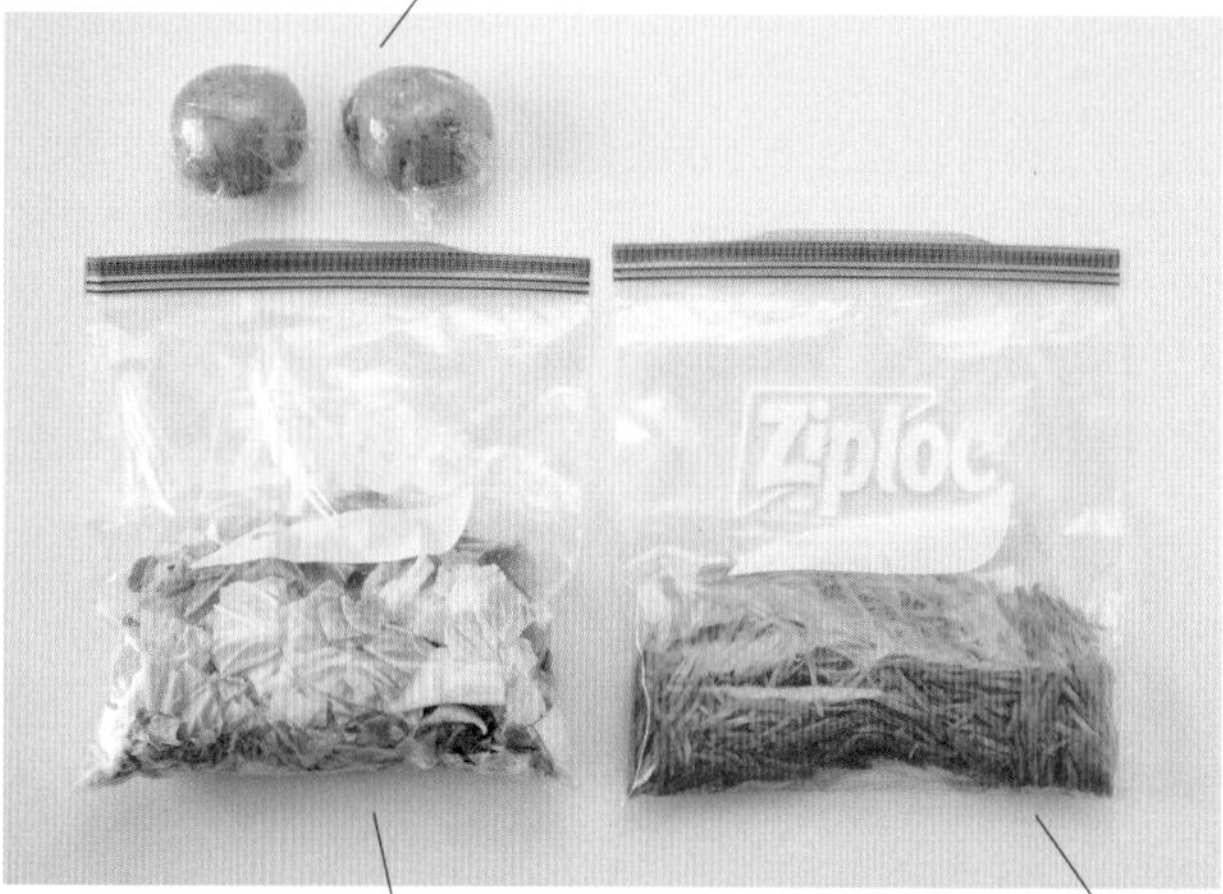

b 塩もみにんじん

材料

にんじん——小2本(330g)

塩——3g(白菜の量に対して1%)

作り方

にんじんをせん切りにし、塩もみする。冷蔵で3〜4日、夏場は3日くらい保存可。

c 塩もみ白菜(またはキャベツ)

材料

白菜(キャベツ)——正味400g

塩——4g(白菜の量に対して1%)

作り方

ざく切りの白菜(キャベツ)を塩もみする。冷蔵で3〜4日、夏場は3日くらい保存可。

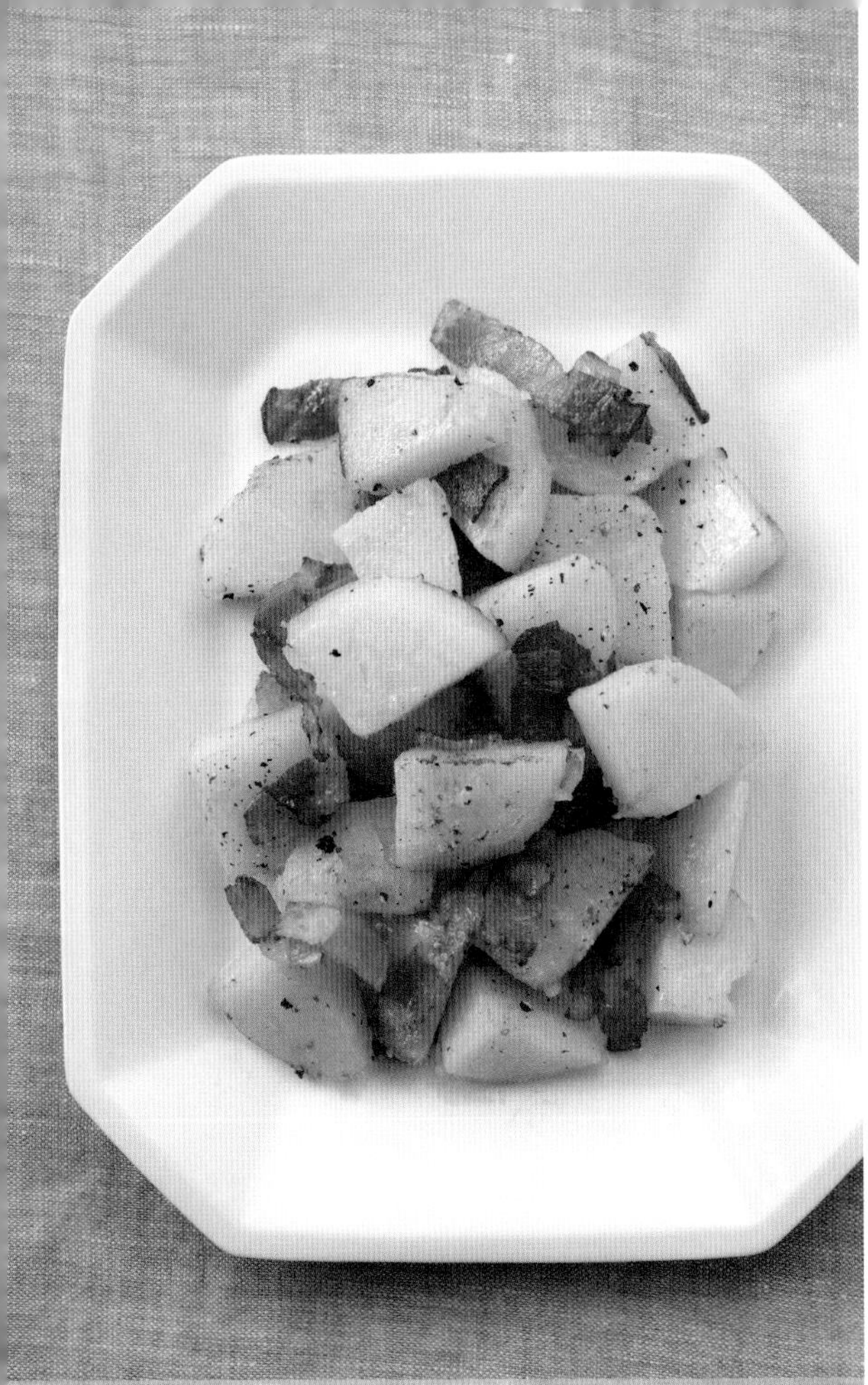

aをアレンジ

じゃがいもベーコン

ベーコンの油で炒めます。塩味もほどよくつきます。

材料（2人分）

加熱したじゃがいも —— 1個
ベーコン —— 2枚（40g）
粗びきこしょう —— 少々

作り方

1 じゃがいもはいちょう切りにする。
2 フライパンにベーコンを入れ、中火で熱し、脂が出てきたら1を加えて炒め、粗びきこしょうをふる。

1人分	
129kcal	
たんぱく質	3.3g
カルシウム	5mg
塩分	0.4g

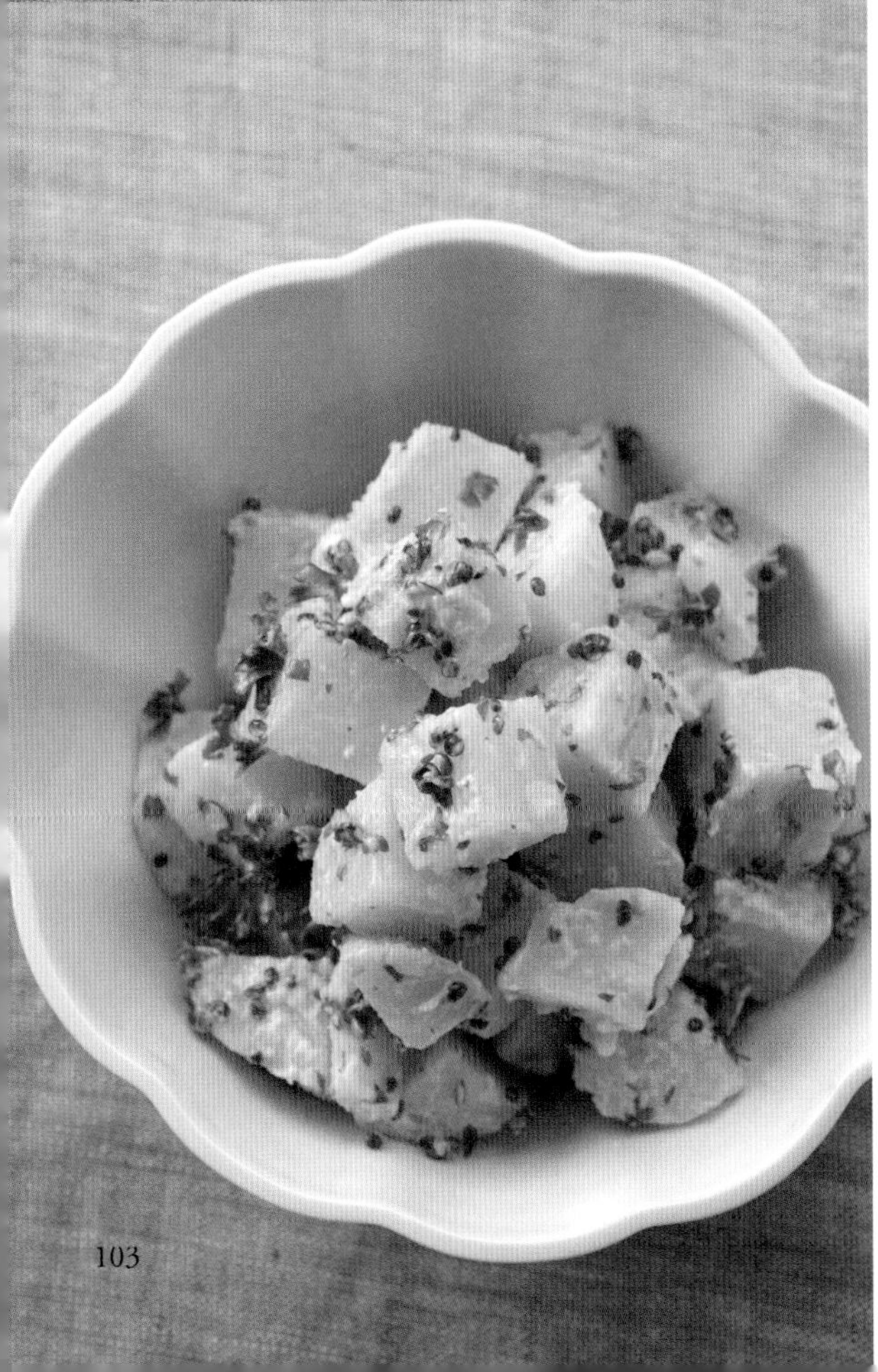

aをアレンジ

じゃがいものマスタードマヨ和え

粒マスタードをきかせると、マヨネーズの量を減らせて味のアクセントにも。

材料（2人分）

加熱したじゃがいも —— 1個
A 粒マスタード、マヨネーズ —— 各大さじ½
パセリのみじん切り —— 少々

作り方

1 じゃがいもはさいの目に切る。
2 じゃがいもをAで和え、パセリをちらす。

1人分	
77kcal	
たんぱく質	1.4g
カルシウム	10mg
塩分	0.2g

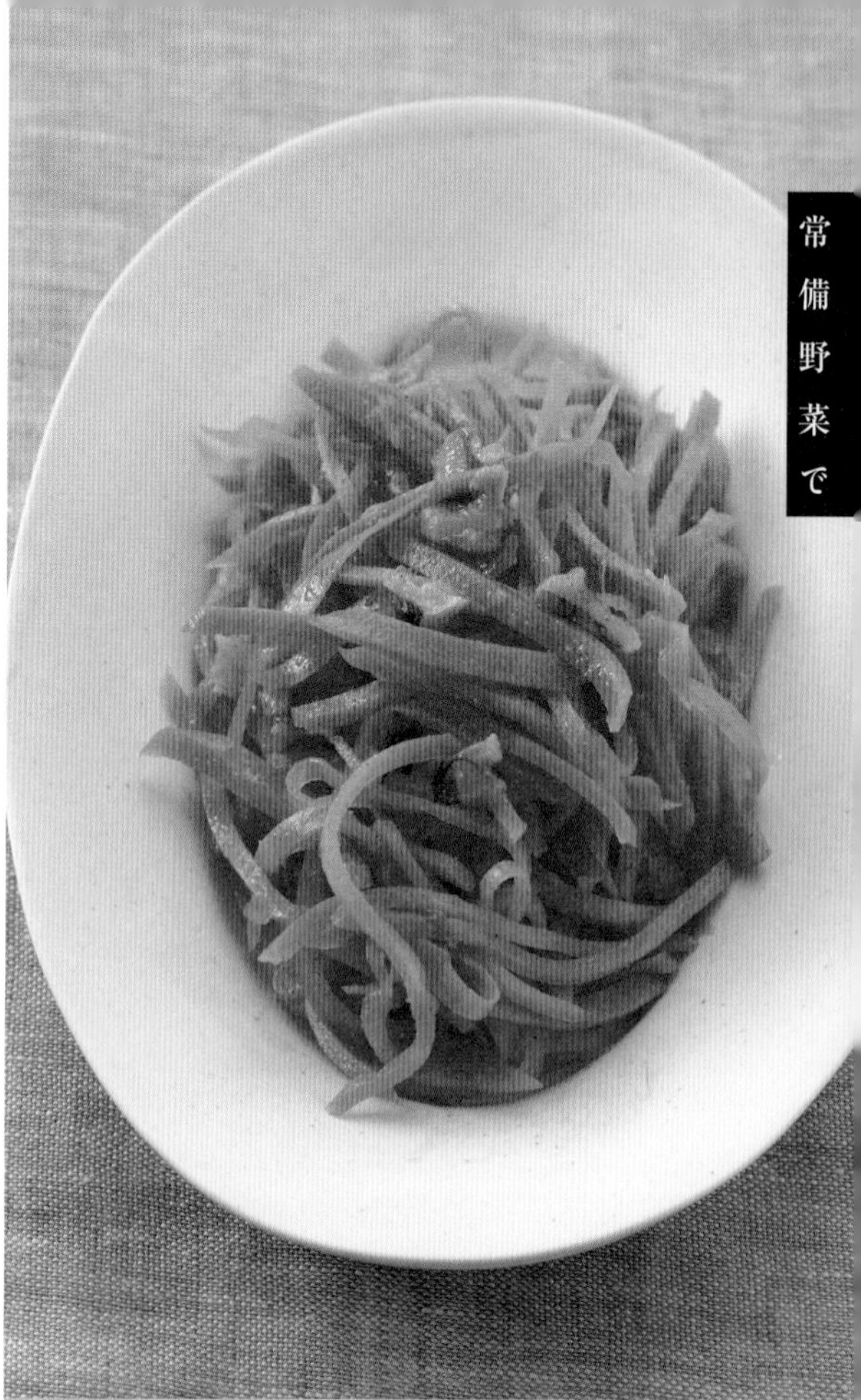

bをアレンジ
［キャロットラペ］

ドレッシングで和えるだけ。ナッツはお好みで。

材料（2人分）

塩もみにんじん——100g
くるみ——2個
A［カレー粉——小さじ½
　フレンチドレッシング——大さじ1

作り方

1 塩もみにんじんは、絞って85gにする。
2 くるみは電子レンジで30秒加熱し、粗くきざむ。
3 1と2を合わせ、Aで和える。

1人分	
85kcal	
たんぱく質	1.1g
カルシウム	20mg
塩分	0.8g

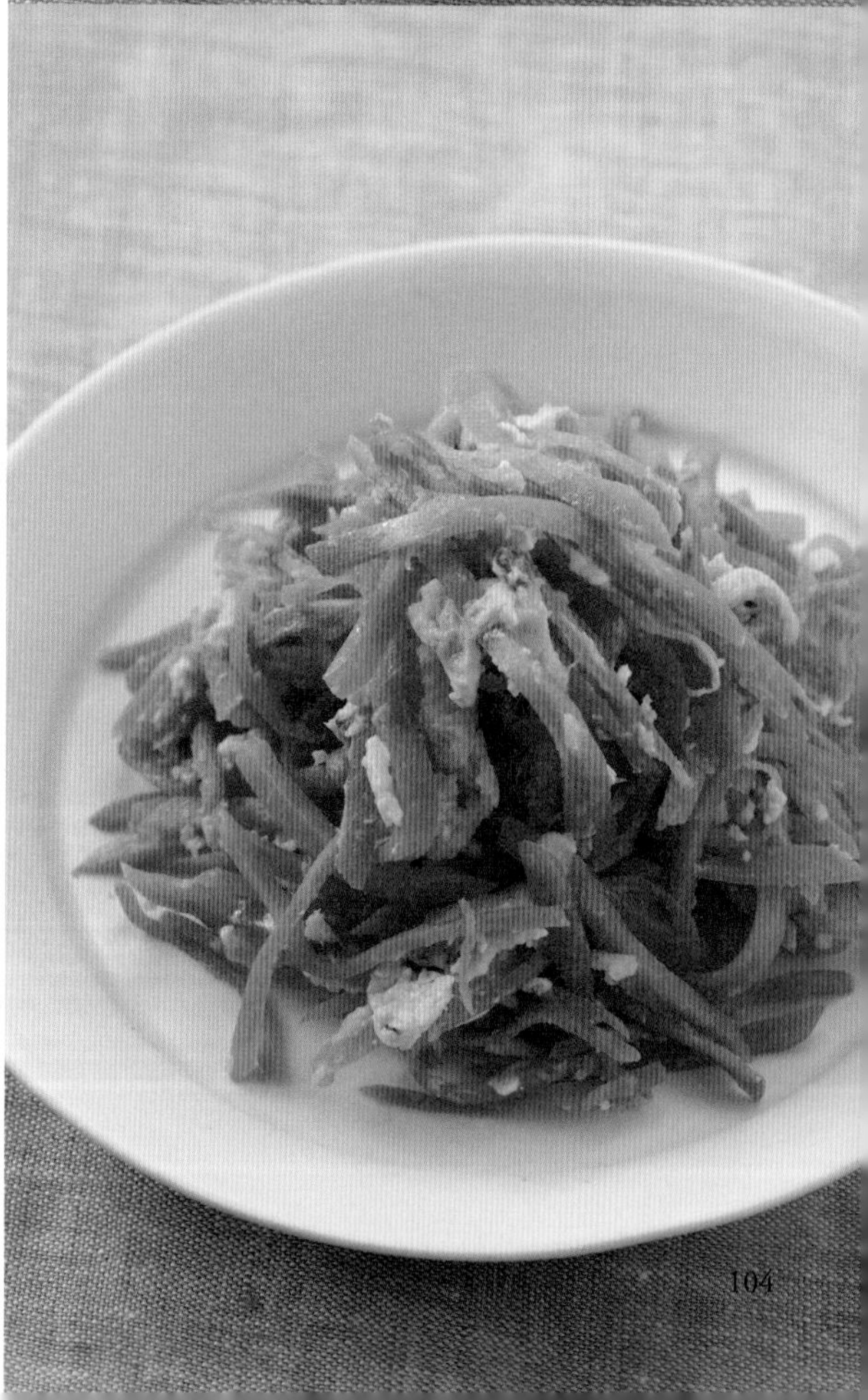

bをアレンジ
［しりしり］

沖縄の炒めもの。味つけは、めんつゆでお手軽に。

材料（2人分）

塩もみにんじん——150g
A［めんつゆ（3倍濃縮）——小さじ1
　水——大さじ1
小ねぎ——1本分
卵——1個
植物油——大さじ½

作り方

1 小ねぎは小口切りにする。卵は割りほぐす。
2 フライパンに油を中火で熱し、塩もみにんじんを炒め、色が変わったらAを加える。
3 なじんだら、小ねぎ、卵を加え、さらに炒める。

1人分	
92kcal	
たんぱく質	3.4g
カルシウム	36mg
塩分	1.3g

Cをアレンジ

塩もみ白菜と豚こま炒め

主菜がささっと作れます。

1人分	
193kcal	
たんぱく質	9.2g
カルシウム	42mg
塩分	0.5g

材料（2人分）

白菜（またはキャベツ）の塩もみ ―― 100g
豚こま切れ肉 ―― 100g
ごま油 ―― 大さじ1
すりごま ―― 小さじ1

作り方

1 フライパンにごま油を中火で熱し、豚肉を加えてほぐしながら炒める。
2 肉の色が変わったら白菜の塩もみを加え、炒め合わせる。すりごまをふる。

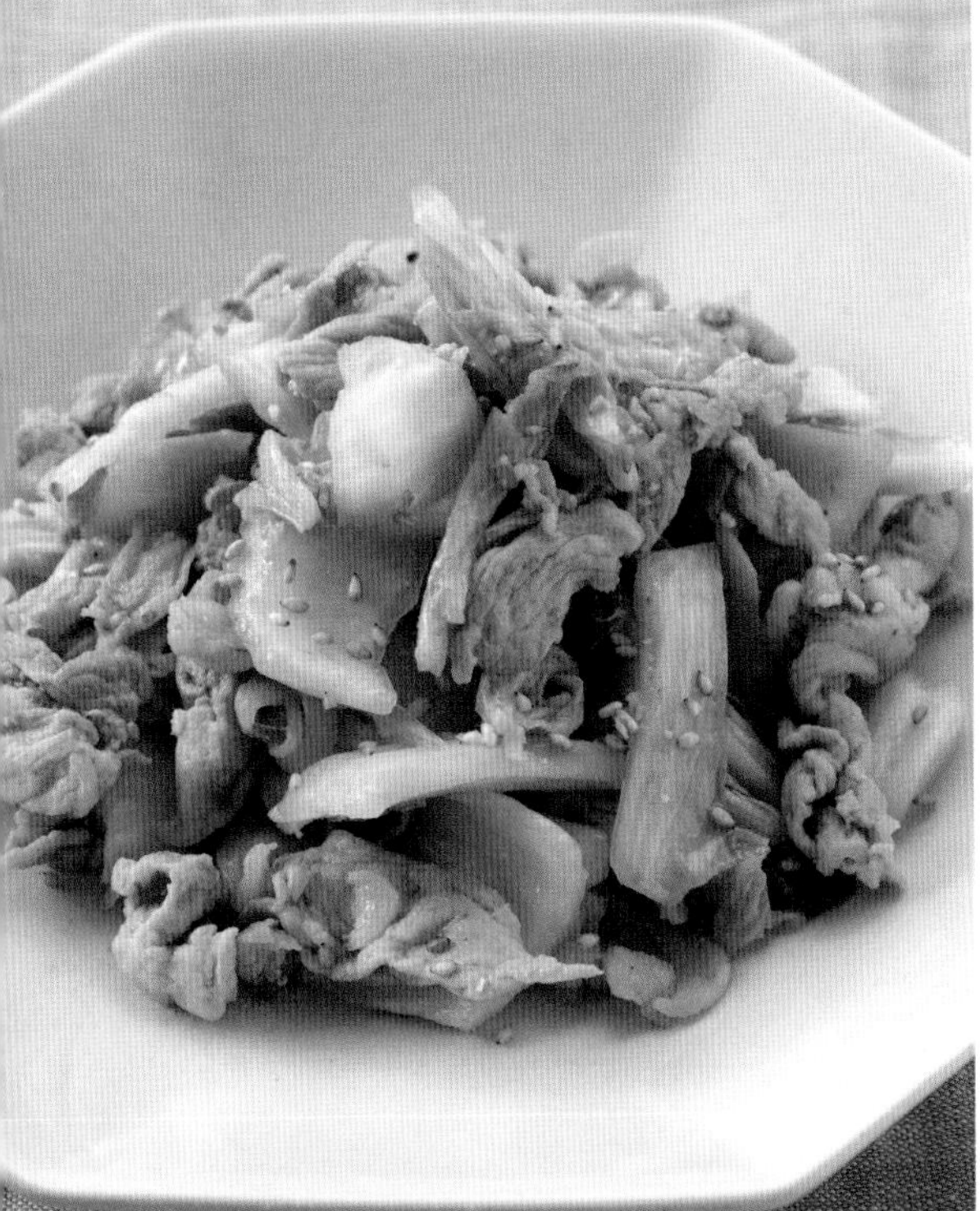

Cをアレンジ

塩もみ白菜のツナ和え

超時短料理。ツナ缶の油分と酢がドレッシングの代わりに。

1人分	
100kcal	
たんぱく質	5.3g
カルシウム	23mg
塩分	0.6g

材料（2人分）

白菜（またはキャベツ）の塩もみ ―― 100g
ツナ缶（オイル） ―― 1缶
酢 ―― 小さじ1

作り方

1 白菜の塩もみは、絞って90gにする。
2 1とツナ缶、酢を和える。

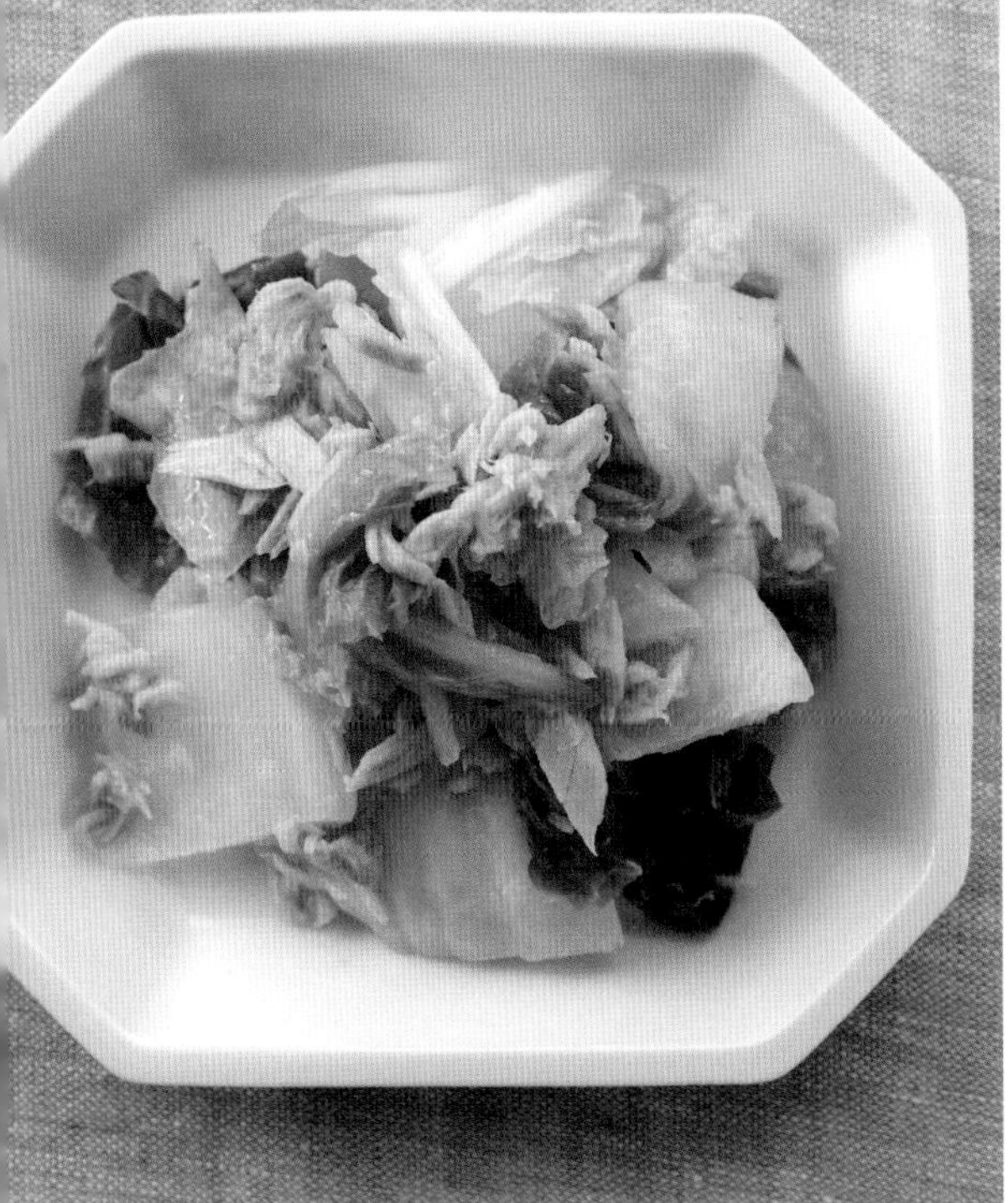

魚缶や練り物活用でカルシウム補給

手軽で保存もきく魚缶は、時短料理の味方。切り身とくらべて、骨まであますことなく食べられる鮭缶、さば缶はカルシウム量も豊富。ビタミンD、DHA、EPA補給もできます。さつま揚げやちくわなどの魚の練り製品も、手軽に使える食材。さしたる手間もなく、主菜を用意できます。

「さば缶ときのこ、ねぎの中華レンジ蒸し」

お皿に材料を並べて、ごま油+ポン酢しょうゆをかけてチンするだけ。

材料（2人分）

さば缶（水煮）――1缶（190～200g）
まいたけ――1パック
ねぎ――10cm
A［ごま油――小さじ1
　ポン酢しょうゆ――大さじ1
三つ葉（あれば）――少々

作り方

1 ねぎはせん切り、まいたけはほぐす。

2 耐熱皿に1を広げておき、さば缶をのせ、Aをまわしかける。ラップをして電子レンジで4分加熱する。三つ葉を添える。

Point

さば缶は鮭缶（水煮）でもできます。まいたけはしめじでもOK。魚ときのこの旨味でだしいらずです。

1人分

200kcal

たんぱく質	17.4g
カルシウム	251mg
塩分	1.6g

※さば缶190gの場合

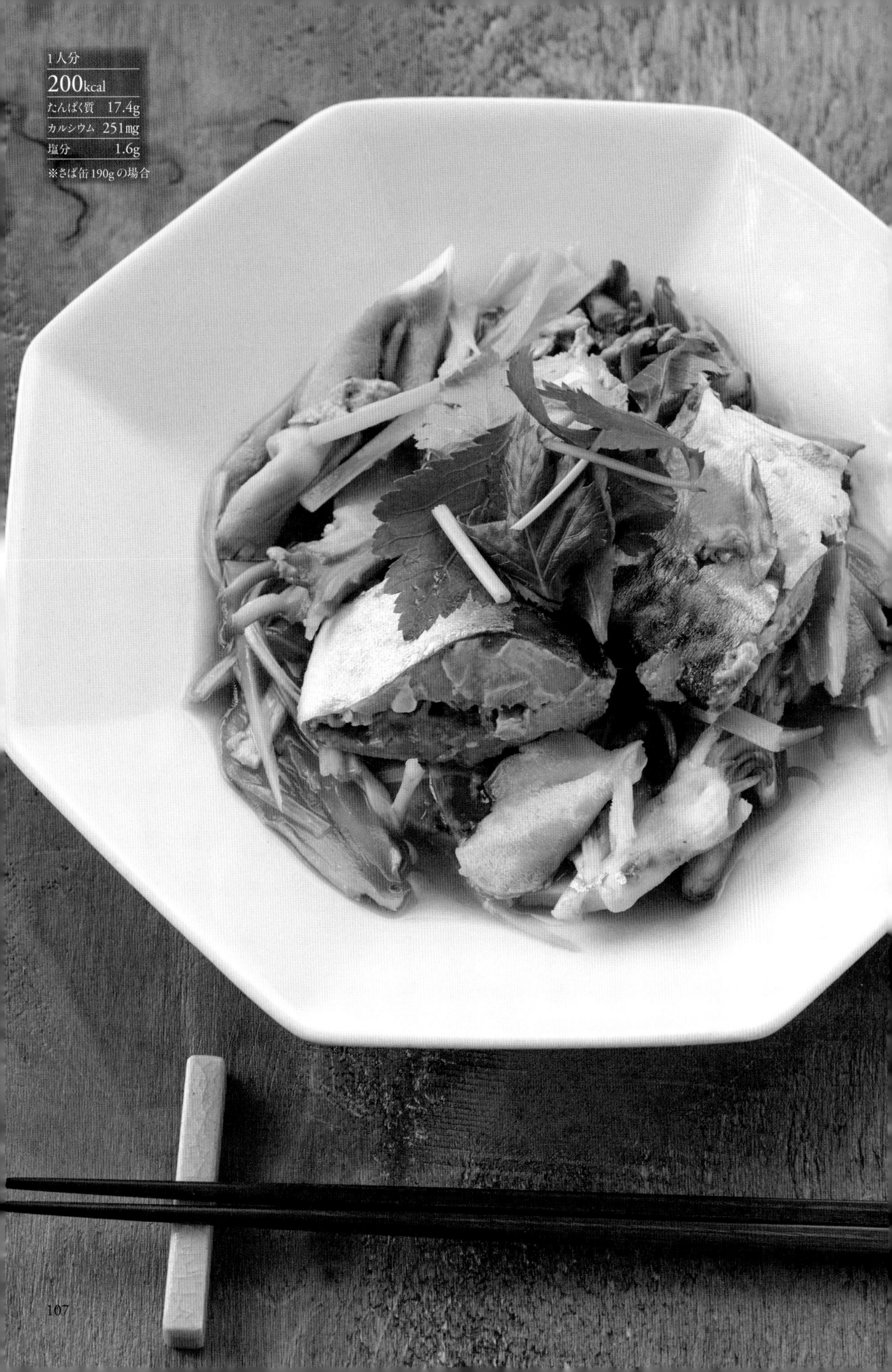

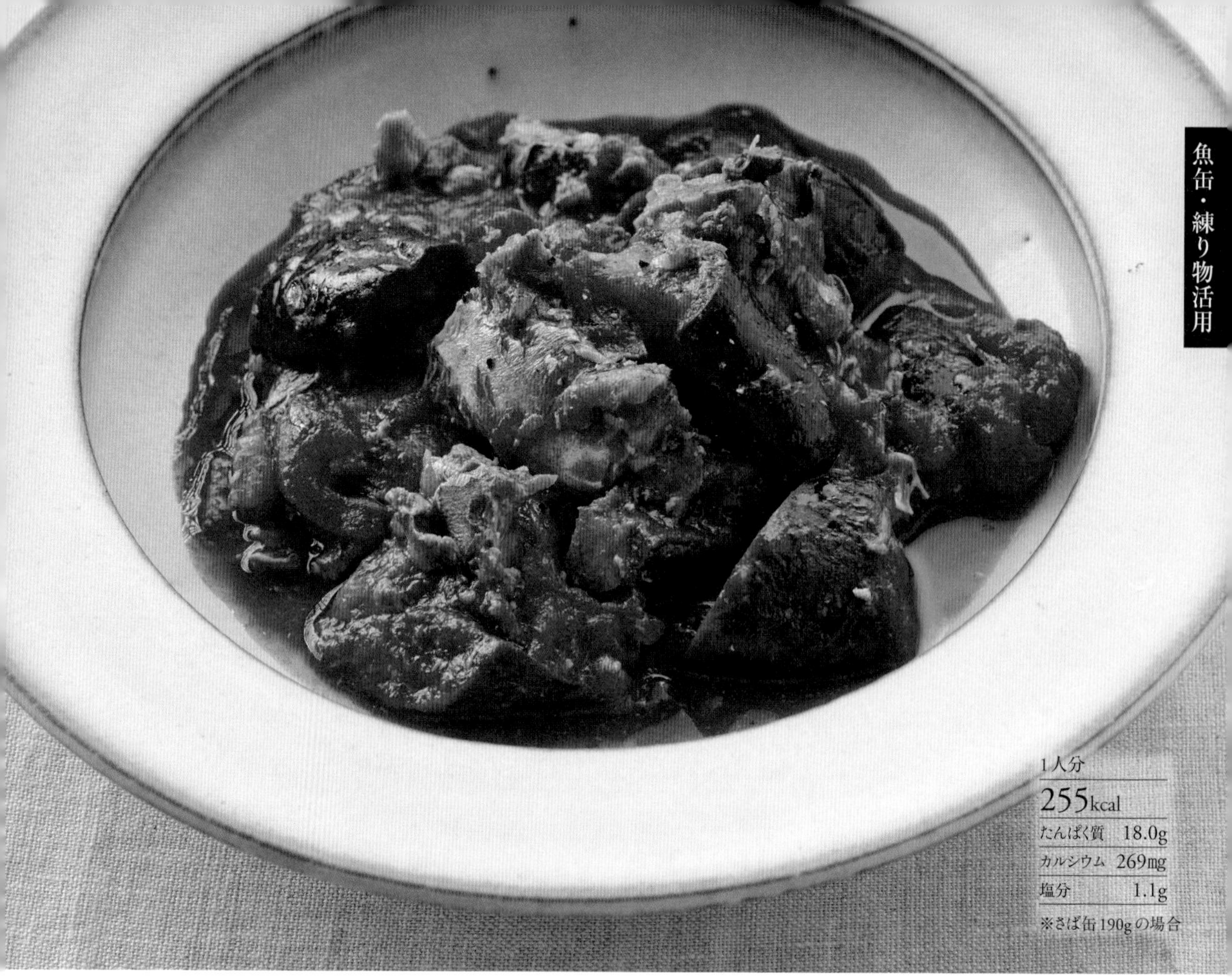

1人分

255kcal	
たんぱく質	18.0g
カルシウム	269mg
塩分	1.1g

※さば缶190gの場合

［さば缶となすのトマト煮］

青魚の洋風煮込みを魚缶で手軽に。

材料（2人分）

さば缶（水煮）――1缶（190〜200g）
なす――2本
にんにく――小1かけ
オリーブ油――大さじ1
トマト水煮缶――½缶（200g）
塩、粗びきこしょう――各少々

作り方

1 なすは乱切り、にんにくはみじん切りにする。トマト水煮缶はつぶす。

2 フライパンにオリーブ油、にんにくを入れ、弱火で炒める。香りが立ったら、なすを加えて炒める。

3 なすに油がまわったら、さば缶、トマト水煮缶を加え、ふたをして弱火で蒸し煮する。塩、こしょうで味を調える。

Point
残ったトマトの水煮は、食品保存袋に入れて冷凍できます。

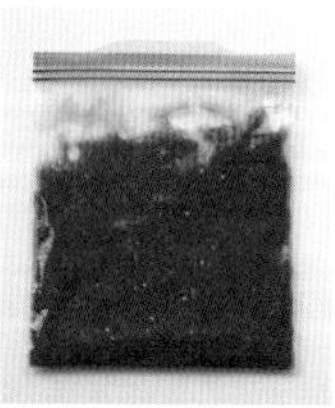

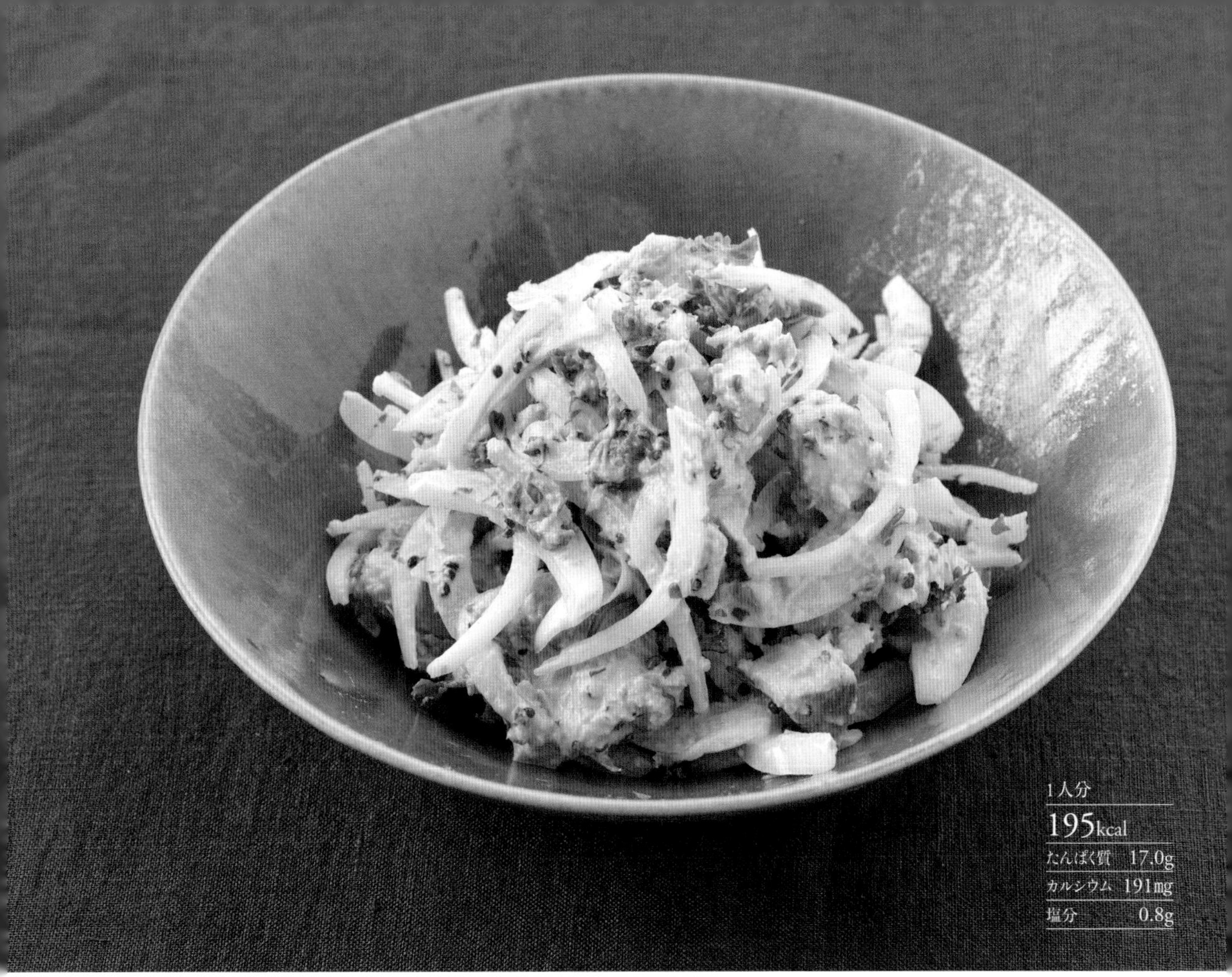

1人分
195kcal
たんぱく質 17.0g
カルシウム 191mg
塩分 0.8g

鮭缶と玉ねぎの粒マスタード和え

火を使わずに調理できます。
鮭缶に、さらし玉ねぎと粒マスタードが好相性。

材料（2人分）
鮭缶（水煮）——1缶（180g）
玉ねぎ——½個
A 粒マスタード、マヨネーズ——各小さじ2
パセリのみじん切り——大さじ1

作り方
1 玉ねぎは薄切りにして、水にさらし、水気をよくきる。鮭缶は汁気を切る。
2 Aを合わせ、鮭缶、玉ねぎ、パセリを加えて和える。

Point
水っぽくならないように、さらした玉ねぎの水気はしっかりきります。新玉ねぎの場合は辛味がないので、水にさらさなくてよいです。

鮭缶とかぶ、かぶの葉のみそ煮

かぶに鮭の旨味が染み込みます。
カルシウムが豊富なかぶの葉も捨てずに加えて。

材料（2人分）

鮭缶（水煮）――1缶（180g）
かぶ――2個
だし――¾カップ
みりん――小さじ1
みそ――小さじ1
七味唐辛子――少々

作り方

1 かぶは茎を少し残して、くし形に切る。
2 鍋に鮭缶、かぶ、だし、みりんを入れて中火にかける。かぶがやわらかくなったら、みそを溶き入れ、器に盛り七味唐辛子をふる。

魚缶で作るそぼろ

おすすめの常備菜。料理をしたくないとき、少しだけ食べたいとき、これさえあればのおかずです。熱いごはんに、好きなだけかけてどうぞ。

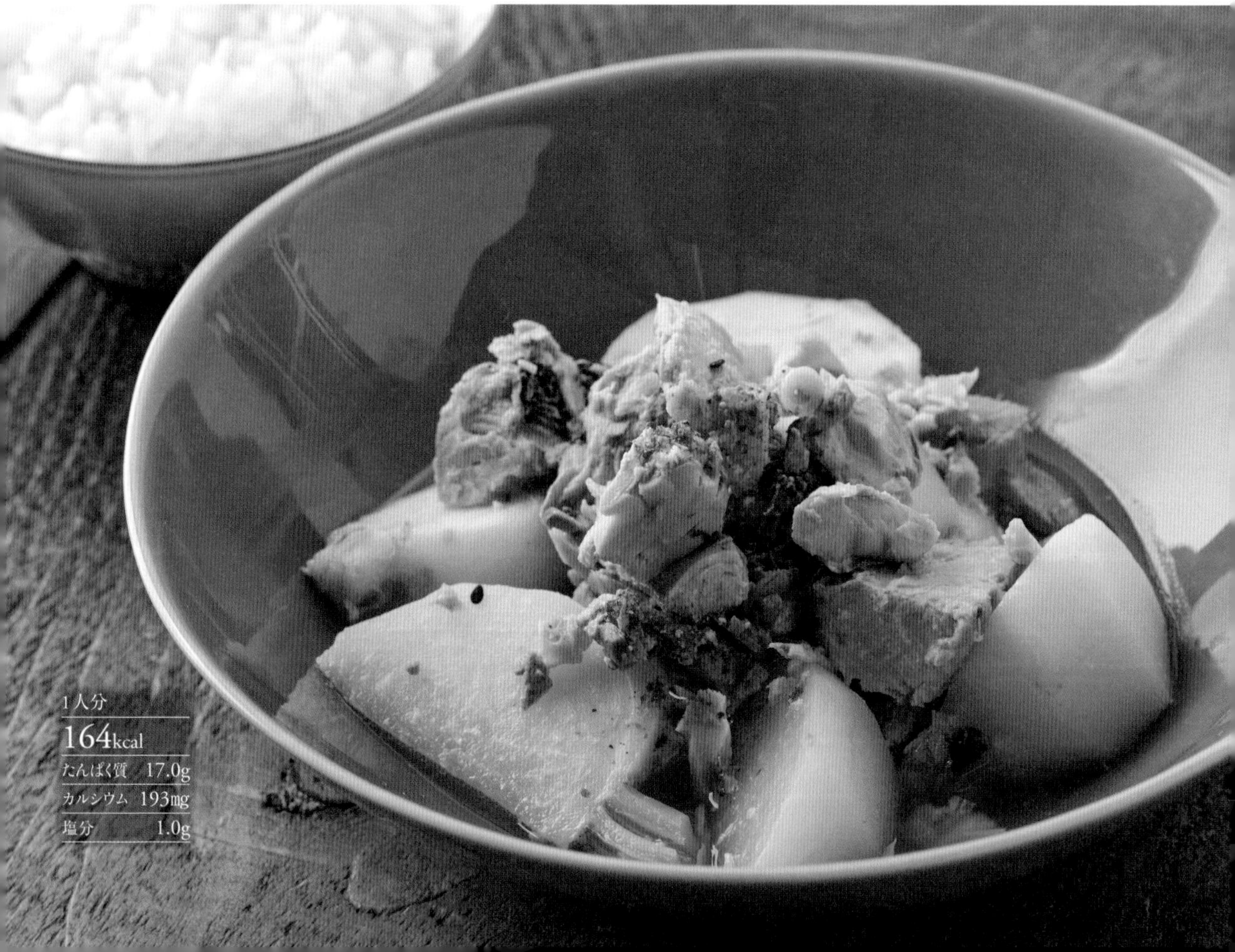

1人分
164kcal
たんぱく質 17.0g
カルシウム 193mg
塩分 1.0g

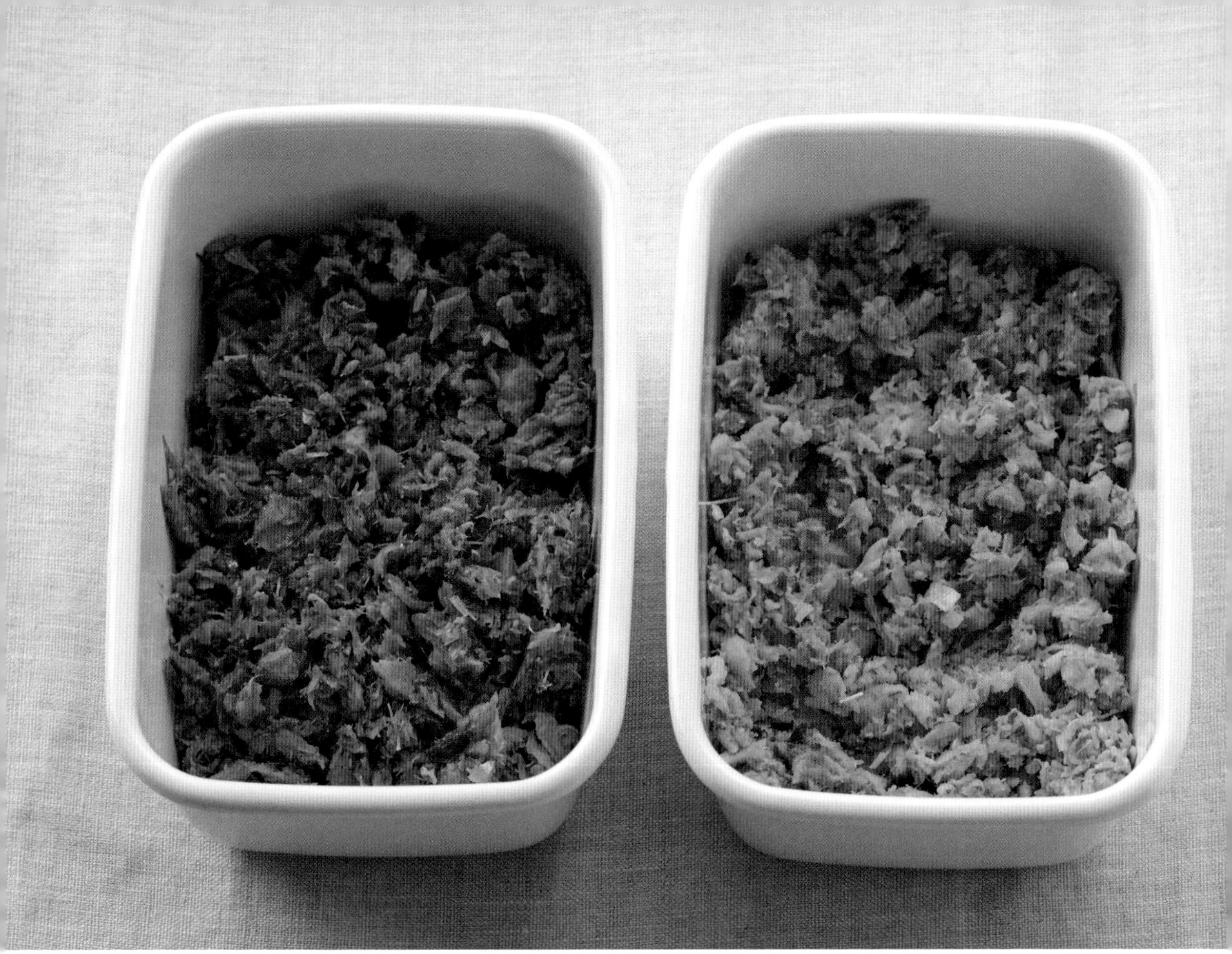

さば缶のしょうが風味そぼろ

材料（作りやすい分量）
さば缶（水煮）――1缶（190〜200g）
しょうが――小1かけ
しょうゆ――小さじ2
みりん、白いりごま――各大さじ1

作り方
1 しょうがはみじん切りにする。
2 フライパンにさば缶、しょうが、しょうゆ、みりんを入れ、ほぐしながらポロポロになるまで炒りつける。
3 汁気がなくなったらいりごまを加え、混ぜる。

全量	
419kcal	
たんぱく質	35.7g
カルシウム	607mg
塩分	3.5g

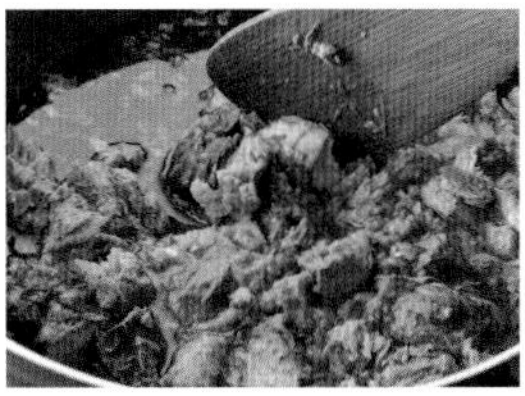

鮭缶のねぎ塩そぼろ

材料（作りやすい分量）
鮭缶（水煮）――1缶（180g）
ねぎ（みじん切り）――大さじ2
ごま油――小さじ2
塩――少々

作り方
フライパンにごま油を熱し、鮭缶は汁ごと、ねぎを加え、ポロポロになり汁気がなくなるまで炒める。塩で味を調える。

全量	
358kcal	
たんぱく質	32.6g
カルシウム	348mg
塩分	1.6g

焼きさつま揚げのおろし和え

さつま揚げはそのままでもいただけますが、焼いた香ばしさが食欲をそそります。

材料（2人分）

さつま揚げ――2枚（100g）
大根――200g
貝割れ菜――¼パック
しょうゆ――小さじ2

作り方

1 貝割れ菜は長さを半分に切る。大根はおろして水気をしっかりきる。

2 さつま揚げは食べやすく切り、中火で熱したフライパンで両面を香ばしく焼く。

3 2を大根おろし、貝割れ菜、しょうゆと和える。

Point
さつま揚げの油分で焼くので、フライパンに油をひかなくてOK。

1人分
86kcal

たんぱく質	7.0g
カルシウム	55mg
塩分	1.8g

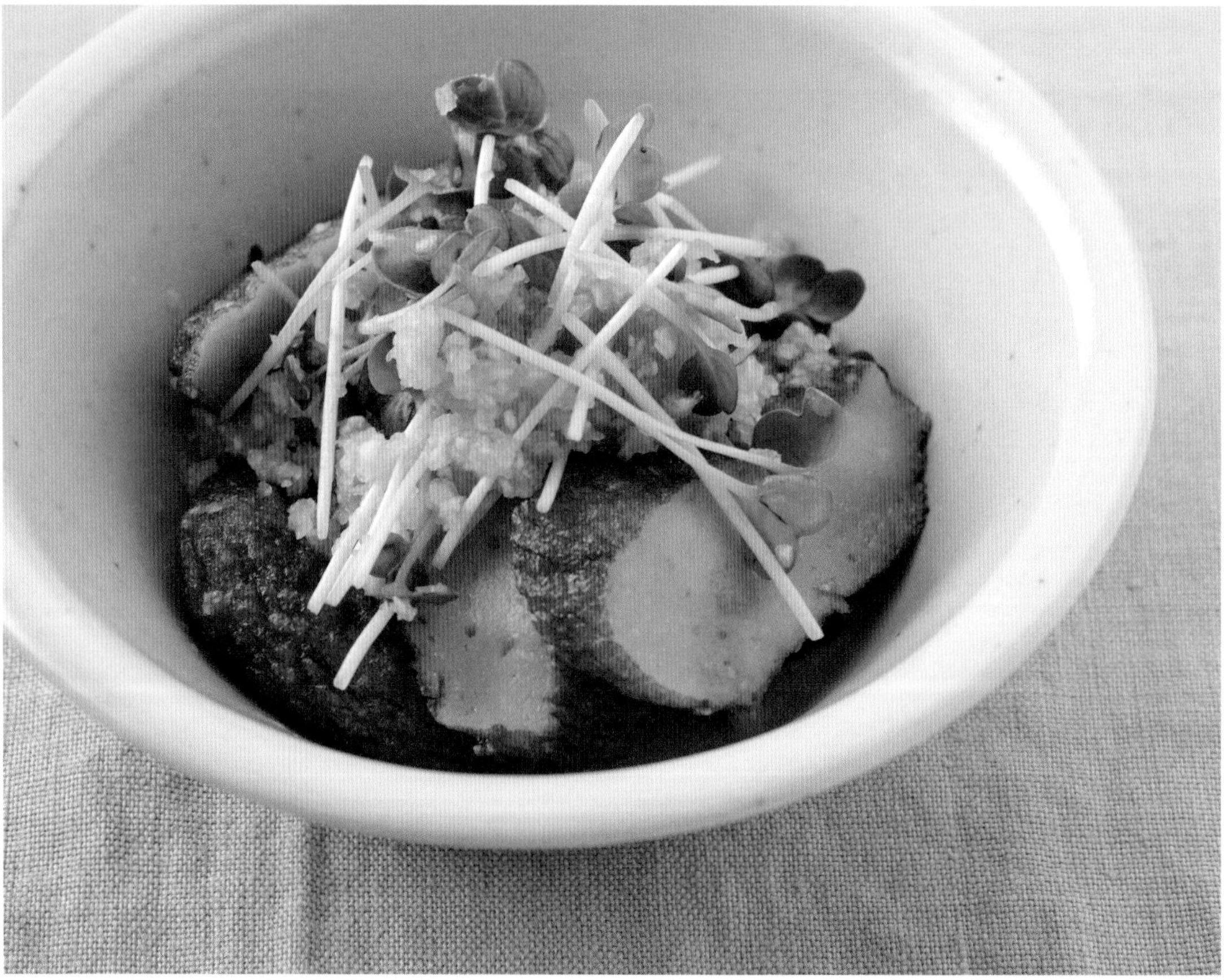

ちくわと水菜のさっと煮

だしを吸ってやわらかくなったちくわと、水菜のシャキシャキが楽しい。

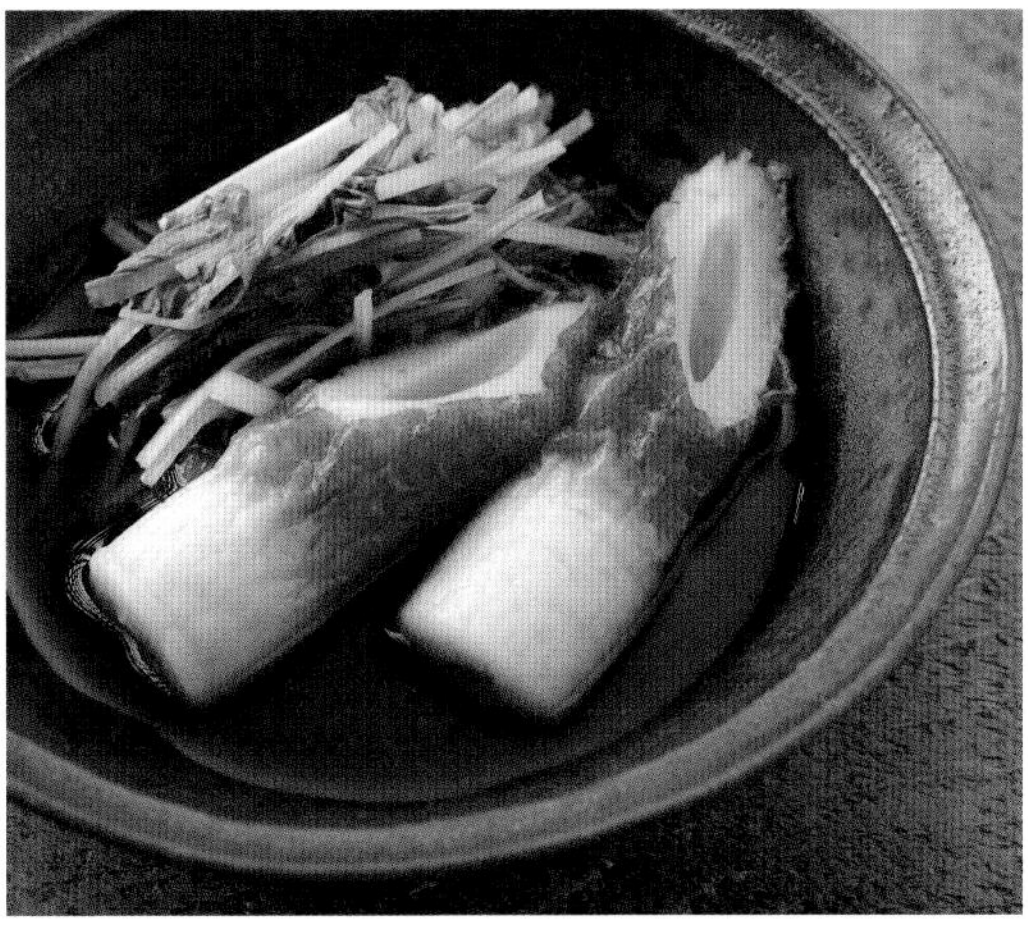

1人分

50kcal	
たんぱく質	4.2g
カルシウム	49mg
塩分	1.4g

材料（2人分）

ちくわ——2本（60g）
水菜——1株（50g）
だし——½カップ
A しょうゆ、みりん——各大さじ½

作り方

1 ちくわは斜めに2等分する。水菜はざく切りにする。

2 だし、A、ちくわを鍋に入れ、火にかける。

3 煮立ったら、水菜を加え、さっと煮る。

ちくわ、ブロッコリーのポテトサラダ

じゃがいもをつぶして調味料と和えるだけのお手軽ポテサラにちくわを加えます。満足感のある一品に。

材料（2人分）

じゃがいも——大1個（200g）
冷凍ブロッコリー——80g
ちくわ——1本（30g）
A ［マヨネーズ——大さじ1
　 辛子——小さじ¼
塩、こしょう——各少々

作り方

1 じゃがいもはよく洗い、皮つきのまま、ぐるりと1周切れ目を入れる。ラップで包んで4分電子レンジで加熱し、粗熱が取れたら皮をむいて、粗くつぶす。

2 ちくわはたてに棒状に切って、長さを3等分する。冷凍ブロッコリーは解凍する。

3 Aを合わせ、じゃがいも、ブロッコリー、ちくわを加えて和える。塩、こしょうで味を調える。

1人分

124kcal	
たんぱく質	4.5g
カルシウム	27mg
塩分	0.7g

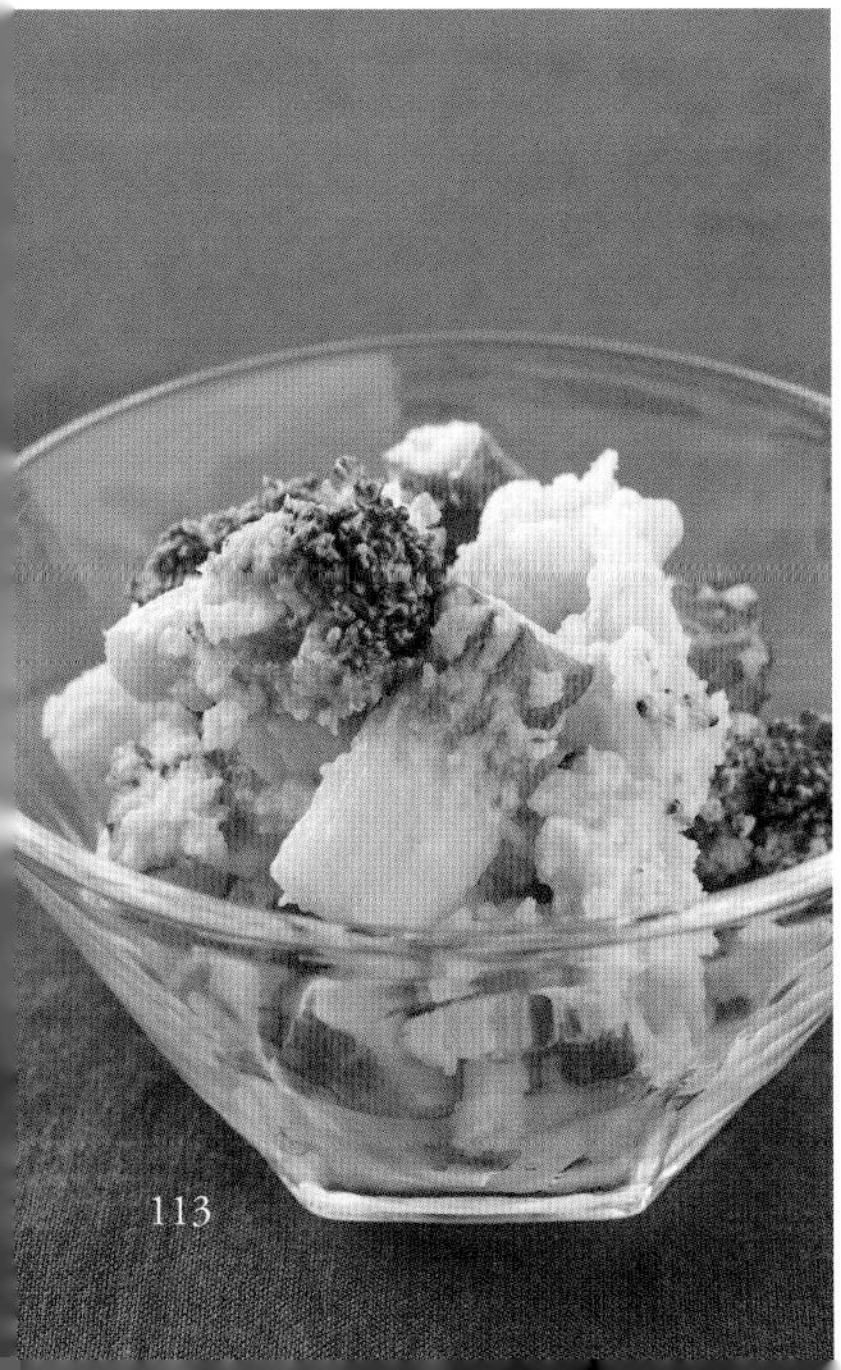

市販の惣菜活用おかず

スーパーやコンビニで手に入る、便利な惣菜の数々は、種類がとても豊富。そのまま食べるだけでなく、ゆで野菜を混ぜたり、豆腐で白和えにしたり、卵でとじたり、市販の筑前煮を米にのせて、炊き込みごはんにするなど、1人分の惣菜に、何かをプラスして2人分、複数回分にすると、好みの味に調整でき、1人分の塩分も減らせます。

市販のきんぴらを使って

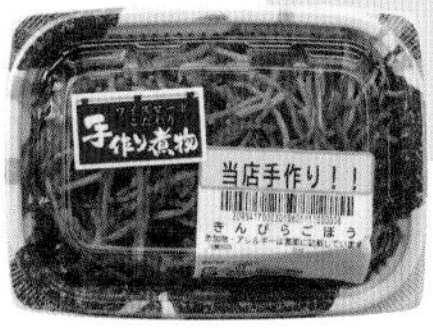

ひじき煮や青菜のごま和えなどでもOK。

卵焼き

甘辛いきんぴらが、ほどよいアクセントに。食べごたえのあるおかずです。

1人分	
190kcal	
たんぱく質	9.6g
カルシウム	48mg
塩分	0.6g

材料（2人分）

市販のきんぴら――1パック（70g）
卵――3個
だし――大さじ3
油――大さじ1

作り方

1 卵は割りほぐし、だしを加えて混ぜ、きんぴらを加えて均一に混ぜる。

2 卵焼き器に油を入れて強火で熱し、なじんだら油を小さいボウルなどにもどし、弱めの中火にして1の1/3量を流し入れる。

3 表面が半熟状になったら、手前に巻いて、油をひいて奥によせ、残りの卵液の半量を入れる。

4 3をくり返し、形を整える。

Point
卵焼き器が熱くなりすぎたら、ぬれた布巾の上におろして冷ますと、焦げずにやわらかく仕上がります。

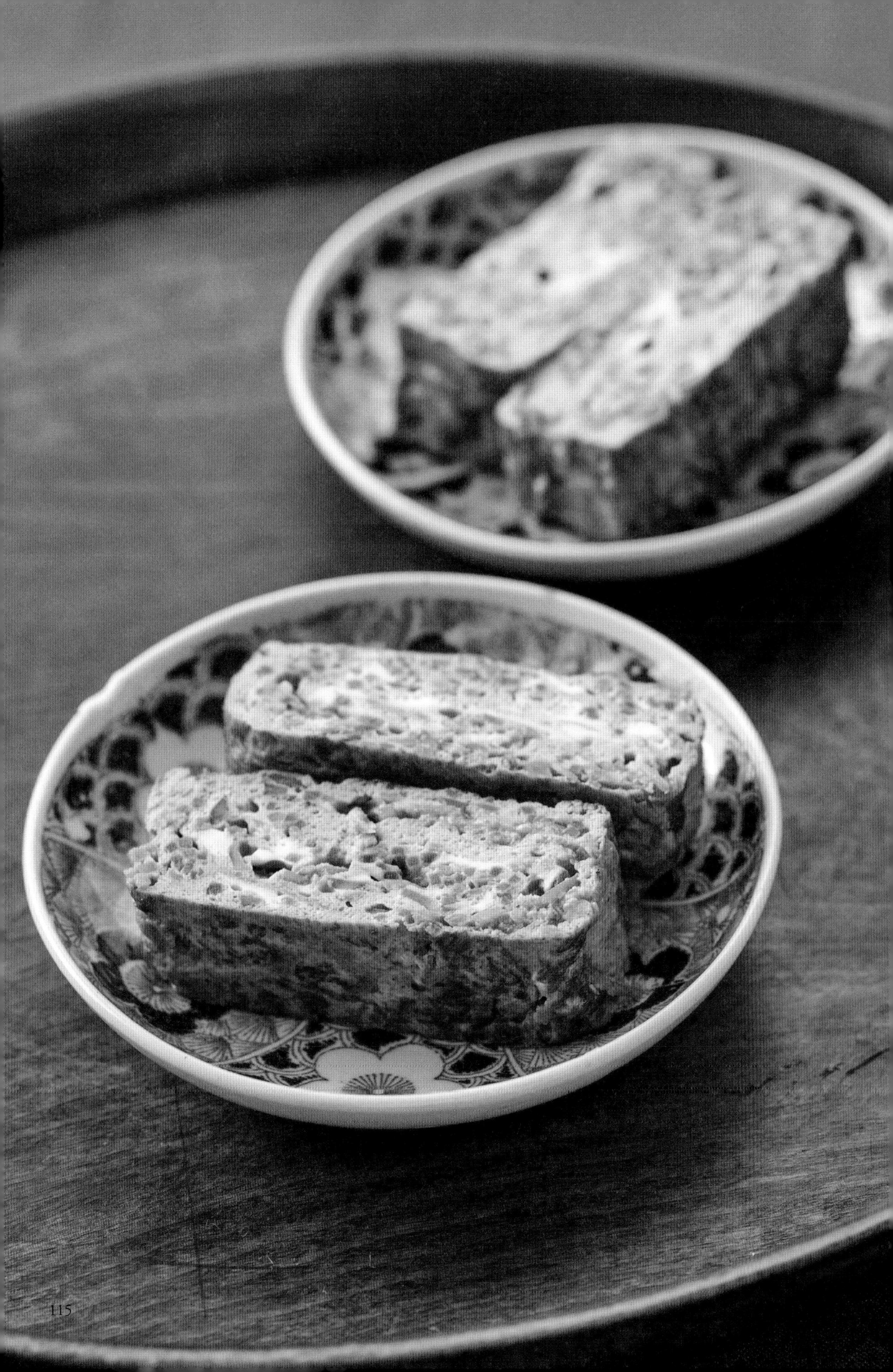

市販のひじきの煮物を使って

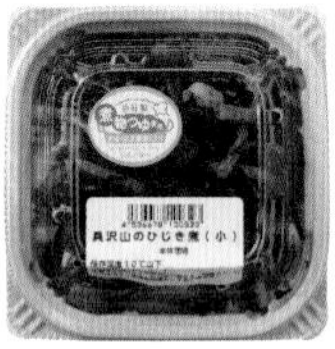

炒り豆腐

煮物の甘味が豆腐でマイルドに。ごま油の香りもよい風味づけ。

材料（2人分）

市販のひじきの煮物――1パック（70g）
木綿豆腐――½丁
ごま油――大さじ½
小ねぎ――少々

作り方

1 豆腐は水きりをする。

2 フライパンにごま油を中火で熱し、ひじきの煮物をさっと炒める。

3 1の豆腐をくずして加え、炒め合わせる。小ねぎをのせる。

Point
豆腐の水きりは、ペーパータオルで2重に包んで、電子レンジで3分加熱します。

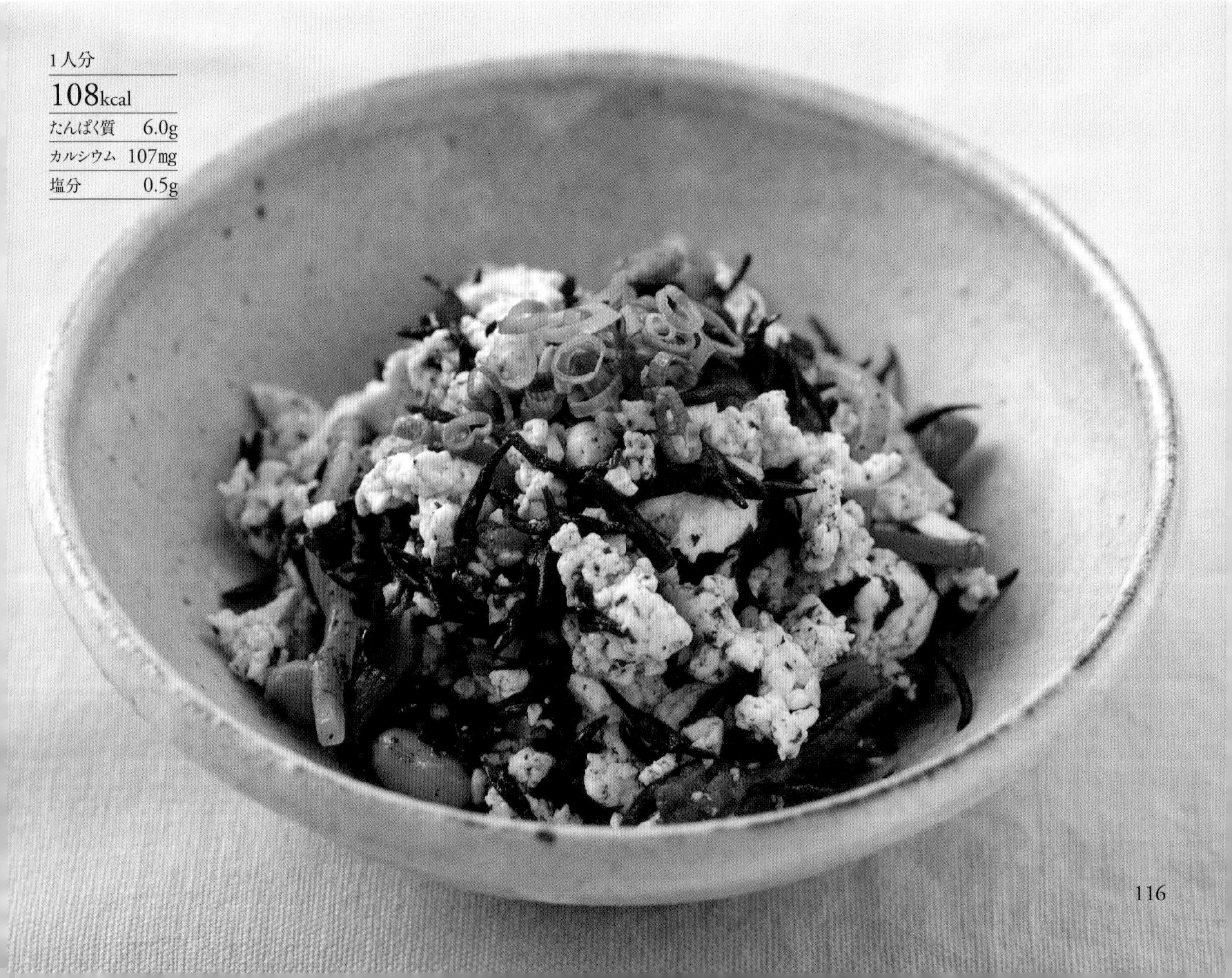

1人分	
108kcal	
たんぱく質	6.0g
カルシウム	107mg
塩分	0.5g

市販の酢のものを使って

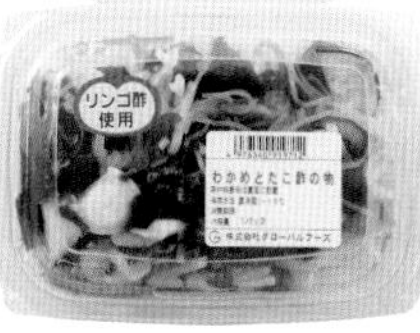

ささみ入り酢のもの

淡泊な味のささみは、酢のものとよく合います。つまみにも向くお手軽おかず。

材料（2人分）

市販の酢のもの――1パック（100g）
鶏ささみ肉――1本
塩――少々
酒――小さじ2

作り方

1 ささみは観音開きにする。
2 耐熱皿にささみを入れ、塩、酒をふってラップをする。
3 2を電子レンジで1～2分加熱し、粗熱をとって割く。酢のものと和える。

Point
ささみは観音開きにすると、火の通りが早くなります（観音開きの仕方→P92）。

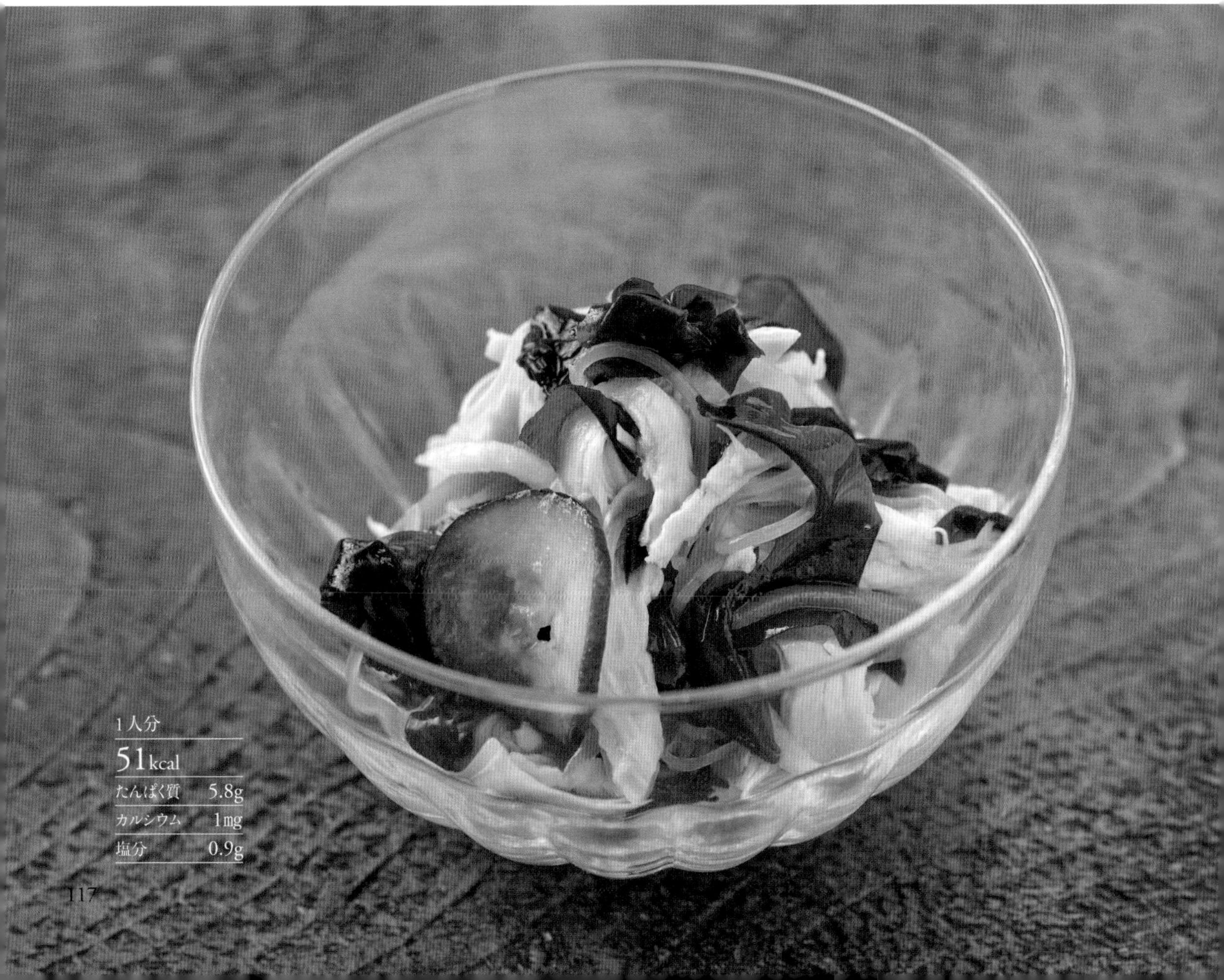

1人分
51kcal
たんぱく質 5.8g
カルシウム 1mg
塩分 0.9g

市販の焼き鳥を使って

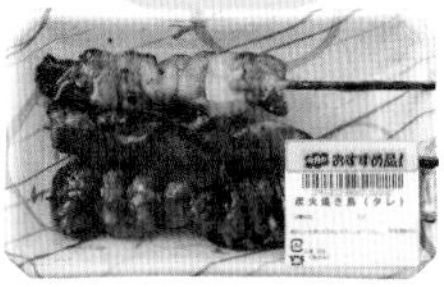

［親子煮］

卵でとじます。焼き鳥のたれを生かした味つけに。汁ごとごはんにかけて親子丼にしても。

材料（2人分）

市販の焼き鳥――100g
卵――2個
玉ねぎ――½個
だし――1カップ
しょうゆ、みりん――各小さじ½
三つ葉――少々

作り方

1 玉ねぎは薄切り、三つ葉はざく切り、卵は割りほぐす。

2 鍋にだし、玉ねぎを入れて中火にかけ、玉ねぎがしんなりしたら、焼き鳥を串からはずして加える。

3 しょうゆ、みりんで味を調え、煮立たせ、卵をまわし入れる。半熟状になるまで煮て、三つ葉をのせる。

Point
焼き鳥は耐熱皿に入れ、酒少々をふってラップをし、電子レンジで1分ほど加熱すると、串をはずしやすくなります。

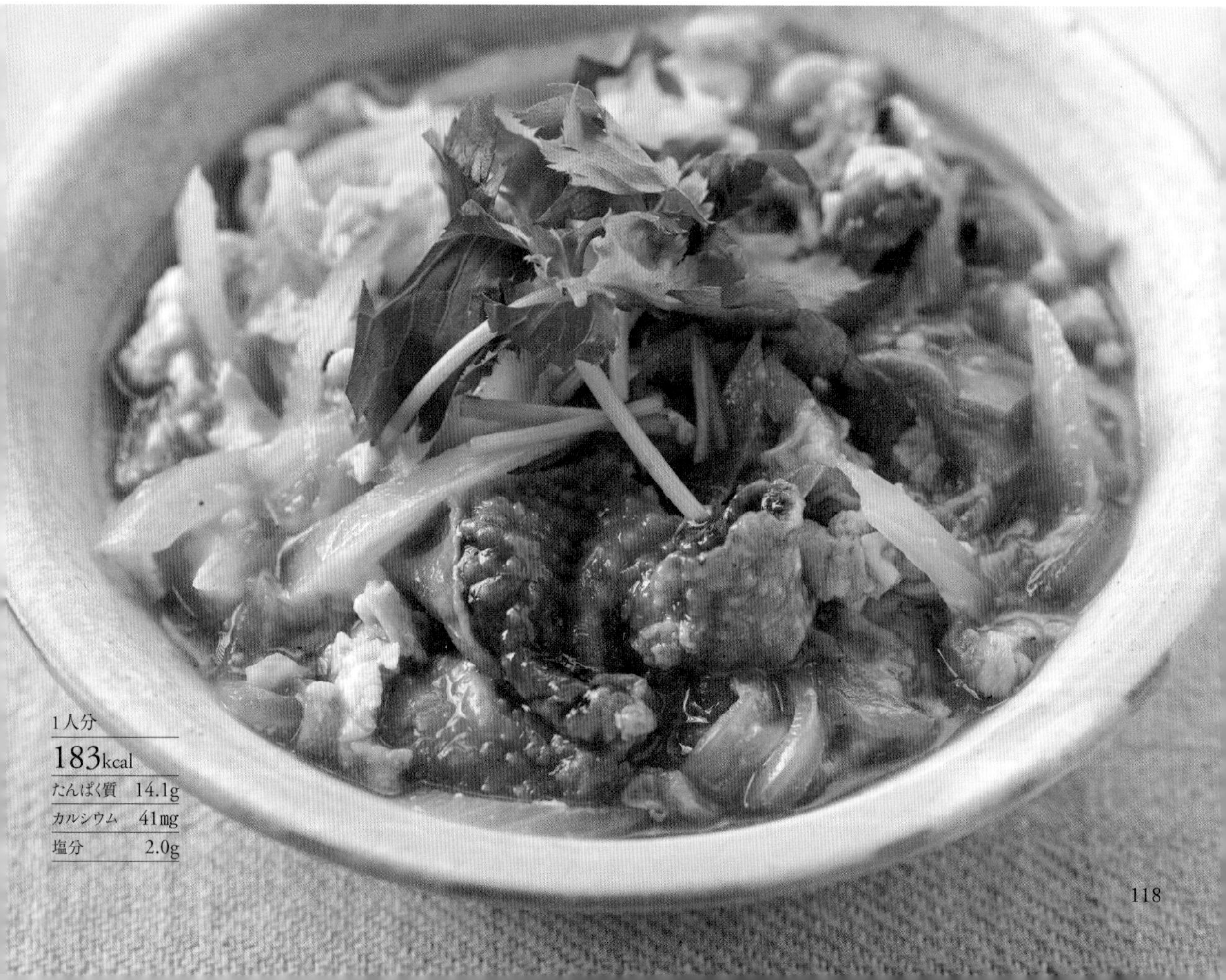

1人分
183kcal

たんぱく質	14.1g
カルシウム	41mg
塩分	2.0g

市販の
青菜のごま和えを
使って

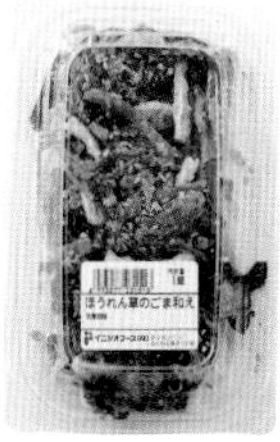

青菜ときのこのごま和え

しめじ1パックを加えて、食物繊維を強化。

材料（2人分）

青菜のごま和え —— 1パック（75g）
しめじ —— 小1パック
塩 —— 少々

作り方

1 しめじはほぐして耐熱皿に入れ、塩をふってラップをし、電子レンジで1分加熱する。

2 青菜のごま和えと1のしめじを汁ごと加えて和える。

Point
加熱したしめじから出た汁で、ごまの和え衣をのばしながら和えます。

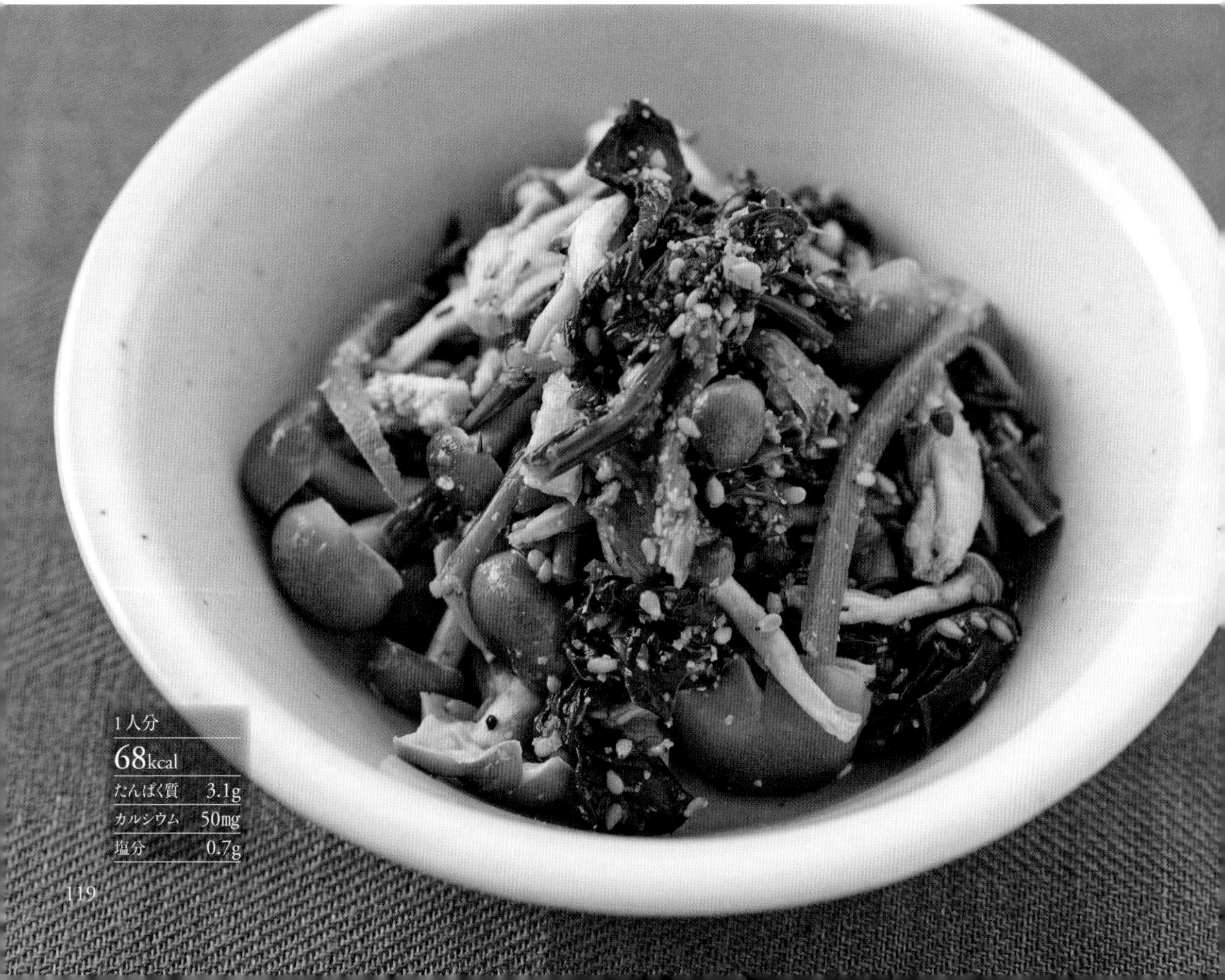

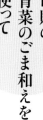

1人分	
68kcal	
たんぱく質	3.1g
カルシウム	50mg
塩分	0.7g

卵かけごはん、冷や奴、納豆の味つけアレンジ

薬味や食べ方のアイデアを紹介します。
朝食や、かんたんに食事を済ませたいときにも。

卵かけごはん

P121は全て1人分の分量です。ごはん130〜150gに卵1個がベース。ごはんに材料をのせて、卵をかけます。

温玉仕立ての卵かけ

材料

卵——2個
めんつゆ（3倍濃縮）——小さじ1
小ねぎ——少々

Point

温泉卵は電子レンジで必ず1人分ずつ作ります。電子レンジがターンテーブル付きの場合は2を端におき、ターンテーブル無しの場合は中央におきます。

作り方

1 直径7〜8cm、深さ5cmの耐熱容器に卵を割り入れ、卵が完全にかぶるくらいの水を静かに注ぎ入れる。卵黄が中央になるように、容器を少しまわして調整する。

2 加熱中に卵黄が破裂しないように、卵黄の中央に穴をあける（写真❶）。

3 ラップはかけずに、電子レンジで55秒加熱する。卵白が白くなるまで、様子を見ながら5秒ずつ加熱する。水気をきって器に移す（写真❷）。

4 3の温泉卵をごはんにのせて、めんつゆをまわしかける。小ねぎをのせる。

❶
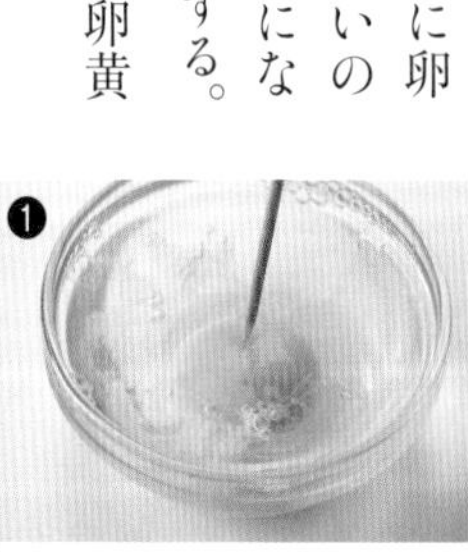

❷
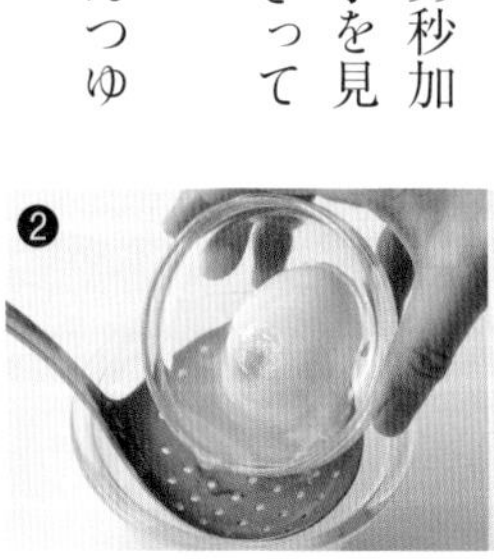

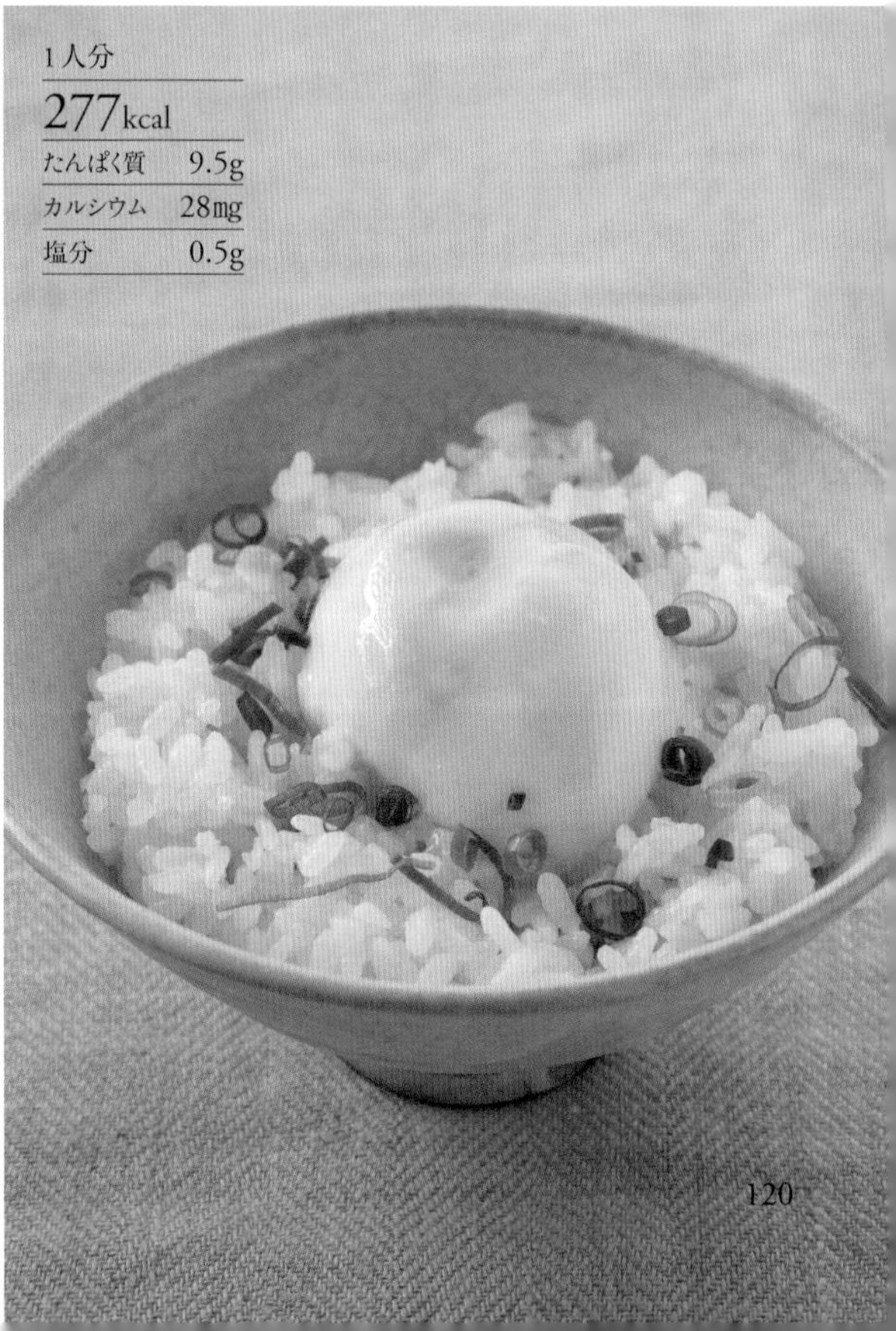

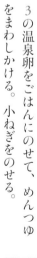

1人分	277kcal
たんぱく質	9.5g
カルシウム	28mg
塩分	0.5g

とろろ昆布おかか

材料
とろろ昆布――ひとつまみ
かつお節――少1/3パック
しょうゆ――少さじ1/2

1人分	
281kcal	
たんぱく質	10.4g
カルシウム	35mg
塩分	0.7g

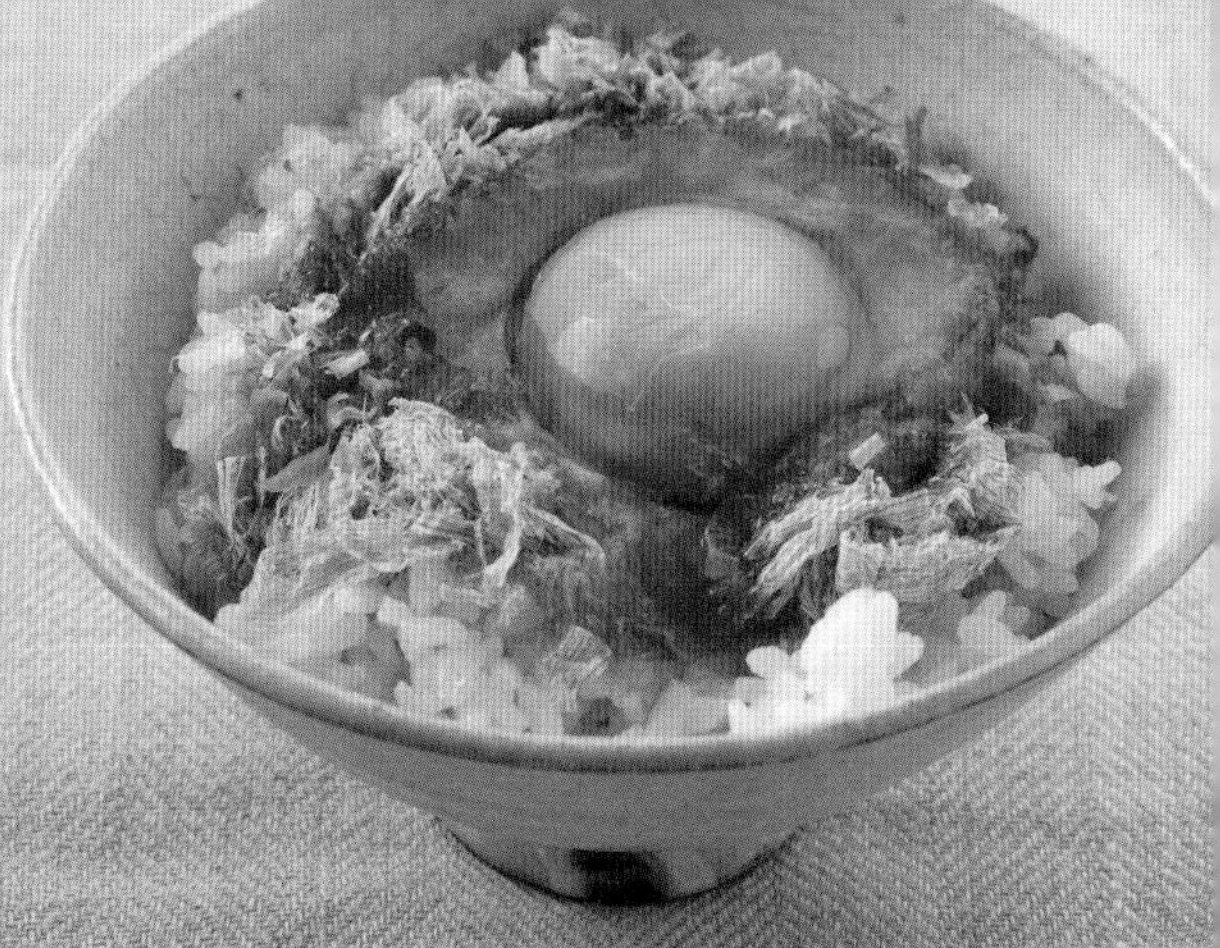

揚げ玉、なめたけ、三つ葉

材料
揚げ玉――大さじ1
なめたけ――大さじ1/2
三つ葉――1本

1人分	
309kcal	
たんぱく質	9.8g
カルシウム	33mg
塩分	0.5g

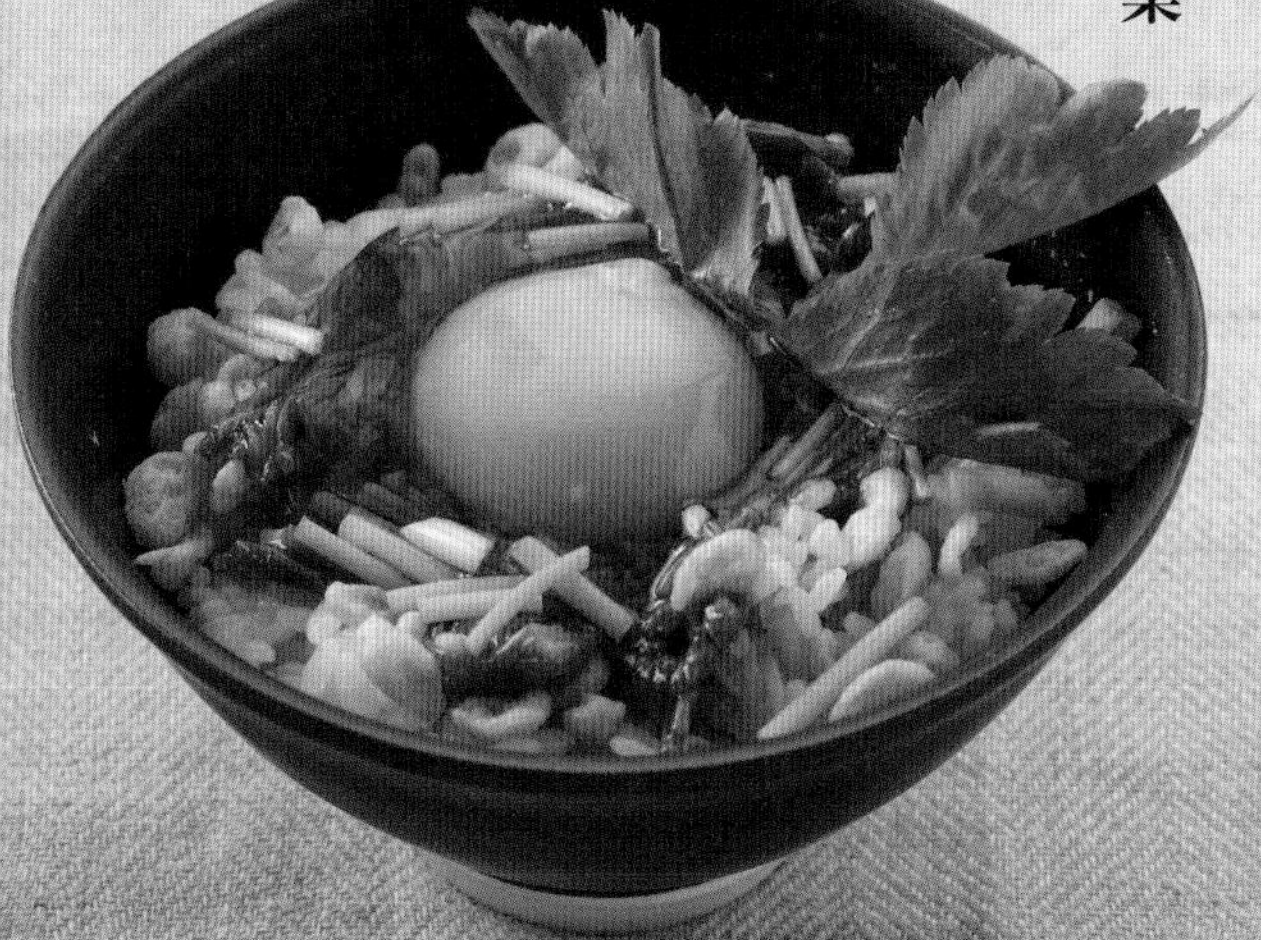

キムチチーズ

材料
キムチ――15g
スライスチーズ――1枚

1人分	
331kcal	
たんぱく質	13.6g
カルシウム	142mg
塩分	1.1g

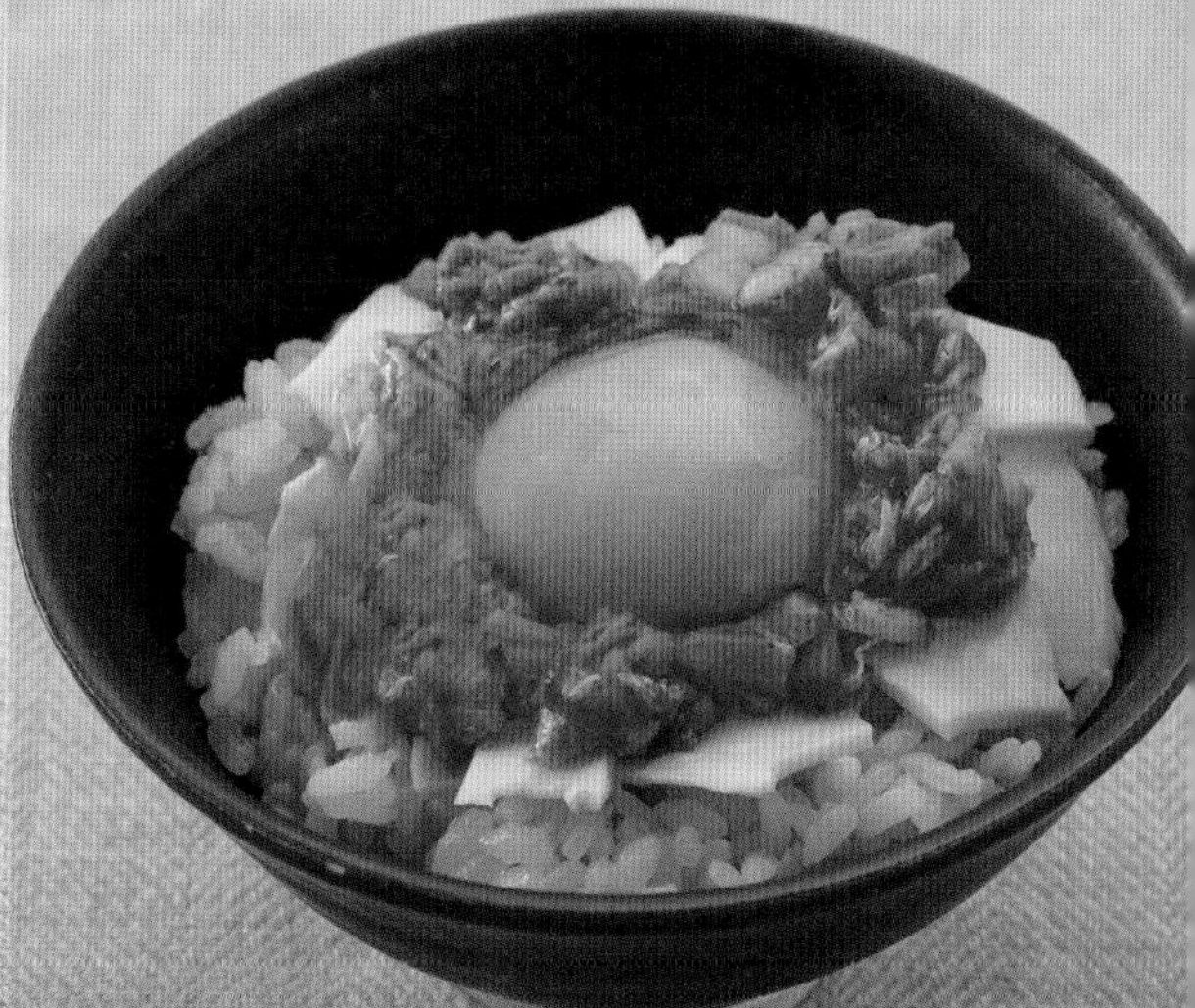

ねぎ塩だれ

材料
ねぎ塩だれ――大さじ1
※ねぎ塩だれ…ねぎのみじん切り1本分、塩小さじ1/2、ごま油大さじ2を合わせたもの。蒸し鶏にも合います。冷蔵で1週間保存可。

1人分	
308kcal	
たんぱく質	9.5g
カルシウム	32mg
塩分	0.6g

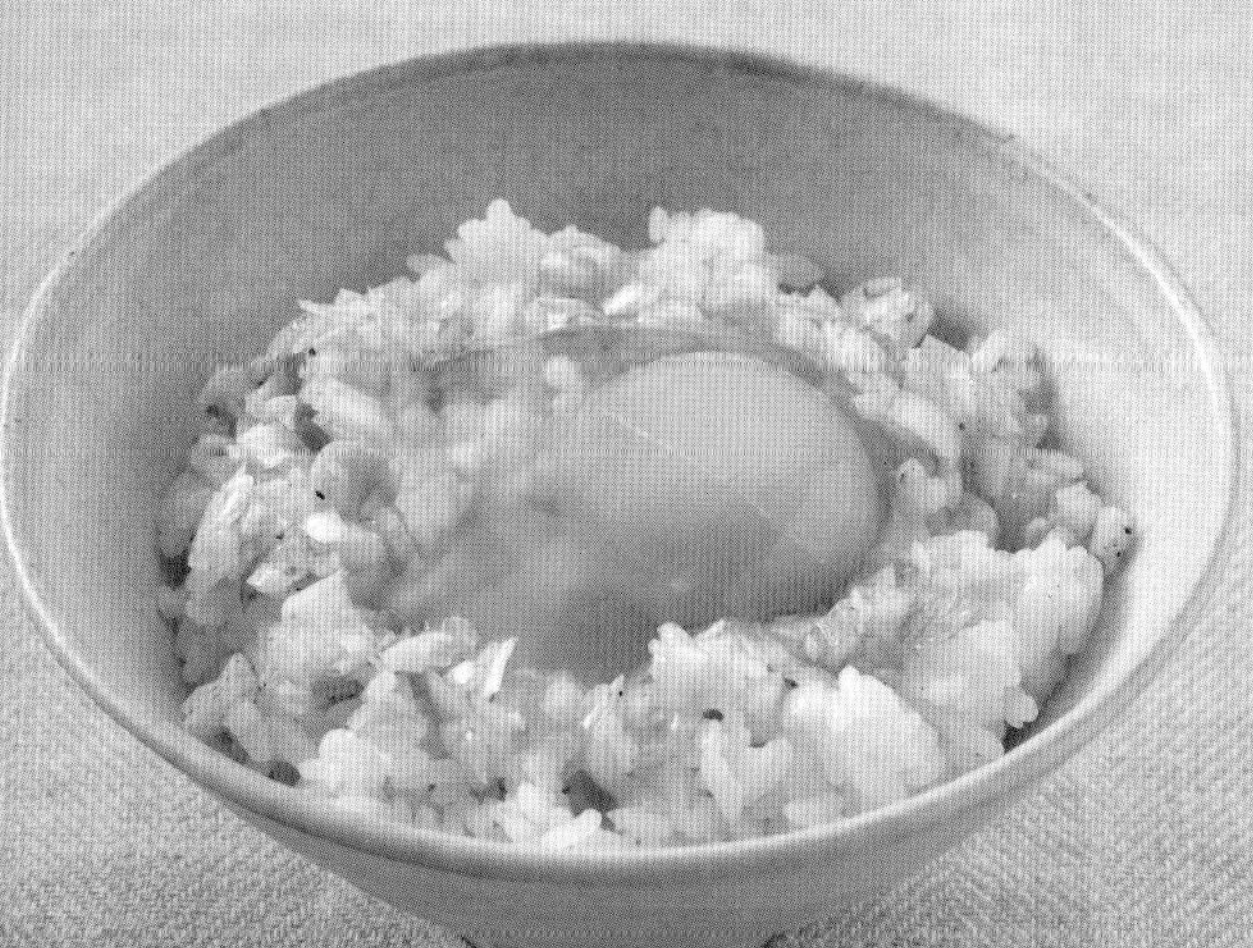

冷や奴

全て1人分の分量です。
絹ごしか木綿かはお好みで。

豆乳がけ奴 ポン酢仕立て

材料
絹ごし豆腐――¼丁
無調整の豆乳――75mℓ
ポン酢しょうゆ――大さじ1
小ねぎ（小口切り）――大さじ1

作り方
豆腐に豆乳をかけ、さらにポン酢しょうゆをかけて、小ねぎをのせる。

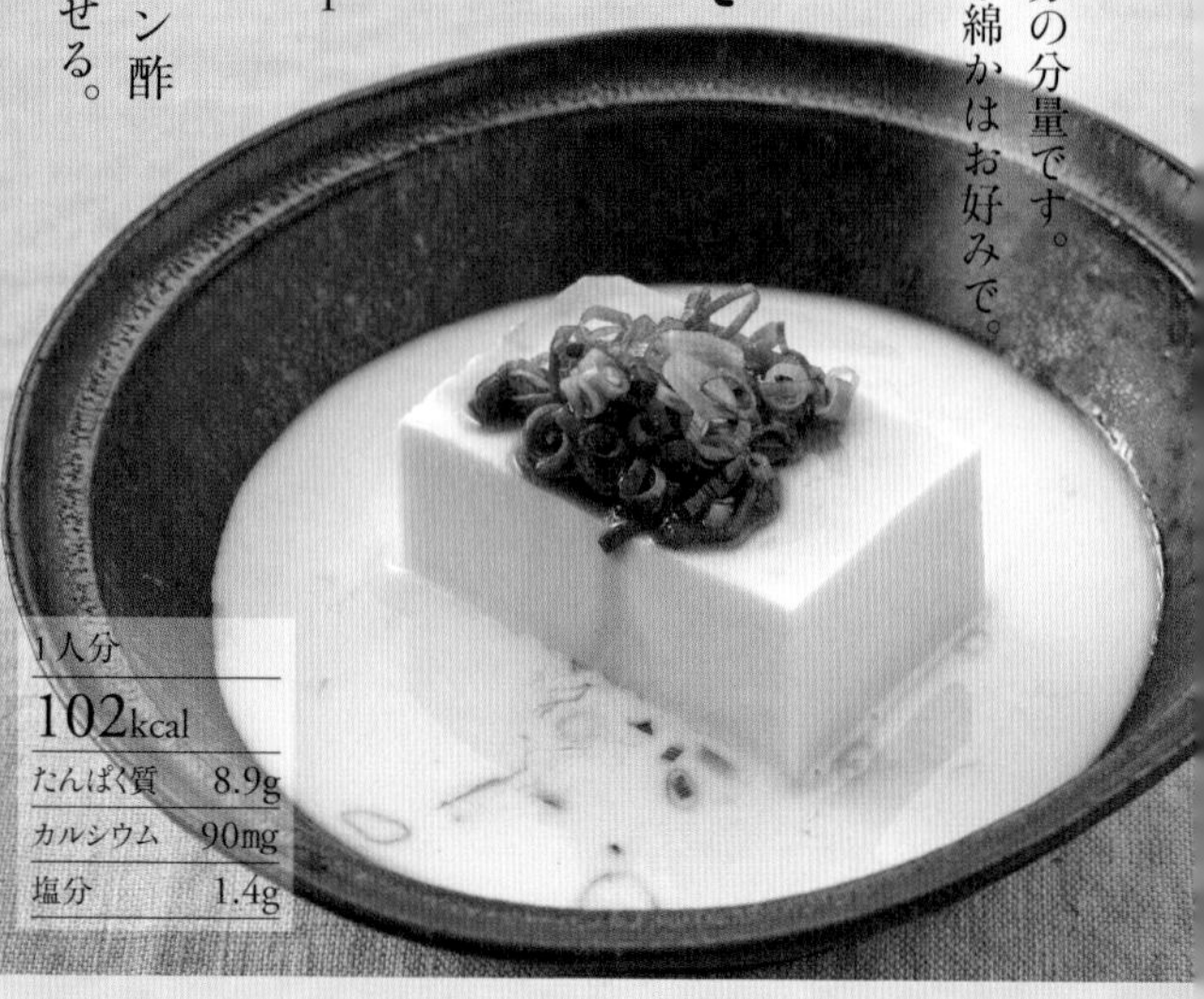

1人分	102kcal
たんぱく質	8.9g
カルシウム	90mg
塩分	1.4g

くずしアボカド奴

材料
絹ごし豆腐――½丁
アボカド――¼個
わさび――適量
しょうゆ――適量

作り方
豆腐とアボカドをくずして盛り合わせ、わさびじょうゆを添える。

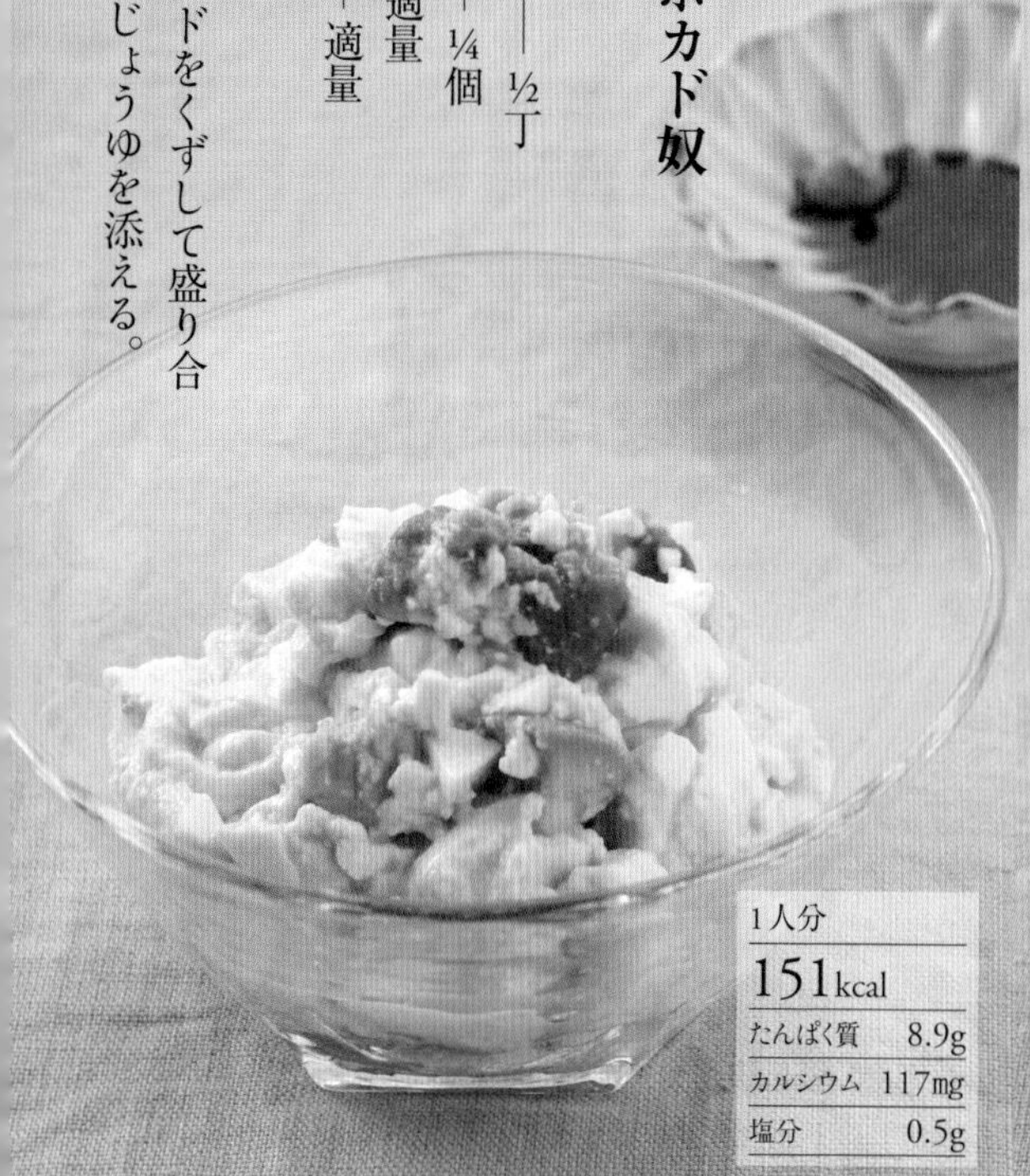

1人分	151kcal
たんぱく質	8.9g
カルシウム	117mg
塩分	0.5g

にらだれ奴

材料
木綿豆腐――½丁
にらだれ――大さじ1強

作り方
豆腐ににらだれをかける。
※にらだれ…にら2本（20g）、三つ葉のみじん切り1束（60g）、しょうゆ大さじ3を合わせたもの。三つ葉の代わりに小ねぎでもOK。しゃぶしゃぶや蒸し鶏、蒸し白身魚にも合います。冷蔵で1週間保存可。

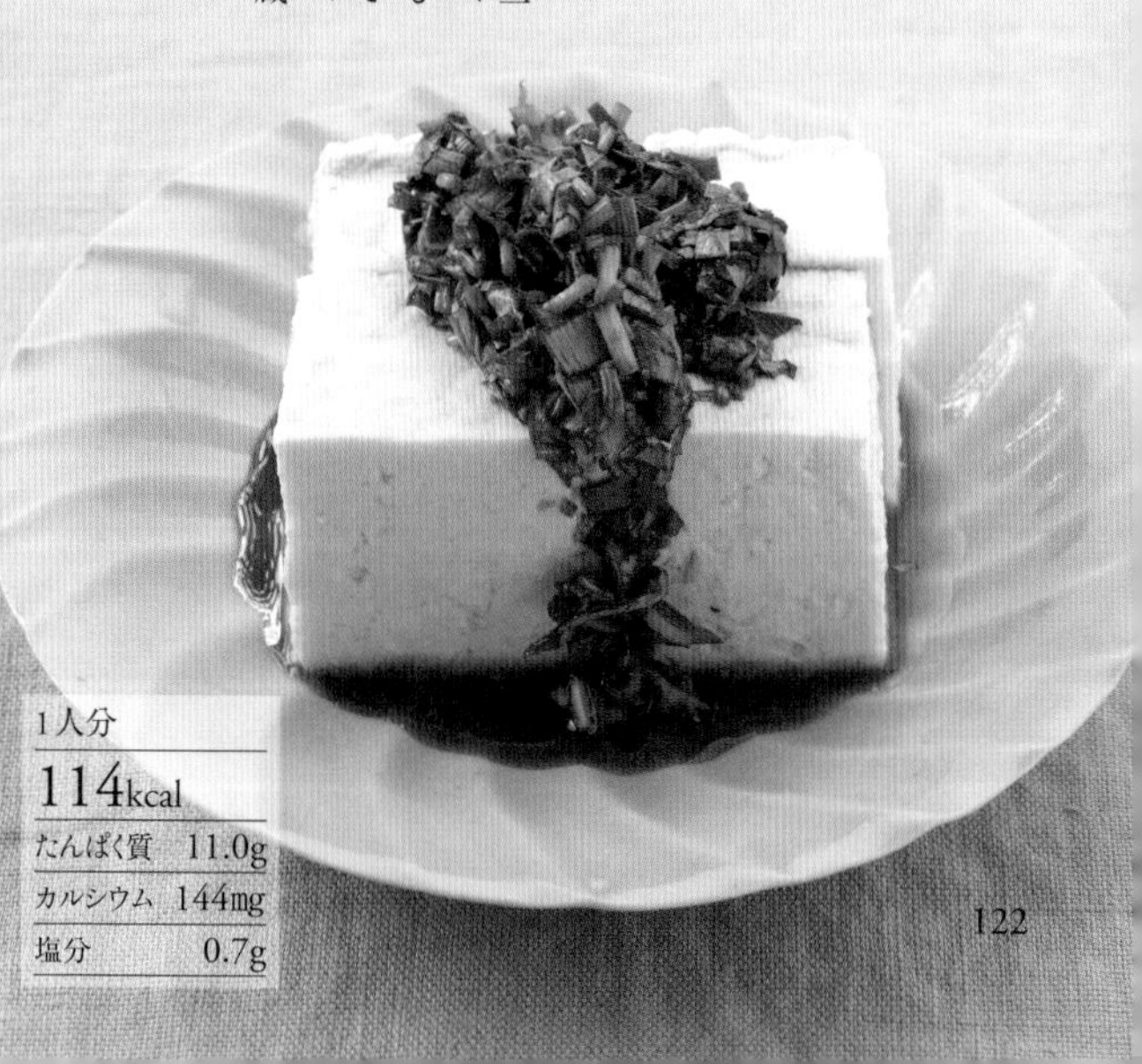

1人分	114kcal
たんぱく質	11.0g
カルシウム	144mg
塩分	0.7g

トマトアンチョビー奴

材料
木綿豆腐――½丁
ミニトマト――3個
アンチョビー（チューブ）――3g
オリーブ油――少々

作り方
ミニトマトを4等分に切り、豆腐とアンチョビー、オリーブ油を和えたものとのせる。

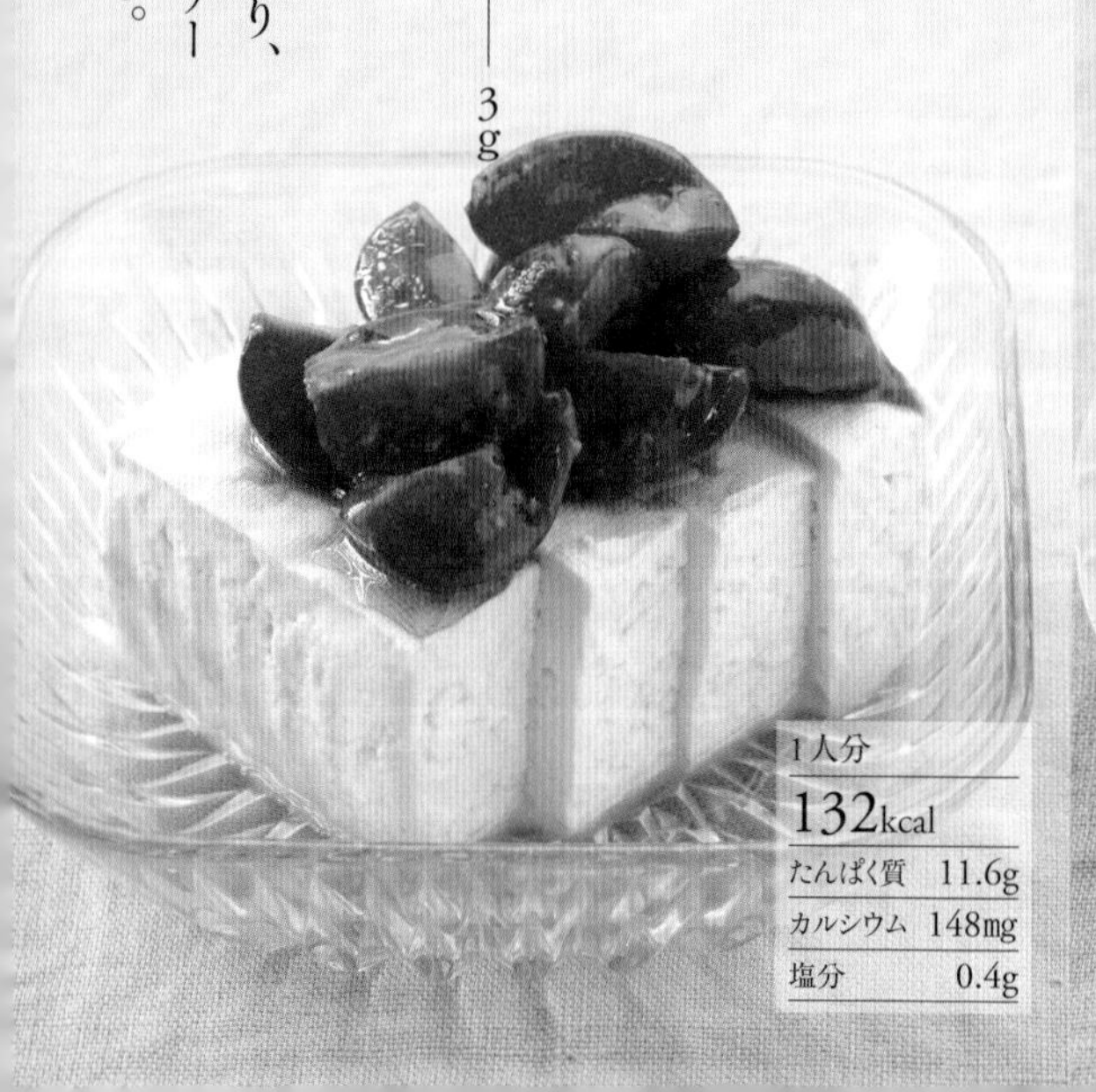

1人分	132kcal
たんぱく質	11.6g
カルシウム	148mg
塩分	0.4g

納豆

1人分の分量です。納豆は1パック（40〜45g）のものを使います。納豆に付属するたれは不使用。納豆を混ぜ、材料と合わせます。

味つきめかぶ

材料
味つきめかぶ——1パック
おろししょうが——少々

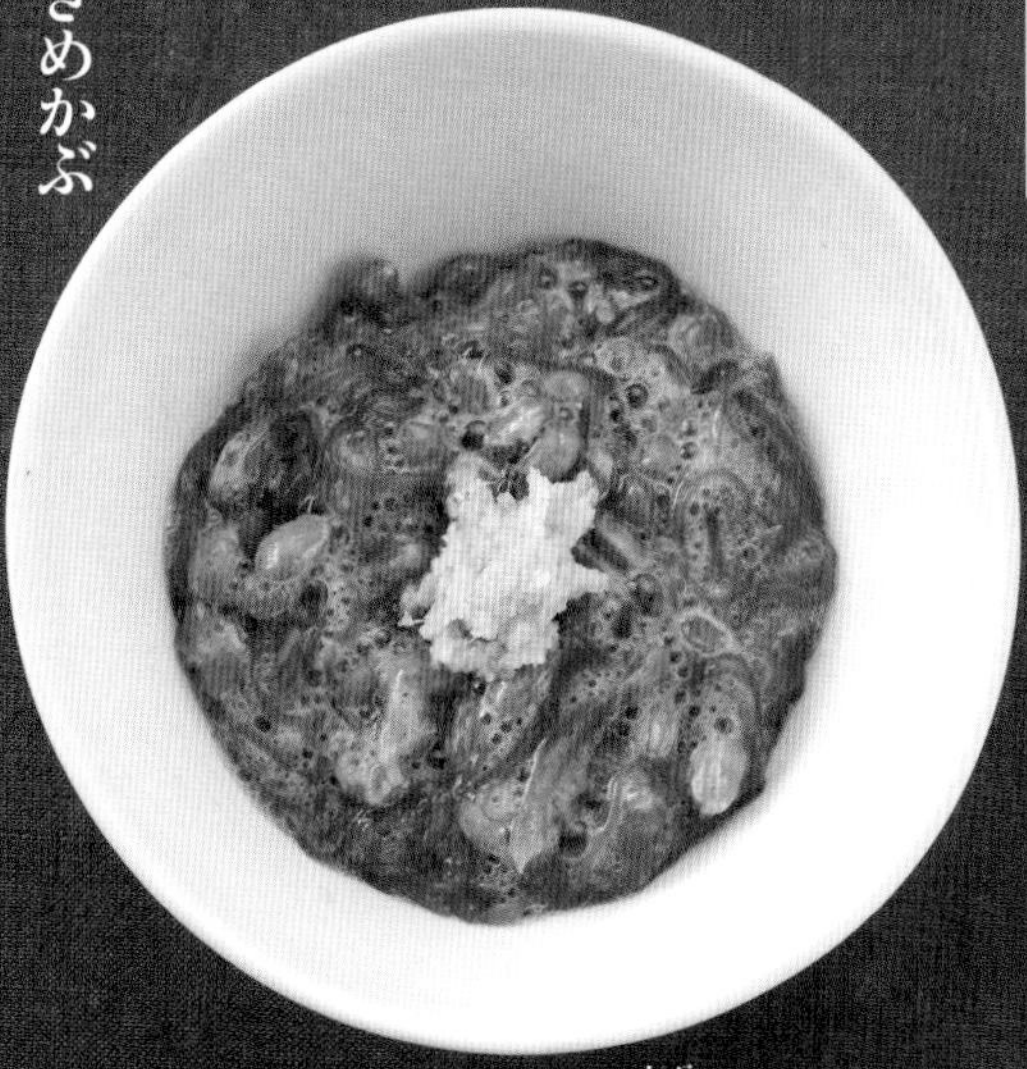

1人分

82kcal	
たんぱく質	7.0g
カルシウム	36mg
塩分	0.6g

しらす梅干し

材料
しらす干し——5g
梅干し（たたく）——½個

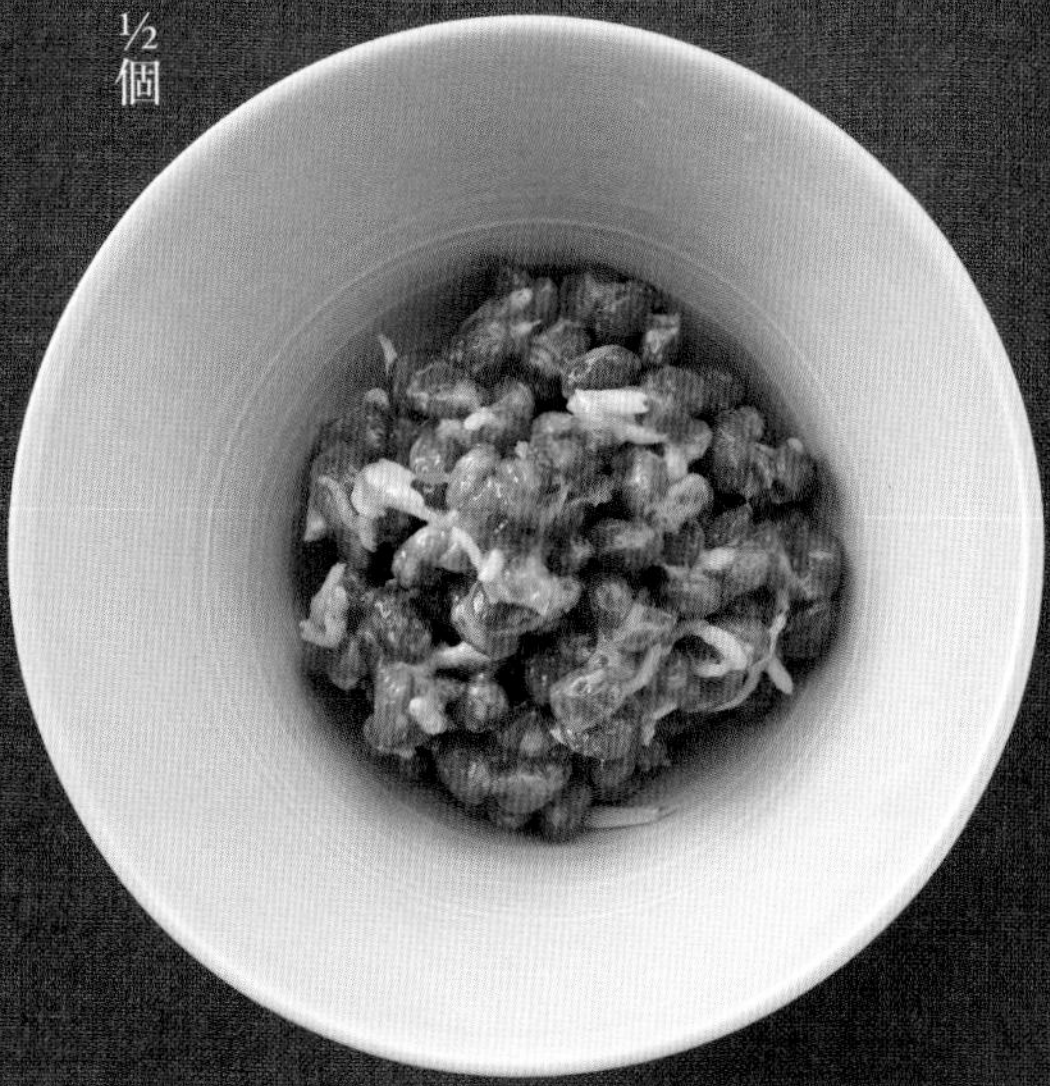

1人分

84kcal	
たんぱく質	7.9g
カルシウム	53mg
塩分	1.2g

ザーサイとごま

材料
ザーサイ（みじん切り）——10g
ごま——小さじ½

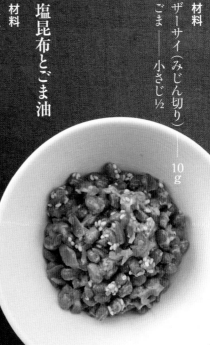

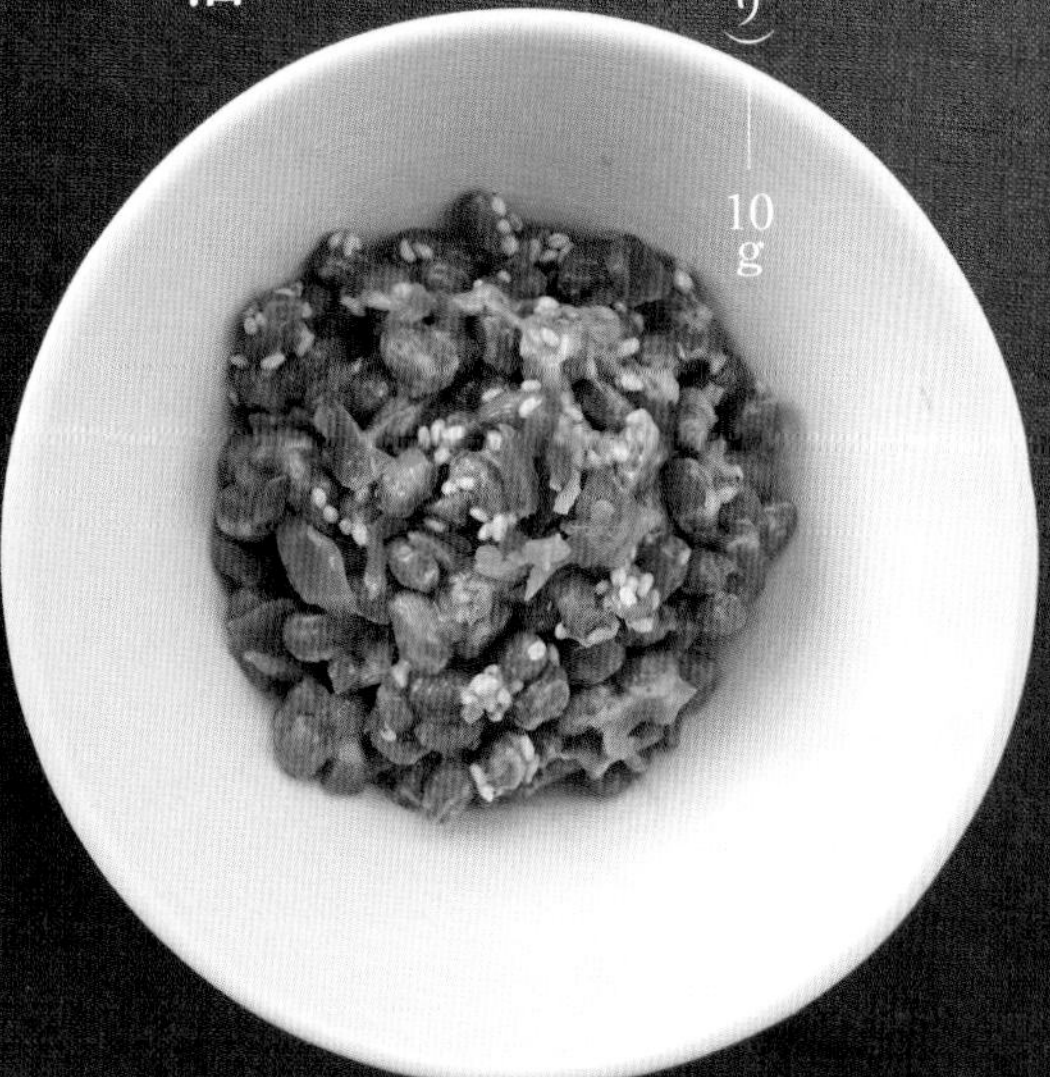

1人分

104kcal	
たんぱく質	7.1g
カルシウム	44mg
塩分	0.5g

塩昆布とごま油

材料
塩昆布——3g
ごま油——小さじ½強

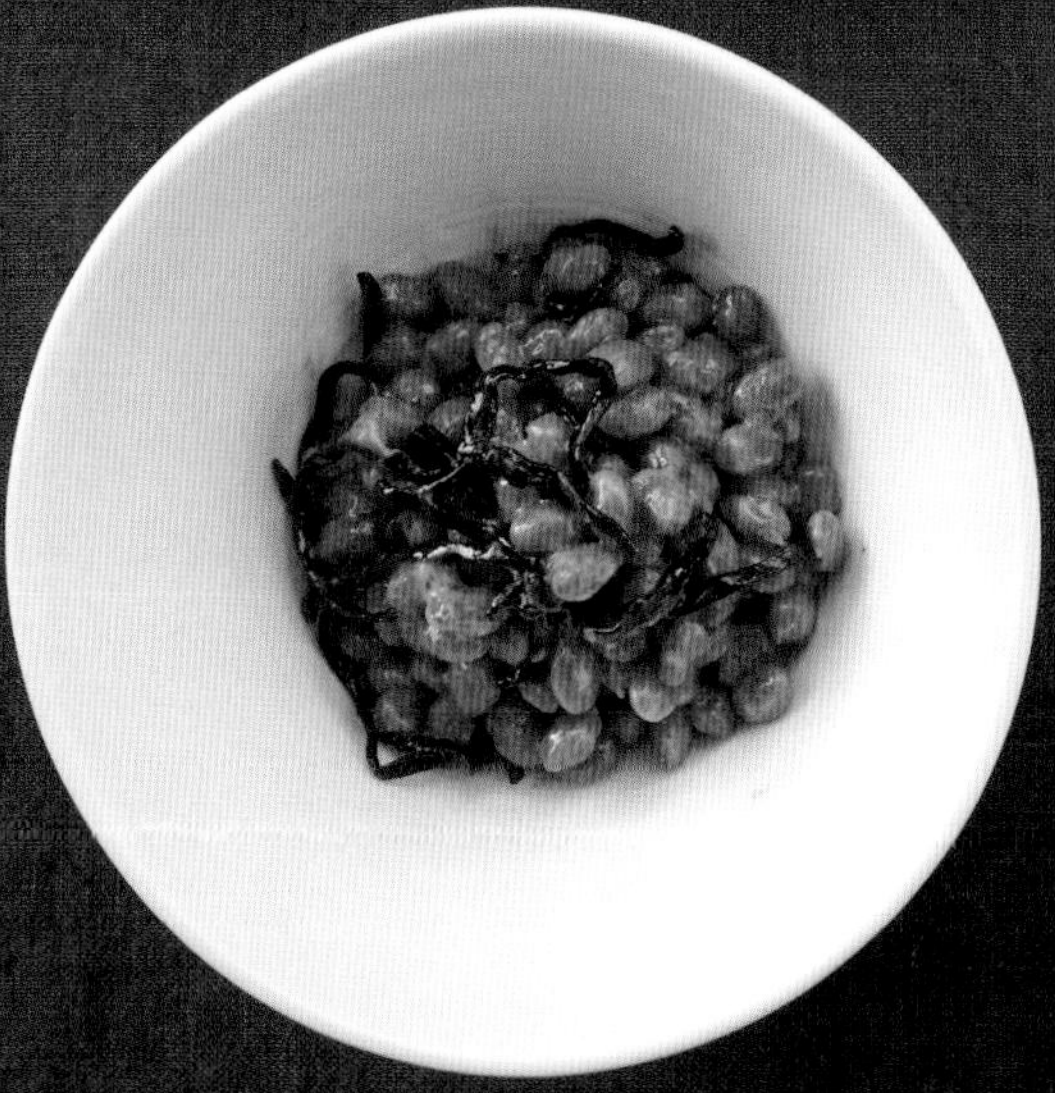

1人分

90kcal	
たんぱく質	7.1g
カルシウム	54mg
塩分	0.7g

市販の惣菜に足して作る献立

よく見かける惣菜に、この本の料理を組み合わせて献立にした例です。栄養面をととのえるためのポイントも紹介します。

献立A

主菜（市販の惣菜）
ハンバーグ

＋

副菜 兼 汁物
厚揚げ、キャベツ、にらの味噌汁 →P24

主食
ごはん

Point
主菜のハンバーグでたんぱく質源が摂れるので、野菜を補える、副菜を兼ねた汁物を添える。

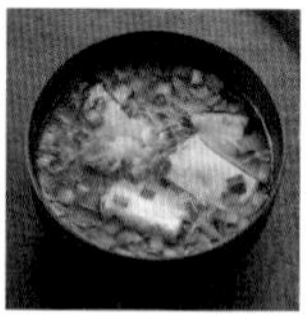

献立B

主菜（市販の惣菜）
焼き魚

＋

副菜 兼 汁物
トマト豚汁 →P26

主食
ごはん

Point
主菜の焼き魚でたんぱく質源が摂れるので、野菜をたっぷり補える、副菜を兼ねた汁物を添える。

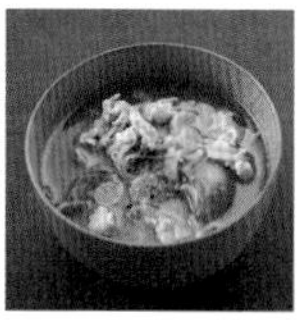

献立C

副菜（市販の惣菜）
ひじきの煮物

＋

主菜 兼 主食
鮭と根菜の炊き込みごはん →P32

Point
海藻と野菜が摂れる副菜に、たんぱく質源と根菜を一度に補える具だくさんごはんの組み合わせ。

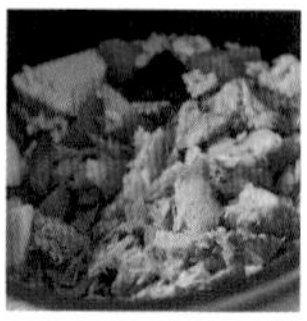

献立D

副菜（市販の惣菜）
コールスローサラダ

＋

主菜 兼 主食
鶏肉、オクラ、パプリカのスープカレー →P28

主食
ごはん または パン

Point
淡色野菜が摂れる副菜に、たんぱく質源、緑黄色野菜が補えるカレーの組み合わせ。

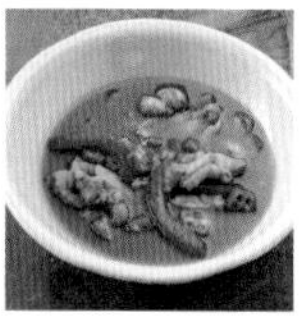

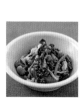

献立E

主食（市販の惣菜）
五目おこわ

＋

主菜 兼 副菜
南蛮漬け →P72

Point
「五目」といっても、たんぱく質源と副菜にあたる野菜の量としては少ないので、その分を一度に摂れる主菜（おかず）と組み合わせる。

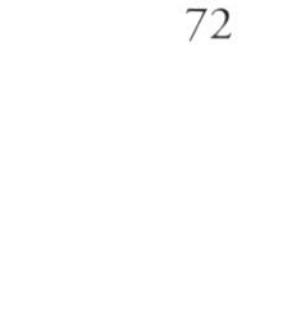

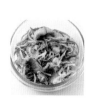

献立F

主菜 兼 主食（市販の惣菜）
寿司

＋

副菜
青菜ときのこのごま和え →P119

Point
寿司でたんぱく質源と主食が摂れるので、不足している野菜やきのこが補える副菜を添える。市販の青菜のごま和えでもOK。

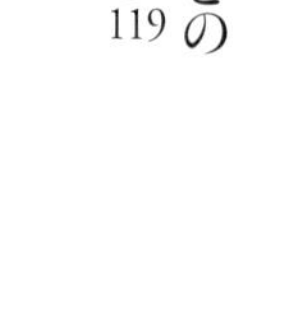

食材別さくいん

野菜

便利調味料

きのこ

乳製品

野菜加工品

●著者

牧野直子（まきのなおこ）

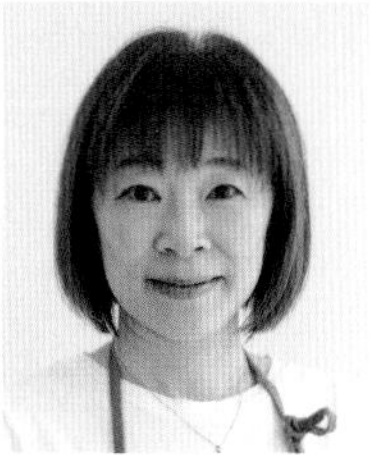

管理栄養士、料理研究家、ダイエットコーディネーター。有限会社スタジオ食（Coo）代表。女子栄養大学卒業。現在は、レシピ提案、料理制作、原稿執筆、料理教室、講演、メディアでの出演、保健センターでの栄養相談など、多方面で活躍中。著書多数。

●調理補助

スタジオ食　徳丸美沙

● Staff

装丁・本文デザイン	鷹觜麻衣子
撮影	横田裕美子
スタイリング	片野坂圭子
校正	夢の本棚社
編集	株式会社 KANADEL

70歳からの簡単、美味しい健康レシピ

著　者　牧《まき》野《の》直《なお》子《こ》

発行者　深見公子

発行所　成美堂出版

〒162-8445　東京都新宿区新小川町1-7

電話(03)5206-8151　FAX(03)5206-8159

印　刷　共同印刷株式会社

ISBN978-4-415-33289-5